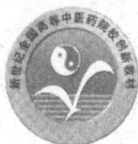

新世纪全国高等中医药院校创新教材

中医临床前基本技能实训系列教材

养生康复基本技能实训

（供中医药各专业用）

主　编　林　殷　周　俭

副主编　张　聪　张玉苹　张　煜

编　委　廖　艳　周双琳　舒秀明

　　　　严　泽　曹艳辉

中国中医药出版社

·北京·

图书在版编目（CIP）数据

养生康复基本技能实训/林殷，周俭主编 . —北京：中国中医药出版社，
2012. 11（2019.2重印）
中医临床前基本技能实训系列教材
ISBN 978－7－5132－1177－2

Ⅰ. ①养… Ⅱ. ①林…②周… Ⅲ. ①养生（中医）－康复医学－教材
Ⅳ. ①R247. 9

中国版本图书馆 CIP 数据核字（2012）第 235772 号

中 国 中 医 药 出 版 社 出 版
北京市朝阳区北三环东路 28 号易亨大厦 16 层
邮政编码　100013
传真　010 64405750
廊坊市祥丰印刷有限公司印刷
各地新华书店经销
*
开本 787×1092　1/16　印张 15　字数 330 千字
2012 年 11 月第 1 版　2019 年 2 月第 4 次印刷
书　号　ISBN 978－7－5132－1177－2
*
定价　55.00 元
网址　www.cptcm.com

如有印装质量问题请与本社出版部调换（010-64405510）
版权专有　侵权必究
社长热线　010 64405720
购书热线　010 64065415　010 84042153
书店网址　csln.net/qksd/
新浪官方微博　http://e.weibo.com/cptcm

中医临床前基本技能实训系列教材

编委会

前　言

　　现代高等中医药教育自诞生之日起始终伴随着争论与改革，在探索、改革、发展中一路走来。多年的研究和实践表明，高等中医药教育中院校教育改革的核心是建立符合中医学科特点和人才成长规律的课程体系并以恰当的形式付诸实践，其中如何使基础理论课程学习和相应的基本实践技能培训共同提高，全面发展尤其引人瞩目。

　　中医基本实践技能很多，其中对中医常用诊法的应用技能、对中医常用辨证方法的应用技能、接诊和病历书写、对中药常用饮片的辨识以及对一些常用传统养生康复方法的掌握等在中医入门伊始的学习中非常重要。这些实践技能的培养和训练是中医本科生进一步学习临床各科的重要基础，是联系中医药学基础理论和临床实践的桥梁，对毕业后的临床诊疗水平有重要影响。

　　"中医临床前基本技能实训系列教材"包括《中医诊断学基本技能实训》、《伤寒论基本技能实训》、《金匮要略基本技能实训》、《温病学基本技能实训》、《中药饮片辨识基本技能实训》和《养生康复基本技能实训》等六个分册，将中医诊断学、中药学、伤寒论、金匮要略、温病学和养生康复等课程的课间见习有效整合，开展实训，分学期、分重点培养学生的中医学基本技能和动手能力，了解和熟悉中医临床诊察疾病的方法和辨证论治的程序，了解和熟悉理、法、方、药综合运用的一般规律，积累一定的临床感性认识，为今后的中医临床学习奠定基础。

　　"中医临床前基本技能实训系列教材"由北京市优秀教学团队——中医临床前基本实践技能教学团队组织有关专家编写而成，旨在引入新的教育理念，强调以人为本，突出创新意识，强化案例教育，以激发学习者的创造性思维，探索个性化教育，供中医临床基础技能和思维培训各个环节参考使用。通过对实训要求、实训内容和实训重点、疑难点详细分析说明，阐明各部分培训目标和重点内容，并重点对实训操作和思辨进行讲解，通过图解、流程和病例进行说明，注重症状鉴别和证候鉴别。同时提供一定的练习题，以方便教师临床实习带教和学生临床实习。

　　本套教材能够顺利完成，得益于各位参与者的辛勤努力和无私奉献，也得益于教育部人才培养模式创新实验区项目（项目编号：2007015）、教育部人文社会科学研究"工程科技人才培养研究专项"（项目编号：10JDGC014）、国家实验教学示范中心、北京市优秀教学团队——中医临床前基本实践技能教学团队和国家中医药管理局教育教学改革项目的支持与资助。在此，谨以本套教材的付梓刊印向所有支持中医药教育的人们致以崇高的敬意！

　　应当指出，由于本套教材倡导的教学思路和模式有一些尚处于研究探索阶段，尽管参加研究和编写的专家都本着对教学高度负责的态度，反复推敲，严格把关，但也难免有疏漏或欠妥之处，敬请广大师生多提宝贵意见，促进中医临床基础技能和思维培训体系研究的发展和完善。

中医临床前基本技能实训系列教材编委会

2012 年 10 月

编写说明

2011 年 11 月 6 日，教育部、卫生部联合召开的医学教育改革工作会议指出：医学任务正从以治病为主逐步向以维护和促进健康、提高人类生命质量为主转变。基于医学的社会性和人民健康需求的全面性、多样性和个性化，医学教学模式要走以质量提高为核心的内涵式发展道路，培养有高尚医德、精湛医术、丰富人文素养、强烈社会责任感和较强创新精神的医学人才。医学生实践能力的提高不单纯指临床诊疗技能，还应包括预防保健、伤病康复及健康管理等方面的技能。

本教材选取了 18 种有代表性的养生康复常用技能予以专题介绍。"中医养生学"部分，刮痧、拔罐、保健灸、耳穴压籽、穴位敷贴、小儿推拿和部位保健按摩等，均为近年来北京市中医管理局向社区医生推荐掌握的适宜技术，操作方便，安全性好，疗效确切。传统导引术在《内经》中列为行气、乔、摩、炙、熨、刺、炳、饮药诸疗法之首，足见其重要性，故我们选择了国家体育总局 2006 年向全民推荐的四套健身术中的"八段锦"和"五禽戏"，使学生不仅能掌握要领用于自身保健，还可向民众推广。食疗药膳和面部美容也是中医养生的特色，本教材选取了其中有代表性的药酒、药茶、膏滋和美容面膜制作技巧做了专题介绍。为体现国内外医学教学发展的新动向，我们加入了"健康危险因素评价"的实训内容，以弥补传统中医养生学在这方面的不足。

"中西医康复医学"部分，我们选择现代康复医学康复评定中的关节活动范围和徒手肌力检查作为临床前基本技能培训。基于中医临床康复的诊疗对象多为慢性病人和老年病人，饮食调理必不可少，本教材补充了"营养配餐与食谱编制"的内容。

传统中医非常重视医患关系对疗效的影响，认为"病为本，工为标"。本教材编写了"医患沟通的常用方法与技巧"章节，通过本模块实践教学，使学生不仅掌握一般的医疗人际沟通技巧，更能受到医学人文精神的熏陶。

为突出实践教学模式特点，本教材在编写形式上大胆创新，尽量压缩文字论述而辅以 205 张照片和 70 个表格，图文并茂，增强了教材的实用性。周俭教授承担了大量的照片拍摄工作，不辞劳苦、认真负责、精益求精；担当模特的中医养生康复专业研究生为教学科研甘于奉献、不计得失，在此对他们表示深深的敬意和感谢。

本教材因系首次编写，可资借鉴的蓝本寥寥，且由于时间仓促和编者水平有限，错误、疏漏之处在所难免，敬请专家同道和广大师生提出宝贵意见，以便修订改进。

林 殷

壬辰龙年季夏

目 录

第一章 刮痧的常用方法与技能

【实训内容】

学习刮痧的临床操作，学会利用刮痧进行治疗与保健的常用方法与技能。

【实训要求】

1. 掌握刮痧的基本手法、补泻法的应用手法及刮痧的整体顺序原则。
2. 掌握不同部位（头部、颈部、肩部、背部）的刮痧方法。
3. 熟悉刮痧的分类（直接刮与间接刮）、介质（水、油、乳剂）和不同刮痧板（水牛角、玉石、砭石）的特点。
4. 熟悉刮痧后皮肤出现的正常反应和刮痧注意事项，了解痧与健康的关系。
5. 了解刮痧的源流和概念、作用原理和适用范围。

【重点与难点】

1. 刮痧的整体顺序。
2. 刮痧补泻手法的不同点。
3. 不同部位的刮痧方法。

【学习方法】

1. 教师课堂讲授与学生实际操作相结合。
2. 请学生志愿者模拟患者，教师操作，学生学习。
3. 让学生分组练习，教师予以具体指导。

【实训操作】

一、刮痧前的准备工作

（一）接诊病人

在四诊合参基础上，运用中医辨证方法，辨别患者疾病的阴阳、表里、寒热、虚实，向病人简介疾病的相关情况，简要说明刮痧的方法、适应证、优点以及刮痧后可能出现的皮肤反应。介绍要实事求是而不夸张。

（二）工作环境

就诊环境直接影响病人心情及疗效，室温在 25℃ 左右比较适宜，室温过高，患者易烦躁、出汗甚至晕刮；室温过低，患者易受凉，筋肉处于紧张收缩的状态，影响治疗效果，还应避开空气对流处以防病人受风。诊室湿度在 50% ~ 60% 之间较合适。湿度过高，患者易出现胸闷、气短、尿频等症状；湿度过低，患者皮肤比较干燥，不利于刮痧。可在诊室内悬挂温/湿度计，关注室内的温/湿度变化。

治疗前，施术者要做好清洁、整理工作，消毒刮痧所用器材，如水牛角板多用75% 酒精、0.5% 碘伏消毒，砭石、玉石板还可用高温、高压消毒或煮沸消毒。消毒好的刮痧板、刮痧油及相关用品要摆放好，避免杂乱无章、准备无序。并定期复查，给患者创造一个舒适、整洁的环境。

（三）刮痧器械

刮痧器械包括刮痧板和刮痧介质，选择恰当与否直接影响治疗效果。应根据患者形体胖瘦、病情、体质特点选择刮痧板，既要方便施术者操作，又要保证患者的安全舒适。刮痧板应光滑无裂痕、厚薄适当、边角圆润、弧度自然。

1. 刮痧板

（1）水牛角刮痧板：水牛角有活血化瘀、调整阴阳和通经活络、排除毒素等作用，可用于治疗痰热咳嗽、咽痛、便秘和热性皮肤病等。

（2）玉石刮痧板：玉石有安神养颜明目之功效。

（3）砭石刮痧板：用特殊石材制成，质重沉降，有镇静安神功效，可用于失眠多梦病症，因其加热后有较好导热保温性能，故更适用于寒证、痛证。

（4）代用材料：如苎麻、麻线、棉纱线团、铜钱、瓷碗和瓷勺等。

刮痧板的形状多样，可根据刮痧部位予以选择。如椭圆形的刮痧板可用于脊柱两侧、腹部、四肢肌肉比较丰满的部位；方形的刮痧板多用于人体躯干、四肢部位；缺口形状的刮痧板可用于手指、脚趾、脊柱部位的刮痧；三角形的刮痧板多用于胸背胁肋间、四肢末端等部位的点穴；梳形的刮痧板多用于头部刮痧。见图 1-1。

2. 刮痧介质

古代多用麻油、水和酒，现代有专用刮痧油/乳，也可用润肤油、天然植物油、婴儿油、万金油代替，还可用含红花、川芎等中药制成的刮痧膏。见图 1-2。

刮痧油分保健用和治疗用，一般是以中草药与医用油炼制而成，具有清热解毒、活血化瘀、缓解疼痛、润滑护肤等作用，多用于成人、面积较大部位刮痧和皮肤干燥者。

刮痧乳是天然植物合成的乳剂，具有促进血液循环、润滑皮肤的作用，多用于儿童及面部刮痧。

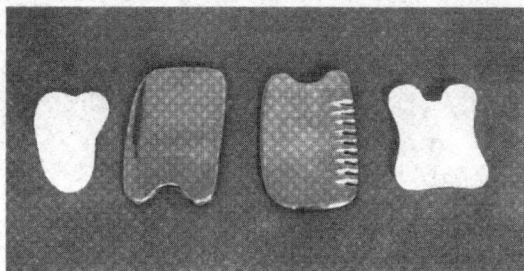

图 1 - 1　刮痧板

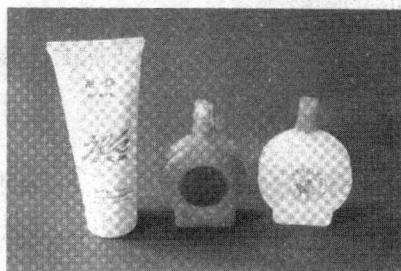

图 1 - 2　刮痧油

使用前要检查刮痧油/乳是否在保质期内，观察其色泽、气味、形态、质地，要保证其颜色纯正、无杂质、无异味，对皮肤无刺激作用。

二、刮痧时体位的选择

刮痧时多根据受术者的身体情况、刮痧部位和环境条件来选择体位，既要保证施术者方便操作，又要让受术者感觉轻松舒适。

（一）站位

多用于对背部、腰部、臀部和下肢部位的刮拭，如背痛、腰痛、腿痛及下肢不适等多选择站位。

姿势要点：身体前倾，稍弯腰，双手扶着床、桌边或椅背，使背部、下肢皮肤暴露，关节、肌肉舒展，便于操作。

（二）坐位

多用于对头面、颈项、肩部、上肢和背部区域的刮拭。

姿势要点：放松坐在椅子上。

（三）仰坐

多用于面部、颈前、上肢、肩等部位，如面部和全身保健刮痧以及呼吸系统病证刮痧。

姿势要点：坐于椅上，背靠椅背，暴露颈项前部及胸前部位皮肤。

（四）仰卧

多用于刮拭面、胸、腹部和上肢内侧部位，尤其适用于老年人、妇女和全身保健者。

姿势要点：面朝上仰卧于床，暴露面、胸、腹及上肢内侧皮肤。

（五）俯卧

用于身体后面如头后部、项、肩、背腰、臀部和下肢内、外、后侧的刮拭，全身保健时也可选用。

姿势要点：面部朝下俯卧床上，暴露头、颈、背、臀及下肢后侧皮肤。

（六）侧卧

用于身体侧面如肩、臂、下肢外侧部位刮痧。

姿势要点：受术者侧卧床上，暴露侧半身及身体前后皮肤。

三、刮痧的具体方法

刮痧可分为直接刮痧和间接刮痧。前者多用于体质较强壮者，后者是在刮拭部位先放置垫布，再用刮痧板刮拭，目的是为了保护患者皮肤，适用于儿童、年老体弱、高热、抽搐者和皮肤病患者。

（一）持板方法

单手握板，将板放置掌心，一侧由拇指固定，另一侧由食指和中指固定，也可由拇指以外的其余四指固定。手腕用力，力度均匀，根据病情和病人的反应，随时调整刮拭力度，轻而不浮，重而不滞，以患者能耐受为度，具体手法见图 1 - 3、1 - 4 所示，刮痧板移动方向与皮肤之间夹角以 45°为宜，角度不可太大，也不可使用削铲法。

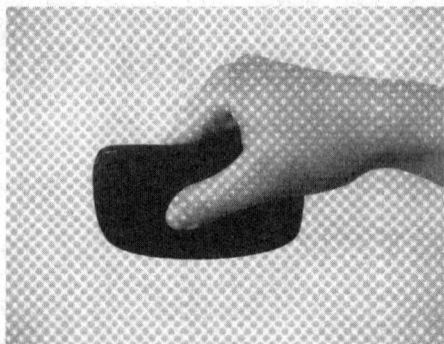

图 1 - 3　拇指持板手法　　　　　图 1 - 4　其余四指持板手法

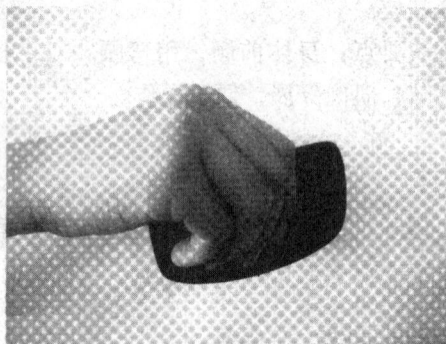

（二）补泻手法

刮痧的手法分为补法、泻法和平补平泻法。根据"虚者补之，实者泻之"治则，不同病证的治疗手法各异。手法的补泻作用，主要取决于刮痧操作中的力度大小、速度快慢、时间长短和刮拭方向（顺经脉气血的运行方向刮为补，逆刮为泻）等诸多因素。

1. 补法

能激发人体的正气、恢复低下的脏腑功能。用于年老体弱、久病重病和体形瘦弱的虚证患者。

操作要点：刮按力度小，速度较慢，刺激时间较长。

2. 泻法

疏泄病邪，多用于新病、急性病、实证、体质壮实者。

操作要点：刮按力度大，速度较快，刺激时间较短。

3. 平补平泻

用于一般人的保健或虚实兼见者。

操作要点：按压力度与速度相配合。

补泻手法与施术力量、速度的关系如表 1 – 1 所示。

表 1 – 1　　　　　　　　　补泻手法与施术力量、速度关系一览表

手法	力量	速度
补刮	小（轻）	慢
泻刮	大（重）	快
平补平泻	适中	适中
	小（轻）	快
	大（重）	慢

刮痧板接触皮肤时应力量适中，以受术者能承受为度。根据受术者年龄、性别、身体状况以及出痧情况等因素，决定手法轻重、时间长短和刮痧间隔。

（三）刮拭时间与间隔

单方向均匀刮拭，每一部位刮拭时间约 3~5 分钟，每一方向刮 15~30 次。局部刮痧时间一般为 20~30 分钟，全身整体保健刮痧以 40~50 分钟为宜。个别受术者不易出痧，不可强求出痧。特殊部位如面部也不宜出痧。一般情况，痧点在 3~5 天消退，痧点消退才可再次刮拭。

（四）刮痧顺序及方向

刮痧时要按照人体部位顺序进行，一般是先头面后手足，先背腰后胸腹，先上肢后下肢，逐步按顺序刮痧。若要进行整体刮痧，顺序为：头→颈→肩→上肢→背腰→胸腹→下肢。颈部刮痧的顺序为头→颈→肩→上肢；肩部刮痧的顺序为头→颈→肩上→肩前→肩后→上肢；背腰部刮痧的顺序是背腰部正中→双侧。还要注意刮痧的方向，不同的部位有不同的方向。

刮痧疗法在操作过程中除注意刮拭部位顺序外，还要注意每一个部位的刮拭方向，胸部正中由上向下，双侧则由内向外，背、腰和腹部则常采用由上向下，逐步由里向外扩展，四肢常向末梢方向刮拭。总的原则是：由上向下、由内向外。每个部位的刮拭顺序为先阳经、后阴经；先刮身体左侧、再刮右侧。

1. 头部刮痧

（1）准备：患者取坐位，放松，头部摆正，两臂自然下垂，松开头发，并检查头部皮肤有无破损、疮疖、包块等。

（2）步骤：①全头刮痧：一是以百会穴为中心向周围放射刮拭。先从百会穴向前额以小弧线刮至前发际，再从百会穴逐渐向患者左侧头部刮，刮至从百会穴向哑门穴一

线。然后从正中线向右如上法刮至哑门穴，每个方向刮拭 10～20 次。见图 1－5。二是梳头法。沿头正中线，从前到后。首先沿督脉从神庭刮至百会穴 10～20 次，点按神庭、百会穴；再从与正中线平行的方向，沿膀胱经从前向后刮拭，每条线刮 10～20 次。手法用力一般是先轻后重再轻。操作过程中询问患者的感受，以患者感觉舒适为度。②头两侧刮痧：施术者一手扶患者头一侧，另一手持刮痧板刮另一侧，刮拭时从太阳穴开始，经耳上沿足少阳胆经的方向刮至风池穴。力度先轻后重再轻，分别刮 8～10 次，同时点按太阳、率谷、风池等穴。③前头顶部刮痧：施术者一手扶患者头一侧，另一手持刮痧板，首先从百会穴开始沿督脉方向（正中线方向）刮，后沿正中线平行的方向刮头顶两侧，每个方向 10～20 次。用力大小以患者能耐受为度。④后头顶刮痧：施术者一手扶患者前额，另一手持刮痧板，首先从百会穴开始沿正中线方向刮向哑门，再刮正中线平行的两侧，每个方向 10～20 次。力度不可过大。

（3）操作要点：因头部皮肤敏感，故不用涂抹刮痧油且刮拭时间不可过长，以不超过 20 分钟为宜。刮拭时宜避开耳部。

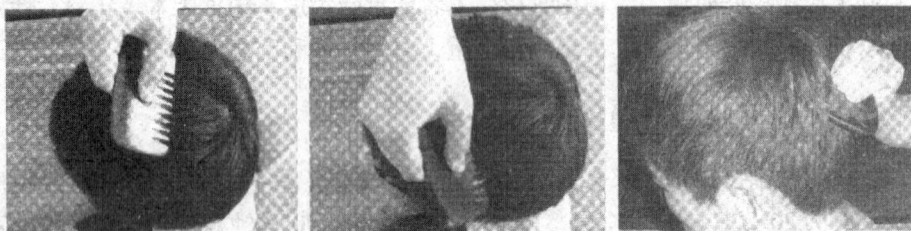

图 1－5　头部刮痧方法

2. 颈部刮痧

（1）准备：端坐低头，暴露颈背，两手扶在椅背上，取下首饰，女士长发可盘起。首先检查颈部有无脱位、骨折、皮肤破损等，先可通过适当的按压放松颈部肌肉，还可用热毛巾热敷，均匀涂上刮痧油，同时适当摩擦，使患者局部有温热感。

（2）步骤：刮痧顺序按照由内到外，先刮督脉，再刮膀胱经，中间为直线刮，两侧为弧线刮。见图 1－6。

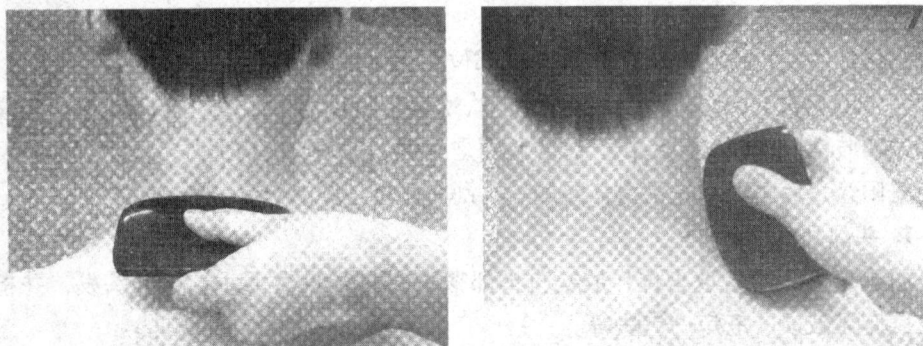

图 1－6　颈部刮痧方法

（3）操作要点：颈部正中，沿直线从哑门刮至大椎，手法由轻到重，大椎穴上不可用力过重，动作要轻柔。颈部两侧从风池穴经肩井穴到肩端，动作要一次到位，中间不能有停顿，还可按压重点穴位风池、肩井。在督脉上刮拭时，还可在椎间点压、按揉。

3. 肩部刮痧

（1）准备：患者面向坐椅手扶椅背，暴露肩部皮肤。其他准备同颈部刮痧。

（2）步骤：可按照肩上部→肩胛骨内侧→肩胛骨上下→肩后部→肩前部→肩外侧顺序刮拭。自上而下，自内向外。见图1-7。

（3）操作要点：①肩上部：从后发际向肩井、肩髃方向，按弧线的方向，配合点按、揉压穴位。刮20～30次。②肩胛骨内侧：刮肩胛骨内侧与脊柱之间的部位，按直线的方向，从上向下，力度要大，刮20～30次。③肩胛骨上下：从内向外，水平直线刮拭，刮的次数略少，10～20次。④肩后部：刮拭腋后线，按弧线的方向，自上而下，手法轻重以患者能忍受为度。⑤肩前部：刮拭腋前线，按弧线的方向，自上而下，刮拭的路线不宜长。⑥肩外侧：施术者一手握住患者前臂手腕，使上肢外展45°，从上向下按直线的方向刮肩关节外侧的三角肌正中及两侧，力度稍大。在对肩部进行刮痧时，可重点点按肩部的穴位，如肩井、肩髃、肩贞穴。刮痧时要避开骨突部位，手法要轻重结合。

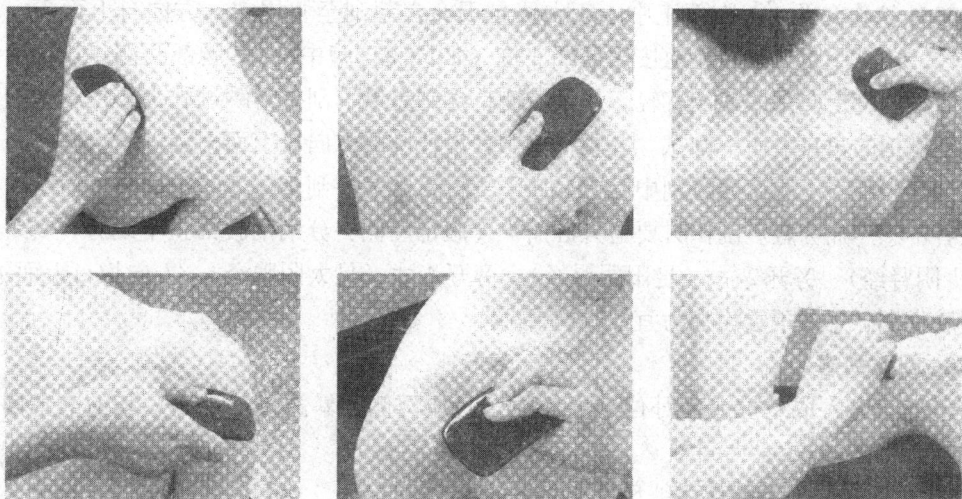

图1-7　肩部刮痧顺序

4. 后背及腰部刮痧

（1）准备：取俯卧位，充分暴露背部的皮肤，其他准备同颈部刮痧。

（2）步骤：从上而下先刮正中线督脉，再刮拭两侧膀胱经。见图1-8。

（3）操作要点：①背腰部正中：自上而下，手法宜轻柔，督脉可采用补法，不可用力过大，以免伤及脊椎。也可用刮痧板的边角自上而下点压按揉椎间隙，患者自觉有酸胀感为宜。②两侧夹脊穴：自上而下，刮后背第1胸椎到第5腰椎棘突两侧旁开0.5

寸，手法宜重。③两侧膀胱经：自上而下，刮后背脊柱旁开1.5寸、旁开3寸，重刮。后背整体刮拭时可结合按压点揉重点穴位，如大杼穴、风门穴。正中线刮痧手法宜轻柔，不可用力过大，脊柱两侧刮痧时，用力要均匀，尽量拉长刮拭。

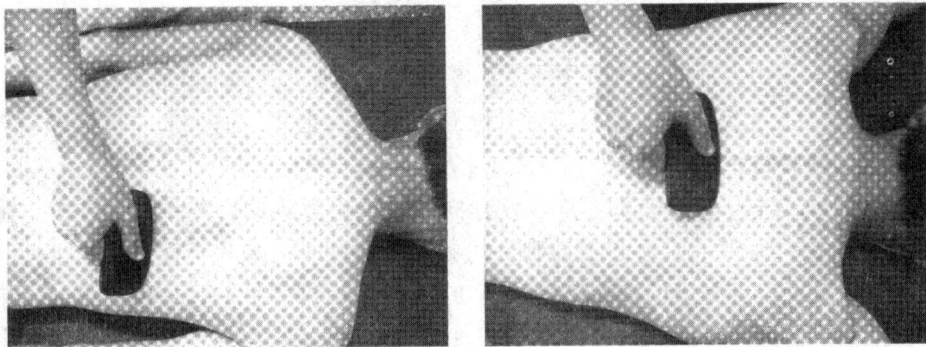

图1-8　背部刮痧顺序

5. 胸腹部刮痧

（1）准备：取仰卧位或仰靠坐位，暴露局部皮肤。检查有无破损、瘢痕。可用热毛巾热敷后，均匀涂抹刮痧油摩擦，使局部有温热感。

（2）步骤：先刮正中，再刮两侧。

（3）操作要点：①胸部正中：正中线自天突穴起刮至鸠尾穴，方向自上而下，动作宜轻，还可用腕力有规律地按揉局部穴位（如天突、膻中）。②胸部两侧：自正中线向两侧沿肋骨走向刮，动作宜轻，先刮左侧，再刮右侧，刮拭时跳过乳头部位。中府穴可用刮痧板的角自上而下刮拭。③腹部正中：沿任脉的方向自上而下刮。脐上部分，自上脘刮至中脘、下脘，重点刮中脘穴。脐下部分，从气海刮至关元、中极穴。力度大小以患者不感疼痛为宜。刮拭时要避开肚脐。④腹部两侧：分别刮腹部正中线旁开0.5寸（足少阴肾经）、旁开2寸（足阳明胃经）、旁开4寸（足太阴脾经），方向均自上而下，以皮肤红润、患者不觉疼痛为宜。

6. 四肢刮痧

（1）准备：取坐位或仰卧位，上肢放于身体两侧，暴露局部皮肤，其他准备同胸腹部刮痧。

（2）步骤：上肢刮完后刮下肢，自上而下。

（3）操作要点：①上肢外侧：自上而下刮手三阳经，重点点压按揉合谷，外关穴。②上肢内侧：自上而下刮手三阴经，重点点压按揉内关、神门穴。③下肢外侧、后侧：以膝关节为界，自上而下刮下肢外侧，点压按揉环跳、承山、委中等。④下肢内侧：自上而下刮足三阴经，重点点压按揉三阴交、血海。⑤膝关节：刮拭顺序为：膝眼→膝关节前面→膝关节内侧→膝关节外侧→膝关节后面。膝眼用刮痧板的角按刮，先点按深陷，再向外刮出。膝关节前面为足阳明胃经所过，关节以上从伏兔刮至梁丘，关节以下从犊鼻刮至足三里。膝关节内侧从血海刮至阴陵泉。膝关节外侧从膝阳关刮至阳陵泉。膝关节后面自上而下，重点刮委中穴。

（五）刮痧的手法

根据操作者手法力度大小、速度快慢、方向与角度、刮痧板与皮肤接触的部位及运用特殊手法等差异，刮痧手法有五种不同的分类方法。

1. 按力量大小

（1）轻刮法：刮痧后皮肤只出现微红、无瘀斑，患者无疼痛不适感觉，多用于老年体弱者、儿童、面部的保健刮拭。

操作要点：刮痧时下压刮拭力量小，移动速度慢，刮痧板接触皮肤面积大。

（2）重刮法：多用于年轻力壮者、背部脊柱两侧、下肢软组织较丰满处，及热证、实证者。

操作要点：下压刮拭力量较大，刮痧板接触皮肤面积小，移动速度快，以受术者能承受为度。

2. 按速度快慢

（1）快刮法：力量重、刮速稍快，多用于体质强壮者的大面积部位或疼痛部位；力量轻、刮速略缓，多用于体质虚弱者的大面积部位或整体保健。

操作要点：刮拭速度每分钟 30 次以上，力量有轻重之别。

（2）慢刮法：力量重、刮速较慢，多用于体质强壮的受术者腹部、关节和一些明显疼痛的部位；力量轻、速度较慢，多用于体质虚弱或背腰部正中、胸部、下肢内侧等部位，以受术者无疼痛感为度。还可用于面部保健的受术者。

操作要点：刮拭速度每分钟 30 次以下，力量也有轻重之别。

3. 按刮拭方向

（1）直线刮：用于身体比较平坦部位，如背部、胸腹部和四肢部位的刮痧。

操作要点：右手拇指放在刮痧板的一侧，其他四指在刮痧板的另一侧，与皮肤呈45°，用刮痧板薄面的 1/3 或 1/2 刮拭，刮拭时用腕力下压，向同一方向沿直线刮拭，刮痧路线要有一定长度。

（2）弧线刮：用于肋间、肩关节前后和膝关节周围等部位的刮拭。

操作要点：操作时多根据肌肉走向或骨骼结构特点，刮拭方向呈弧线形。

（3）逆刮：用于下肢静脉曲张、下肢浮肿的患者，其目的是促进静脉血液回流，减轻水肿或疼痛等症状。

操作要点：刮拭时与常规刮拭方向相反，从远心端向近心端方向。

（4）旋刮：用于腹部肚脐周围、女性乳房附近、膝关节周围。

操作要点：有规律地顺时针、逆时针方向旋转刮拭，力度和速度适中。

4. 按接触面积

（1）摩擦法：用于刮痧前的放松，有温热作用，多用于肩胛内侧、腰腹部位，用于局部麻木、发凉或绵绵隐痛等症状。

操作要点：将刮板的边、角或面与皮肤直接紧贴，直线反复移动或有规律地旋转，使局部产生温热并向深部渗透。左右移动用力大于垂直向下用力，操作时动作轻柔、速度快慢均可。

（2）梳刮法：多用于头部刮拭，适用于头晕、头痛、疲劳、紧张等症状，有醒神开窍、消除疲劳、改善失眠的作用。

操作要点：刮痧板或刮痧梳子与头皮呈45°，从前额发际处或太阳穴刮至后发际，如梳头般做有规律地单方向刮拭，动作宜柔和、缓慢。力量适中，一般逐渐加力，在穴位或痛点处可适当使用重刮或点压、按揉。

（3）点压法：也叫点穴手法，多用于肌肉丰满处或骨骼关节凹陷的局部，用于对穴位或痛点的点压，这些局部需要重点刺激，而用一般的刮拭方法力量不能深达，比如后背脊柱棘突之间、环跳、犊鼻、水沟等穴位，点压法属较强刺激手法，多用于实证，有镇静止痛和解痉作用。

操作要点：操作时将肩、肘、腕的力量凝集于刮痧板角，使刮痧板的厚边角与皮肤呈90°，力度逐渐增大，以受术者能承受为度，保持几秒钟后快速抬起，重复5~10次。

（4）按揉法：用于重点刺激特殊穴位比如太阳、足三里、太冲、内关、三阴交、涌泉等，以提高疗效。

操作要点：用刮痧板的边角在皮肤经络穴位点压按揉，刮痧板的边角应紧贴皮肤不移动，向下有一定压力，点下后做往复来回或顺逆旋转的手法。每分钟50~100次。

（5）角刮法：主要用于四肢关节、脊柱两侧、肩周围穴位，还有面积较小的部位，如鼻沟、耳屏、听宫、肘窝等。

操作要点：用刮痧板的角或特制的角形刮痧板紧贴皮肤，自上而下或从里向外，与皮肤呈45°刮拭。要保持一定力度，因角刮接触面积相对小，力度不可过大、过猛，以避免划伤皮肤。

（6）边刮法：适宜于对大面积，如腹部、背部和下肢等部位的刮拭。

操作要点：使刮痧板的两侧长条棱边、厚边或薄边与皮肤接触呈45°刮拭。

5. 特殊手法

（1）弹拨法：用于快速解痉、缓解疼痛，如骨关节、韧带等处的疼痛。

操作要点：用刮痧板的边角，在肌腱、经筋附着处或特定穴位处进行点压、按揉，并如弹拨琴弦迅速向外弹拨。利用腕力进行有规律的点压、按揉和刮拭，对所刮揉的经筋、肌腱处，进行快速弹拨。每个部位或穴位可弹拨3~5次，手法轻柔，力量适中，速度较快，可使局部快速解除痉挛、缓解疼痛。

（2）拍打法：用于腰背部、前臂和下肢腘窝等部位，多用于四肢疼痛、麻木和心肺疾病。

操作要点：一手握住刮痧板，利用腕力或肘部关节活动之力，有规律地在体表拍打。速度均匀，力度和缓而稳、准，拍打后皮肤逐渐充血，出现痧点。

（3）双刮法：用于脊柱两侧和两侧下肢。

操作要点：双手握板，同时在同一部位刮痧，双手均匀用力，动作平稳。要求刮拭速度稍快。

（4）扯痧法：又名挤痧法，主要用于面部印堂、颈部天突和背部夹脊穴等。

操作要点：用食、中指的第二指节或食指、大拇指，提扯施术部位的皮肤和肌肉，手指瞬间用力向外滑动再松开，这样一揪一放，使浅层毛细血管渗出血液，皮肤可出现紫红色瘀点。

（5）厉刮法：用于头部穴位区。

操作要点：刮板垂直于施术局部，刮板始终不离开皮肤，并施以一定的压力，由上向下、由左至右单方向作短距离（约1寸长）的刮拭。

（6）挑刮法：用于腘窝、太阳穴等处的浅表静脉扩张和瘀血，中暑、急性腰扭伤、下肢静脉曲张等。

操作要点：选择刮拭后出现瘀斑、痧点的部位，消毒后，用三棱针或一次性放血针头平刺，放出少许血液，排出邪毒、瘀血，最后用碘酒消毒创面，再以医用胶布或创可贴贴住创口，以防感染。

（7）平抹法：用于面部的额、颧、颈等部位，有安神、清头目、行气散瘀、除皱等功效。

操作要点：用刮痧板平面接触皮肤，用腕力做单方向运动。动作平稳、力量均匀、行走滑利、接触面积大。

（8）平推法：常用于推眼鱼尾纹、额部抬头纹或颈部。有疏通经脉、理筋活血、舒展皱纹、增加皮肤弹性的功效。

操作要点：一手固定局部皮肤，另一手持板单方向推向皮肤，推动方向与皮肤呈5°~15°，如熨衣服状。特点是手法柔和、力量一致。

（9）平压法：用于小的刮拭局部和面部不适合刮拭的部位，如迎香、头维、太阳、四白等穴。有通闭塞、散瘀结、通经止痛等功效。

操作要点：用刮痧板的端面点压在局部或用板的平面平放于皮肤或穴区上，对局部造成压力，压一下松一下，连续压4~6次，每次约3秒。特点是压而不实、着力即起、力到即止。

刮痧疗法还可配合拔罐和按摩。刮痧与拔罐配合时，因拔罐力向外，位置相对固定，刮痧力量向内、治疗范围大，两者相结合可促进局部血液循环，改善失眠和颈肩腰背痛。刮痧与按摩配合，是在局部先按摩放松，再刮痧增强按摩效果。

【背景知识】

1. 概述

刮痧疗法属传统的自然疗法之一，是运用刮痧器具和某些介质，在人体某一部位经络穴位上刮摩，使皮肤发红充血，出现青紫瘀斑或痧点，从而达到防治疾病目的的一种治疗方法。刮痧起源于旧石器时代，砭石是刮痧板的萌芽阶段，中医认为，刮痧疗法能疏通经络、驱风散寒、清热除湿、活血化瘀、消肿止痛。现代医学也证明该疗法能扩张血管，促进血液循环、调整新陈代谢、缓解疼痛。刮痧疗法被广泛应用于多种疾病的治疗，特别是对疼痛性疾病有立竿见影的效果，还能有利于疾病的诊断。刮痧的诊断主要是根据痧的颜色、形态及敏感区疼痛的程度，直观地了解病位的深浅、病情的轻重及病势的进退。

2. 对"痧"的认识

在刮痧治疗过程中，皮肤出现了不同颜色的斑点，被称为"痧"。当机体脏腑功能减退时，体内代谢产物不能及时排出体外，在体内会出现不同程度的滞留，便成为毒素，危害健康。体内的毒素能导致毛细血管通透性异常，刮拭时造成毛细血管破裂，皮下出血，状如沙粒，或散在或密集或聚成片。出痧的过程就是排出体内毒素的过程，痧是离经之血，在渗出脉外的同时排出了大量机体代谢废物。

不同的患者在局部可出现红色、紫色、暗青色或青黑色的斑点和斑块，一般情况下，平素身体健康者刮拭后基本不出痧。出痧的部位和形态与经脉分布、脏腑功能状态有关。

刮拭的部位缺氧时间越长，微循环越不通畅，体内毒素越多，痧色越深，形态越密集，病情越重。反之，若患者体内没有毒素、不缺氧，则基本不会出痧。

一般情况下，病情较轻、病程较短者，因体内毒素较少，在刮拭后，痧部位表浅，痧色鲜红，痧粒分散，阳性反应结节部位浅、体积小、较柔软，阳性敏感区疼痛轻。反之，病情重病程长的患者，因体内毒素多，在刮拭后，在较深部位出痧，颜色暗红或青紫且分布密集，阳性反应结节部位深、体积大、较坚硬，阳性敏感区疼痛重。经过多次治疗，如出痧越来越少，痧点分布变得稀疏，颜色变浅，疼痛减轻，均是疾病好转的表现。有些患者刮拭多次，虽然出痧多但症状不减轻，为疾病进展的表现。对于气血不足的虚证患者，刮拭后若痧由少变多，此为疾病好转的表现。还有一些人无论怎样刮拭，均不易出痧，比如肥胖、肌肉发达、气血不足者。

另外，皮肤出痧也可能是内在病变在体表的反应，故有"百病皆可发痧之说"。

【实训要点】

1. 刮痧动作的技巧要点

（1）按压力：根据人的体征、病情不同，刮痧时按压强度也不同，首先，必须保证一定的按压力，才能传导到深部组织，起到治疗疾病的作用，但力度过大会伤及内部组织；力度过小，只在皮肤表面摩擦，可形成表皮水肿。

（2）点、线、面相结合：点即穴位。线即指经脉，面即指刮痧时刮板边缘接触皮肤的部分，约有1寸宽。点、线、面相结合的方法，是指在疏通经脉的同时，加强重点穴位的刺激，并掌握一定的刮拭宽度。刮痧法，以疏通调整经络为主，重点穴位加强刺激为辅。"宁失其穴，不失其经"，始终重视经脉整体疏通调节的效果。

（3）刮拭长度：刮拭经络时要保持一定的刮拭长度，一般4~5寸，如需治疗的经脉较长，可分段刮拭，刮拭时以穴位为中心重点用力，一个部位刮痧完后，再刮拭另一部位。若病变严重出现较强反应时，可先刮拭其他部位，稍事休息后，继续刮痧。

2. 注意事项

（1）保暖：刮痧时及其后均要避免裸露皮肤直接迎风，以防着凉。

（2）避寒：出痧30分钟后忌洗凉水澡，刮痧后不宜马上食用寒凉食物。

（3）因时制宜：不同季节刮痧时间不同，冬天宜稍长，夏天宜短。

（4）刮痧间隔：前次痧斑未消退时不宜在原处再次刮拭，一般要间隔 5~7 天，痧退后才可再次刮拭。

（5）晕刮处理：若患者在刮拭过程中出现头晕目眩、心慌、出冷汗、面色苍白、四肢发冷、恶心呕吐、甚至失去知觉等情况，称为"晕刮"。施术者不要紧张，应停止操作，让患者平卧并保持头低脚高位，静卧片刻。饮少许温糖水，注意保暖，也可用刮痧板点按百会、人中、内关、足三里、涌泉等穴位。

（6）术后处理：刮痧结束后让患者喝一杯温水，休息 10 分钟。施术者用干净的纸巾、毛巾或消毒棉球擦净局部，注意观察患者有无皮肤破损、水泡等。

（7）刮痧禁忌：①器官衰竭的患者、精神病人、急性扭伤、创伤的疼痛部位或骨折部位、血小板减少、骨折手术期等禁刮。②各种出血性疾病、有严重心脑血管疾病、孕妇的腹部及腰骶部、各种急腹症、各种急性中毒等禁刮。③特殊部位，如眼睛、口唇、舌体、耳孔、鼻孔、乳头、肚脐等部位禁刮。④过度饥饱、过度疲劳、醉酒时不宜刮痧。⑤刮痧时应避开肘关节尺神经、腋窝大血管及骨骼突出的地方；关节红肿、关节积液者禁刮。

【实训小结】

本章主要介绍了刮痧疗法的概念、机理、适用证、禁忌证、操作手法等内容。重点掌握的内容是刮痧的基本手法、补泻法的应用手法及刮痧的顺序，理解刮痧疗法的作用原理，并能判断出痧情况与健康的关系。

【思考与练习】

1. 不同部位的刮痧顺序是什么？
2. 刮痧的持板方法及补泻手法是什么？
3. 刮痧时的注意事项有哪些？
4. 按接触部位面积大小刮痧可分为哪些手法？

（张玉苹）

第二章 拔罐的常用方法与技能

【实训内容】

学习拔罐不同手法的临床操作和应用。

【实训要求】

1. 掌握拔罐的操作规程。
2. 重点掌握留罐法、闪罐法、走罐法的基本技能和临床应用。
3. 了解中医拔罐疗法的原理，熟悉各种拔罐法的适应证。
4. 了解拔罐后可能出现的反应及处理方法。

【重点与难点】

1. 常用拔罐方法（留罐法、闪罐法、走罐法）的操作手法。
2. 拔罐疗法的作用、适应证和拔罐的注意事项。

【学习方法】

1. 教师课堂讲授与学生实际操作相结合。
2. 请学生志愿者模拟患者，教师操作，学生学习。
3. 学生分组练习，教师予以具体指导。

【实训操作】

一、拔罐前的准备工作

（一）术前准备

施术者首先结合病史，在四诊合参基础上做出临床诊断，制订治疗方案，选择治疗部位、穴位。每次拔罐前，先用碘酒或 75% 酒精对拔罐部位的皮肤进行常规消毒。若拔罐部位皮下脂肪少、皮肤干燥者，还可在治疗前用消毒后的温湿毛巾擦拭，以防拔罐时漏气和烫伤。若在有毛发处拔罐，应预先剃去毛发，然后涂适量凡士林。根据拔罐部位面积的大小选择合适型号的罐具（见图2-1），罐具也要用碘酒或酒精消毒，也可煮沸消毒，还要准备防烫伤、晕罐等意外情况发生使用的药品和器械。

室内环境以清洁卫生、空气新鲜、光线柔和、冷暖适宜为佳。过冷时，注意保暖，可盖上衣服、被子、毛巾等。

施术者在拔罐前应消除患者的紧张情绪，争取患者主动配合以便更好地实施操作。

（二）辅助材料

1. 95％酒精

以高浓度挥发性强的酒精为首选燃料，其特点是热能高、火力旺、产生的吸拔力强，而且燃烧后无烟，可保持罐内清洁。见图2-2。

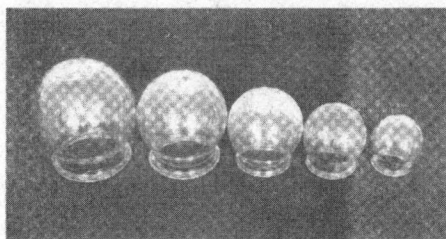

图2-1 不同型号罐具　　　　　　图2-2 拔罐托盘用具

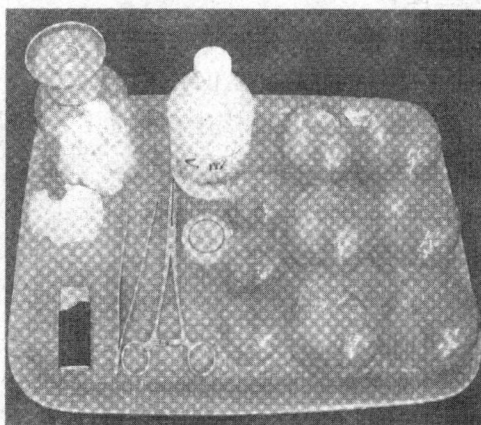

2. 火源

用打火机或火柴、酒精灯等点火。

3. 镊子或止血钳

拔火罐时用于夹持酒精棉球。蘸取酒精时不要过多，以不向下滴为度，以防烫伤患者。

4. 消毒清洁用品

主要是酒精脱脂棉球。术前用它清洁皮肤、消毒罐具。操作前还要准备一些纱布、敷料、医用胶布、烫伤药膏等，以备应急之用。

5. 润滑剂

应用一些特殊拔罐法时，为加强皮肤与罐口的紧密接合度，保持罐具吸力，同时防止皮肤损伤，常应用凡士林、液状石蜡、红花油、按摩乳、植物油和水等做润滑剂。

二、拔罐时的体位选择

体位的选择与治疗效果密切相关，因部位和疾病不同而异。选择体位的原则是既要充分暴露施术部位、便于施术者操作，还要使病人舒适持久、少做体位变动，以免漏气而掉罐。经常使用的体位包括卧位和坐位两大类。

1. 卧位

卧位是拔罐首选体位，初诊、年老体弱、小儿和有过敏史、晕针史者，均宜采用卧位施术。

（1）仰卧位：患者自然平躺在床上，颈部、膝下可用枕或棉被垫起。适用于头面、胸腹、上肢掌侧、下肢前侧及手、足等部位的拔罐。

（2）俯卧位：患者双手屈曲抱枕，面向下，下肢平放，自然伏卧在床上，胸下可垫软枕。适用于颈项、肩背、腰臀及下肢后侧的拔罐。

（3）侧卧位：患者自然侧卧于治疗床上，双下肢屈曲。适用于颈、肩、胁肋、髋、上下肢外侧的拔罐。

2. 坐位

坐位并非拔罐姿势最佳体位，因其易发生罐具脱落、损坏或晕罐等不良反应。不具备卧位条件者可选用以下坐位形式。

（1）正伏坐位：患者端坐在方凳上，两腿自然下垂，双手屈曲，头向前倾靠于桌面上。此姿势适用于头颈部及肩背部、腰股部拔罐使用。

（2）仰靠坐位：患者仰靠坐在椅子上，双脚着地。适用于前头、颜面、胸腹和腿前侧等部位的拔罐。

（3）俯伏坐位：患者俯首而坐，双手掌面伏于桌面上，暴露颈项背腰部。适用于颈项肩背的拔罐。

此外，还有侧伏坐位、屈肘拱手坐位等坐姿。治疗过程中，如患者需要变动体位，施术者应手扶稳罐具，并帮助其缓慢移动。

三、拔罐的具体方法

（一）拔罐方法

1. 火罐法

火罐是临床最常用的一种拔罐方法，适用于玻璃罐、竹罐和陶罐等。它是利用燃烧时火焰的热力，排出罐内的部分空气，造成罐内负压，使罐吸附于施术部位皮肤。常用的吸拔方法有闪火法、贴棉法、投火法、架火法。影响吸附力大小的因素包括罐具的大小与深度、罐内燃火的时间、扣罐的速度。需要吸拔力大时，可选用大号罐，并延长闪火时间，加快扣罐速度。

（1）闪火法：①具体方法：一手握住罐体，罐口朝下，另一手持镊子夹住一个蘸有95%酒精的棉球在酒精灯上点燃后立即伸入罐内，在罐内中部绕1~2圈，闪火退出后，迅速将罐扣于应拔部位皮肤上（见图2-3）。闪火法不受体位限制，吸附力大，较为安全，临床最为常用。此种方法因罐内无燃烧物，不易造成烫伤，适用于各种部位、体位拔罐，特别适用于闪罐法和走罐法。②动作要点：动作迅速。棉球蘸酒精宜少，蘸完酒精后应挤出多余者，且酒精不能沾在罐口，以免烫伤皮肤。闪火时不要让火焰烧到罐口，以防烫伤。

（2）投火法：①具体方法：一手持罐，一手将酒精棉球或将折叠的软质纸卷点燃投入罐内，然后迅速将罐扣在施术部位。此法适用于身体侧面部位的拔罐，将罐体横置，以防棉球或纸片掉落烫伤皮肤。本法简单安全，不使用酒精，适用于家庭使用。②动作要点：选择柔软的纸材，动作迅速。

（3）贴棉法：①具体方法：取一小块棉片，直径约1~2cm，不宜过厚，蘸95%的酒精，挤出多余者，贴于罐内壁底部或侧壁，将棉片压牢，以罐体倒置不掉为好。点燃棉片后将罐立即扣于要拔部位。本法适用于侧面横位。②动作要点：注意手法要轻，防止动作过重使酒精棉片掉下来烫伤皮肤。棉片干湿适度，棉片上酒精太多，燃烧后滴到罐口或皮肤上易引起烫伤，酒精过少则贴不到罐壁上。

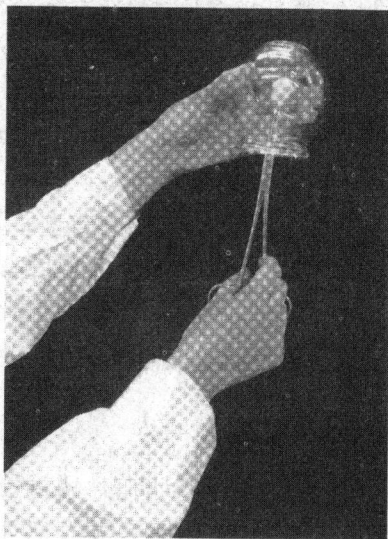

图2-3　闪火法

（4）架火法：①具体方法：选择好要拔罐的部位，放置无孔铜钱、胶木瓶盖、捏成的小薄面饼等物，再将95%酒精棉球放在摆好的隔物上，点燃酒精棉球后迅速将罐扣上。此种拔罐方法的优点是取材方便，安全性强，不易烫伤。缺点是只适用于拔固定罐，不适合做手法。②动作要点：采用架火法要注意选择的隔物不宜过大，直径应小于罐口，酒精棉球应小于隔物，棉球蘸上酒精后以不滴为限。拔罐时应嘱患者不要随意乱动，以免烫伤。

（5）滴酒法：①具体方法：罐口朝上，将酒精或白酒约两三滴滴入罐内底部，然后转动罐体，使酒精均匀地沾湿罐底内壁，点燃后迅速将罐扣于应拔部位。此法优点是操作简单、不需要其他辅助用品。②动作要点：应使罐口朝上，滴入酒精多少一般根据罐体大小而决定，切勿滴入过多酒精或沾到罐口，以免烫伤皮肤。

（6）火罐法注意事项：拔火罐过程中需动用明火和酒精，操作时一定要注意用火安全。施术过程要有条不紊，不要慌乱。使用酒精灯点火时，要让酒精灯与患者和施术者保持一定距离，避免在操作过程中碰翻酒精灯。特别注意不可以把酒精灯放在诊疗床上，如燃烧的酒精灯被碰翻，要迅速采取正确的灭火方式，如迅速用湿毛巾覆盖。

2. 水煮法

将竹罐置于沸水中煮2~3分钟，甩去水液，用毛巾紧堵罐口，迅速扣在应拔部位上（可于煮罐的水中加入中药以对症治疗提高疗效，即药罐）。适用于竹罐和木罐。此法是借助水蒸气之力排除罐内空气，造成罐内负压，将罐吸拔于局部的一种方法，也可根据病情需要采用不同的中草药煎煮竹罐，以提高拔罐疗效。

（1）具体方法：将陶瓷锅放在炉具上或用特制的电煮药锅，将水或包煎好的中药放在锅中煮沸后，再放入竹罐或木罐，煮2~3分钟（可根据药性决定煮沸时间），然后用镊子或筷子将罐夹出，甩去水液，并迅速洁净干毛巾捂住罐口，趁热将罐扣在应拔部位。此法优点是温热作用好，还可配合药物的治疗作用。缺点是操作技巧不易掌握，不能配合走罐等其他手法。

（2）动作要点：手持竹罐稍加按压约30秒，使之吸牢。出水后拔罐速度是关键，过快容易烫伤皮肤，过慢则吸拔力不够。

3. 抽气法

抽气法是用抽气设备直接抽出罐内气体，使之产生负压吸附的一种拔罐法，在家庭经常使用。操作时用注射器抽出罐内空气，使之产生负压即可吸住，也有以特制罐具和抽气筒、负压枪或橡皮排气囊等构成者。此法优点是罐内负压的大小容易控制，缺点是无温热感、不能配合其他手法。

（二）起罐方法

起罐时用一手指压住罐口边缘处的皮肤使空气进入罐内，另一手扶住罐体使其倾斜，见图2－4，不要生拉硬拽，以免造成患者疼痛或皮肤受损。

（三）拔罐的操作技巧

1. 留罐法

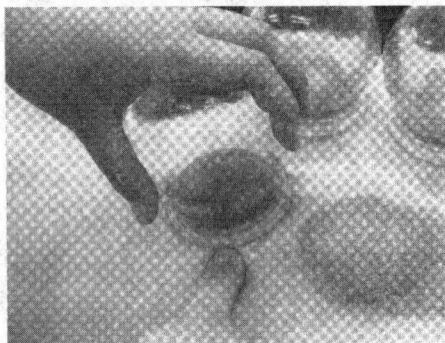

图2－4 起罐法

留罐法又称坐罐法，是使用最为广泛的罐法。留罐时间根据病人皮肤、部位、年龄、火罐吸力等情况而定，一般10～15分钟。留罐法可分为单罐法和多罐法。单罐法是使用一个罐具，作用部位较小、取穴单一。如拔大椎可以治疗感冒、发热等病症；拔颊车穴可以治疗牙痛；拔局部阿是穴可治疗局部疼痛损伤。多罐法是多个罐同时并用，一般用于治疗病变范围较广泛或选穴较多的病证，如在腰背部拔罐治疗局部软组织劳损；胃脘疼痛在胃脘部拔罐同时，在两侧脾俞、胃俞拔罐。

（1）具体方法：一手握住罐体，罐口朝下，另一手持镊子夹住一个蘸有95%酒精的棉球在酒精灯上点燃后立即伸入罐内，在罐内中部绕1～2圈，闪火退出后迅速将罐扣于应拔部位，将罐吸附在皮肤上。留罐5～10分钟。见图2－5。

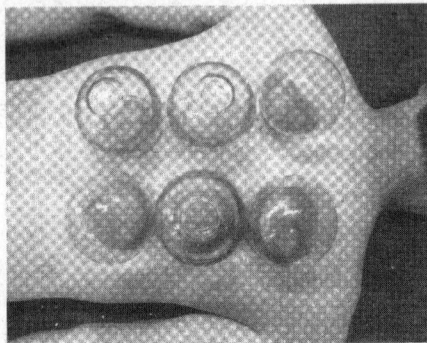

图2－5 留罐法

（2）动作要点：①拔罐过程中，要根据施术部位选择尺寸合适的火罐。例如在面积较大的背部施术，可选用大号火罐；在小腿留罐，就要注意患者的胖瘦，避免出现施术部位较消瘦，用大号火罐不能完全覆盖到施术部位，或无法吸附，或吸附不牢固而掉罐情况。②罐吸附到皮肤上后，应用手试探罐子拔吸的力度，感觉力度较低时可考虑重新拔罐，这样既可以保证拔罐效果，又可避免由于吸附力度较低出现的掉罐。③留罐时间不可过长，否则因罐内负压过大皮肤可能出现水泡。

（3）其他手法：留罐基础上还有摇罐、转罐、提罐诸法。摇罐法是均匀而有节奏地摇动吸拔在皮肤上的火罐，目的是增加对皮肤或穴位的刺激量。转罐法是手握罐体，来回转动，对皮肤或穴位产生更大的牵拉刺激，增强局部血液循环，提高疗效。提罐法是将罐上提拉动皮肤，再恢复原状，这样反复提拉多次，动作轻柔、均匀，至皮肤出现瘀血为止。

2. 闪罐法

一般用于皮肤不太平整、容易滑罐的部位，此法适用于治疗局部皮肤麻木、疼痛、面神经麻痹、肌萎缩或虚弱病证。其机理是通过不断的拔、起，皮肤受到紧、松的刺激，皮肤反复、间断充血，对神经和血管产生一定兴奋作用，可增加细胞的通透性，改善局部血液循环及营养供应。

（1）具体方法：用镊子或止血钳夹住蘸有适量酒精的棉球，点燃后送入罐底，立即抽出，将罐立即拔于施术部位，随即再将罐快速起下，按上法再次吸拔于施术部位，反复如此操作，至皮肤潮红为止。

（2）动作要点：①罐口应始终朝下，棉球需送入罐底部，棉球经过罐口时动作要快，蘸有酒精的棉球不可碰触罐口，以免遗留燃烧酒精，烫伤皮肤。②用镊子或止血钳运送燃烧棉球时，要注意手持镊子或止血钳的力度；使用玻璃火罐时，如在将棉球运送到罐底时力度过大，镊子或止血钳的尖端过度触碰罐底，有可能造成罐底破损。③施术者要注意感受罐体温度，如罐体过热，可换罐继续操作。④闪罐时应选择适合施术部位和施术者手大小的火罐，如火罐过大，施术者不能很好地握持火罐，容易在施术过程中造成火罐滑脱。

（3）闪罐技巧：用闪罐法罐底发热时，可立即将罐体翻转，用温热的罐底按摩穴位或皮肤，此法称为熨罐法，多和闪罐法配合使用。此时应注意罐体温度，温度过高易烫伤皮肤，过低则达不到熨罐的效果。另外，还需注意罐底要光滑、无异物感，避免熨罐过程中造成皮肤损伤。

3. 走罐法

走罐法又称行罐法、滑罐法、推罐法等，操作应选用玻璃罐或陶瓷罐，罐口要平滑，以防划伤皮肤。多用于治疗病变部位较大、肌肉丰厚、皮肤平坦部位的病证，如脊背、腰臀、大腿等部位的酸痛、麻木、风湿痹痛等。

（1）具体方法：先在将要施术部位涂抹一些润滑剂（以凡士林、润肤霜为最佳），再用闪火法将罐吸拔于皮肤上，用一只手或两只手抓住罐子，微微上提（也可将火罐向滑行方向的一侧上提，相反方向一侧相对压低，便于火罐滑行），推拉罐体在患者的皮肤上移动，至皮肤出现泛红或轻度瘀血为止，见图2-6。既可按

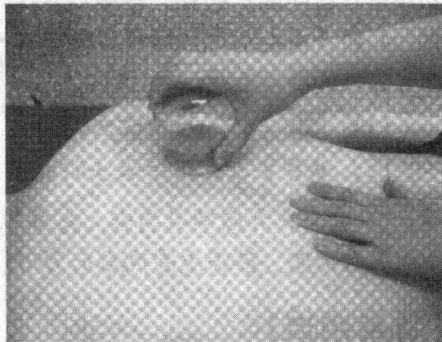

图2-6 走罐法

经络或需要拔罐的线路向同一方向移动，也可来回推罐。

（2）动作要点：根据患者的身体情况调整罐内的负压、走罐的快慢及力度大小，要以病人能耐受为度，若推至颈部后边，用力要均匀，防止脱落。动作轻柔，用力均匀、平稳、缓慢，罐内负压大小以推拉顺利为宜。

4. 针罐法

针罐法是将针刺法与拔罐法相结合的一种治疗方法，因针、罐产生协同作用而提高疗效。操作时可配合针刺、梅花针等一起使用。

（1）具体方法：常规消毒选定穴位，用毫针针刺，施用补泻手法，然后在针上拔罐，一般用玻璃罐，留罐10～20分钟。

（2）动作要点：随时观察玻璃罐内的情况，罐内的负压可使针刺的深度改变，如吸拔胸背部穴位时，要防止出现气胸。

5. 血罐法

血罐法是拔罐疗法与刺血疗法相结合的一种治疗方法，临床可用针挑放血、三棱针刺血和梅花针刺血等。

（1）针挑拔罐法：即拔罐配合针挑。操作方法：常规消毒选择好的部位，用钩针挑破皮肤，在针挑部位拔罐，留罐5～10分钟，拔出少量瘀血，起罐后用消毒棉球擦除血迹，用创可贴敷盖局部，一般1～2天可恢复。

（2）三棱针刺血拔罐法：即拔罐配合三棱针刺血疗法治病。本法适用于热邪壅盛、痰阻窍闭等热证、实证。操作方法：常规消毒选择好的部位，用三棱针点刺局部后拔罐，留罐5～10分钟。

（3）梅花针刺血拔罐法：即拔罐配合梅花针治疗疾病。多用于治疗皮肤病。操作方法：常规消毒选择好的部位，用梅花针叩击数次，皮肤出现潮红或有点状血液渗出，再用玻璃罐吸拔，留罐5～10分钟。

6. 拔泡法

拔泡法是通过留罐法使患者在被拔部位出现大小不等的水泡，拔泡法可达到治疗与强壮功效。拔泡产生的水泡在表皮，不留疤痕。本法产生的水泡与罐内负压的大小、留罐时间、疾病的性质、病人的体质等因素有关。一般体内有寒湿之邪者、皮肤较细嫩者和儿童容易起泡，还有一些病人会在相应的反应点出现水泡，比如心脏病病人可在巨阙穴、心俞穴出现水泡，慢性胃炎患者可在中脘穴和胃俞穴出现水泡，哮喘和咳嗽患者可在天突穴和肺俞穴出现水泡。

（1）具体方法：与留罐法相同。

（2）动作要点：比留罐法时间要长，产生水泡时小者如小米或绿豆大小，不必处理，一般2～5天内即可消失。大者可用注射器抽出液体，用创可贴敷盖局部。操作前应向患者说明，征得患者同意后方可使用，以免造成不必要的误解。

【背景知识】

拔罐疗法古称"角法"、"角吸法"，现又称为"火罐法"、"吸筒疗法"，是以各种罐为工具，利用燃烧、抽吸、挤压等方法排除罐内空气，造成罐内负压，使罐吸附于体表特定部位（经络、患处、穴位）产生刺激，使局部皮肤出现充血或瘀血或起泡等现象，从而达到防治疾病、强壮身体目的的一种方法。拔罐疗法通过对皮肤局部产生的温热和负压刺激作用，可促进局部血液循环、加强新陈代谢，促进毒素的排除。从中医角度分析，拔罐疗法具有活血行气、除湿止痛、消肿散结、退热、祛风散寒、拔毒排脓等作用。拔罐疗法广泛地运用于内、外、妇、儿、骨伤、皮肤、五官等科疾病，具有适应证广、容易掌握、疗效好、见效快、简便易行、经济实用等优点，在民间广为应用。

一、拔罐疗法的机理

拔罐治疗的根本法则是调和阴阳。人体只有保持阴阳平衡、经脉畅通、气血和调，才能百病不生。应用拔罐治疗时要通经脉、调虚实、行血气。

1. 传统中医

拔罐治疗的机理从中医角度分析包括以下几方面。

（1）调整阴阳、扶正祛邪：拔罐疗法调整阴阳的作用，主要是通过经络腧穴的配伍，及与其他治疗方法配合应用得以实现，如阳虚寒凝腹痛，可通过拔关元穴温阳散寒，火罐吸着皮肤的温热作用，可将体内寒邪驱除体外；阳热有余导致的发热可通过拔大椎穴清泻实热。拔罐疗法祛邪扶正的作用，主要是通过较强的吸拔力来开泄腠理，祛除体内的邪气，使风寒湿外邪、内在热毒、瘀血等从皮毛排出，使邪去而正安，如风、寒、湿痹可在疼痛部位（阿是穴）拔罐以祛除外邪。实践证明，针罐及熨罐法的温阳扶正作用最好，而刺血拔罐法祛邪作用最佳。

（2）疏通经络、行气活血：拔罐疗法借助于罐内负压作用于局部，在脏腑经络气血凝滞或经脉空虚时，可起到疏通经络、行气活血作用，同时还可鼓动经脉气血，濡养脏腑组织器官，振奋衰弱的脏腑机能，加强祛除病邪之力，从而使经络气血恢复正常。临床常用的循经拔罐法、走罐法及刺络拔罐法等，均有上述功能。

2. 现代医学

（1）机械牵拉刺激与温热作用：拔罐时罐内形成负压，使局部组织高度充血，局部毛细血管破裂，加强了局部组织的气体交换。表皮瘀血出现自身溶血现象，机体随即释放类组织胺物质。拔罐还可促进白细胞吞噬作用，增强机体免疫力。因罐缘紧紧附着在皮肤表面，通过拔罐的机械刺激牵拉局部神经肌肉、血管及皮下组织，通过皮肤感受器和血管感受器的反射传到中枢神经系统，调整兴奋和抑制的平衡，加强大脑皮层对身体各部分的调节作用，促进机体新陈代谢、加快毒素释放，从而缓解痉挛、减轻疼痛。

（2）双向调节作用：拔罐疗法对人体体温、心率快慢均具有双向调节作用。如在大椎穴拔罐配合刺血疗法，既可治疗风寒感冒，又可治疗风热感冒及一些内热性疾病。阳热有余导致的发热性疾病可通过大面积拔罐降温，反之，阳虚的患者在拔罐后，随组织代谢产物入血，可使机体产热增加、代谢加快，从而升高体温。使用大火罐和竹罐时，更可使局部血管扩张，加速血液循环，治疗一些寒性疼痛性病证。

二、拔罐疗法的适应证

拔罐疗法不仅有预防疾病、养生康复的作用，还有诊治疾病作用。因使用罐具、采用拔罐手法和选取穴位的不同，拔罐的治疗作用也有变化，如温经散寒、疏筋活络、行气活血、清热泻火等。临床可用于治疗内、外、妇、儿、皮肤科多种病症，如感冒、咳嗽、脑出血、高血压、糖尿病、单纯性肥胖、阑尾炎、泌尿系结石、乳腺炎、痤疮、荨麻疹、痛经、闭经、小儿消化不良、腹泻、伤食、遗尿等。

三、拔罐疗法的禁忌证

当患者患有下列一些特殊病症时，应当慎用或禁用拔罐疗法。

1. 平素患有出血性疾病，如血小板减少性紫癜、血友病、白血病、毛细血管试验阳性者不宜施用拔罐疗法，防止出血过多。

2. 精神病发作期、全身剧烈抽搐或癫痫发作患者不适宜施用拔罐疗法。

3. 久病体弱、正气不足、身体极度消瘦、恶性肿瘤、心力衰竭、肾衰竭、肝硬化腹水者不适宜施用拔罐疗法。

4. 妊娠妇女下腹、腰骶和乳房部以及合谷、三阴交、昆仑等穴位禁止拔罐。

5. 皮肤溃烂、破损或患传染性皮肤病及皮肤过敏者，不宜施用拔罐疗法。

6. 外伤骨折、静脉曲张、体表大血管、二阴及皮肤瘢痕处不宜施术。

四、拔罐用具

1. 传统罐具

（1）兽角罐：在我国少数民族地区以及一些农牧地区使用较多，系用动物角（牛角、羊角等兽角）制成的拔罐器，历史悠久。制作时截下兽角，取其中空角质制成空桶，兽角近端截断处为罐口，将罐口打磨平滑。兽角罐的优点是在农牧地区取材容易、制作方便，经济实用，负压性能好，易于把握和操作，缺点是不易高温消毒、不透明，不易观察罐内情况，故不易作为血罐使用。

（2）玻璃罐：目前医院最常用的罐具，用耐热玻璃烧制，罐形似球状，口平底圆，口小肚大，中央呈球形，罐口厚实平滑，有大、中、小等不同规格。使用时配合火力排气。优点是质地透明，能直接观察罐内皮肤充血、瘀血及出血等情况，便于拔罐者控制时间，尤其是适用于血罐和走罐，吸附力强、价格便宜，易于高温消毒，适用于医院治疗及家庭保健。缺点是容易破碎。

（3）竹罐：用竹子制成，制作时将一端留节作底，另一端打磨光滑作为罐口，长约6～10cm，根据竹筒粗细，可制成不同规格的竹罐，直径分为3cm、4cm、5cm三种。在南方应用较多，优点是取材容易、制作简单、轻便耐用、不易破碎、吸附力强、竹质能吸收药液，可用中药煎煮后作药罐用。缺点是不透明，不容易观察罐内皮肤颜色变化及出血情况，北方干燥地区或久不使用则易破裂漏气。

（4）陶瓷罐：陶瓷罐为陶罐和瓷罐的统称。因形状像缸或腰鼓，所以也有"小缸"、"瓷鼓"之称。罐口平滑厚实，底平，里外光滑。优点是吸附力大，易于高温消毒。缺点是质重易碎，不透明，不宜用作血罐。

（5）金属罐：金属罐是用铜、铁、铝等金属原料加工制作的大小不等的罐具，形状似竹罐，已很少使用。优点是不易破碎，温热效果好，吸附力强；缺点是成本高、不易制作、传热过快、容易烫伤。

2. 现代罐具

（1）负压罐：由特制的罐具并配合抽气装置构成，拔罐时利用专门的工具如负压枪、抽气筒、抽气球、负压囊等将空气抽出，使罐内产生负压，从而达到治疗目的。其优点是使用方便，没有烫伤风险。缺点是无温热效应，不能走罐。

（2）橡胶罐：以橡胶为原料，按玻璃罐形状和规格制作而成，近几年来发展很快。可根据病情放入不同的药物，以增强拔罐疗效。优点是携带方便、不易破碎、不用点火，自己即可做治疗；缺点是吸引力不强，无温热效应，只能用于吸拔固定部位，不能用于走罐等手法，且不能高温消毒。

（3）电热罐：是集负压、温热、磁疗、电针等综合治疗方法为一体的新型罐具，近年得到不断发展。优点是使用安全、舒适，不易烫伤，可自行控制温度和负压；缺点是成本较高、体积较大，携带不方便，必须配有电源装置才能使用，只能适用于拔固定罐，不能施行其他手法。

日常生活中很多容器都可就地取材作为应急用罐，如玻璃酸奶瓶、茶杯、化妆品瓶等，但要注意罐口平整光滑以及耐热性能等。

【实训要点】

1. 拔罐房间温暖、避风。帮患者选择安全舒适的体位，防止留罐改变体位时罐具脱落。

2. 根据拔罐的部位不同，选择合适口径的火罐。拔罐的部位以肌肉丰满、皮下脂肪丰富及毛发较少部位为宜。初诊、年老体弱、幼儿及空腹者，宜选择小罐且拔罐时间要短。

3. 蘸取酒精时要适量，如蘸取过多，易滴到皮肤上导致烫伤；过少则火力不够，拔罐无力，达不到治疗效果。

4. 棉球经过罐口时速度要快，以免罐口过热而烫伤皮肤，要避免扣罐时在患者皮肤上用力过大。

5. 拔罐的动作要做到稳、准、轻、快，罐内负压要适当，过紧过松均不可。罐内负压大小与火力、扣罐时机、动作快慢、罐具尺寸相关。

6. 若患者在拔罐过程中突然出现头晕目眩、面色苍白、恶心欲吐、四肢发凉、周身冷汗、呼吸急促、血压下降、脉微细无力等晕罐现象，施术者应将患者放平，助其喝些温开水或糖水并注意保暖，还可针刺人中、内关、足三里、中冲等穴或艾灸百会、中极、关元、涌泉等穴，一般情况可很快缓解。

7. 不同的病证在拔罐后会出现不同的反应，比如皮肤局部小水泡、小水珠、出血点、瘀血现象，均属正常治疗反应。从疾病性质分析，一般阳证、热证、实证的患者在局部会出现鲜红色瘀斑反应；阴证、寒证、血瘀证的患者多呈现紫红色、暗红色瘀斑反应；寒证、湿证的患者多呈现水泡、水珠；虚证多呈现潮红或淡红色。还有患者皮肤只出现轻度的潮红，起罐后就消失，一般是病轻或已痊愈，或取穴不准确。

8. 两次拔罐的间隔，视上次瘀斑消失时间而定。瘀斑消失快慢与病性、体质相关，热证、体质强者消失得快；慢性病、体质弱者消失得慢。

【实训小结】

本章主要介绍了拔罐疗法的概念、机理、应用、适应证、禁忌证、操作方法与技巧等内容。重点掌握火罐的操作方法与要点，在基本手法中，重点练习留罐法、闪罐法、走罐法，熟悉拔罐可能出现的反应并掌握处理方法。

【思考与练习】

1. 拔罐疗法的治病机理是什么？
2. 火罐疗法的常用手法有哪些？
3. 简述使用拔罐法应注意的事项。

（张玉苹　舒秀明）

第三章　保健灸的常用方法与技能

【实训内容】

学习保健灸的基本知识和操作技能。

【实训要求】

掌握艾灸的基本操作方法，能独立制作艾条和艾炷。

【重点与难点】

1. 掌握艾炷的制作方法。
2. 熟悉雀啄灸、回旋灸、隔姜灸的操作手法。

【学习方法】

1. 通过课堂讲授，掌握保健灸的理论和实践要领。
2. 让学生独立操作，体会保健灸的动作要领。
3. 课堂练习与课后练习相结合。

【实训操作】

一、艾炷和艾条的制作

艾绒是艾灸的主要材料，由艾叶加工而成。选用野生向阳处 5 月份（最好是农历五月初五）采摘的艾叶，风干后在室内放置 1 年后使用，称陈年熟艾。取陈年熟艾去掉杂质和粗梗，碾轧碎后过筛，去掉尖屑，取白纤丝再行碾轧成绒。也可取当年新艾叶充分晒干后多次碾轧，至其揉烂如棉即成艾绒。

1. 艾炷

锥形艾团，称为艾炷。每燃尽一个艾炷，称为一壮。制作艾炷一般用手捻的方法。取纯净陈久的艾绒置于平板上，用拇、食、中三指边捏边旋转，把艾绒捏成上尖下平的圆锥形小体，这样不但放置平稳，而且燃烧时火力由弱到强，患者易于耐受。手工制作艾炷要求搓捻紧实，使其耐燃而不易爆。有条件者可用艾炷器制作。艾炷器中铸有锥形空洞，洞下留一小孔，将艾绒放入艾炷器的空洞中，用金属制成、下端适于压入洞孔的圆棒，直插孔内紧压艾绒，即成为圆锥形小体，倒出即成艾炷。用艾炷器制作的艾炷，艾绒紧密，大小一致，更便于应用。根据临床的需要，艾炷常分为3种规格，小炷如麦粒大，可直接放于穴位上燃烧（直接灸）；中炷如苍耳子大；大炷如莲子大，常用于间接灸（隔物灸）。临床常用中型艾炷，炷高1cm，炷底直径约0.8cm，炷重约0.1g，可燃烧3～5分钟。

2. 艾条

指用艾绒卷成的圆柱形长条。根据内含药物之有无，又分为纯艾条（清艾灸）和药艾条两种。一般长20cm，直径1.5cm。因其使用简便、不起泡、不发疮，方便患者自灸，临床应用非常广泛。

（1）纯艾条：取制好的陈久艾绒24g，平铺在8寸（26cm）长、6寸（20cm）宽，质地柔软疏松而又坚韧的桑皮纸上，将其卷成直径约0.35寸（1.5cm）的圆柱形，越紧越好，用胶水或糨糊封口而成。

（2）药艾条：主要包括太乙灸、雷火灸两种。

①中华太乙灸：其药物配方历代各家记载各异。基础方为：人参125g，苍术500g，山羊血90g，千年健500g，钻地风300g，肉桂500g，穿山甲（土炮）250g，小茴香500g，甘草1000g，防风2000g，麝香少许，共为细末备用。取40cm见方的纸，加艾绒150g，药末24g，分个依次卷紧成爆竹状，越紧越好，外用鸡蛋清封固，阴干待用。②中华雷火灸：艾绒125g，沉香、木香、乳香、羌活、干姜、穿山甲各9g，麝香少许，研为细末，将药料匀铺于40cm见方的纸上，分个依次卷成爆竹状，外涂鸡蛋清，阴干待用。

二、常用灸法

常用保健穴位有：足三里、神阙、关元、气海、大椎、命门、身柱、膏肓、涌泉、曲池、中脘、脾俞、肾俞、三阴交、阳陵泉、命门、合谷等。现以大椎、膏肓、风门、中脘、神阙、足三里、涌泉为例，介绍常用灸法。

1. 灸大椎

（1）施灸的体位：患者取坐位，露出肩颈部。

（2）取穴：大椎穴位于第7颈椎与第1胸椎之间，第7颈椎棘突下凹陷处。取穴时正坐低头，大椎穴位于颈部下端，第7颈椎棘突下凹陷处。若突起骨不太明显，让患者活动颈部，不动的骨节为第1胸椎，约与肩平齐。

（3）艾条悬起灸：是将点燃的艾条悬于施灸部位之上的灸法，见图3-1。

①温和灸：手持点燃的艾条，悬于大椎穴上，固定不移，直至皮肤稍有红晕。②回旋灸：手持点燃的艾条，艾火距大椎穴约2～3cm，回旋或左右往返移动，使皮肤有温热感而不致灼痛。③雀啄灸：艾条燃着的一端与施灸处不固定距离，像鸟雀啄食一样，一上一下忽远忽近移动。④施灸时间：每次15～20分钟，以局部温热微红为度。每天或隔天1次。温和灸与回旋灸可交替使用。

（4）艾炷直接灸：艾炷直接灸是把艾炷直接放在皮肤上施灸的一种方法，见图 3 - 2。可分为无瘢痕灸和发泡灸。

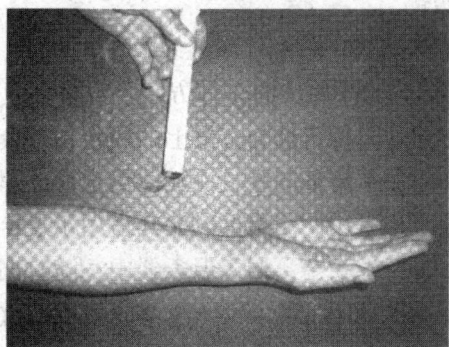

图 3 - 1　艾条悬起灸

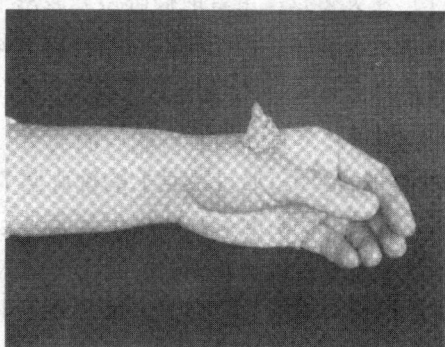

图 3 - 2　艾炷直接灸

①无瘢痕灸：施灸前在皮肤上涂少许蒜汁或酒精，以防艾炷倾倒。将艾炷直接放于皮肤上点燃，当艾炷燃烧到 1/3 ~ 1/2 或病人稍感灼痛时，立即更换新艾炷再灸，不可将皮肤烧伤。②发泡灸：施灸前在皮肤上涂少许酒精，既可消毒局部皮肤，又可防艾炷倾倒。将艾炷直接放于皮肤上点燃，待艾火烧到皮肤，病人稍感灼痛时，立即将艾火压灭，也可再继续灸 3 ~ 5 秒。此时施灸处皮肤出现一块比艾炷略大的红晕，且有汗出，隔 1 ~ 2 小时就会发泡，不需挑破，任其自然吸收，如水泡较大，可用消毒的毫针点刺数孔，放出泡内液体，局部用消毒纱布覆盖即可。一般短期内会有色素沉着，不遗留疤痕。③施灸时间：5 ~ 7 壮/次，1 次/周。

2. 灸膏肓（灸风门）

（1）施灸的体位：患者取俯卧位，露出肩颈及背部。

（2）取穴：膏肓穴位于第 4 胸椎与第 5 胸椎间，第 4 胸椎棘突下，旁开 3 寸处。（风门穴位于第 2 胸椎与第 3 胸椎之间，第 2 胸椎棘突下，旁开 1.5 寸处。）

（3）艾条悬起灸：施灸手法与时间同前"灸大椎"部分。

（4）艾炷直接灸：施术方法、注意事项和施灸时间同前。

（5）隔姜灸：是在艾炷与皮肤之间隔垫上生姜片而施灸的一种方法，见图 3 - 3，具有艾灸与药疗双重功效，本法火力温和，易为患者接受而广泛应用。

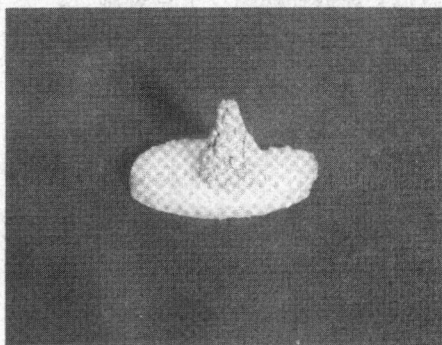

①生姜的制作：取新鲜生姜一块，切成厚约 3 ~ 4mm 的姜片（大小根据施灸部位及所用

图 3 - 3　隔姜灸

艾炷的大小而定），用细针于姜片上刺数孔。②施灸手法：将姜片放在施灸的膏肓（或风门）穴上，上置高约 1cm、炷底直径约 0.7cm 的艾炷，点燃施灸。如初灸 1 ~ 2 壮，局部有热痛感时，可将姜片连同艾炷向上稍提起，然后重新放上，反复进行，灸至局部

皮肤潮红湿润为度。③施灸时间：5~7 壮/次，1 次/2 天。

3. 灸中脘

（1）施灸体位：患者取仰卧位，露出上腹部。

（2）取穴：中脘位于腹前正中线脐上 4 寸，胸骨下端和肚脐连线 1/2 处。

（3）温灸器灸：是利用专门制作的施灸器具进行灸法的一种方法。温灸器是一种特制的梯形筒状灸具，内装点燃后的艾条，并可通过橡皮筋与灸具上的固定钩将灸具固定于施灸部位，还可通过灸具上的螺旋调节及时调节施灸高度，一般以局部皮肤出现红晕、病人感到舒适为度。凡适用于艾条悬起灸者均可用此法施灸，尤其适用于老年保健灸。施灸时将温灸器用橡皮筋固定于中脘穴上，点燃艾条，插入温灸器中，随时调节艾条高度，以病人感到舒适为度。每次 20~40 分钟，1 次/天，寒冷季节或虚寒较重者亦可每天 2 次。20 天为 1 个疗程。间隔 2~3 天再开始下一疗程，连灸 2~3 个月。

此穴位亦可采用艾条悬起灸、艾炷直接灸或隔姜灸，此不赘述。

4. 灸神阙

（1）施灸体位：患者取仰卧位，露出腹部。

（2）取穴：神阙穴位于前腹中部，脐中央。

（3）隔盐灸：是将食盐填入脐孔，上置艾炷进行施灸的方法。取纯净干燥的食盐适量，研细后炒温，填平脐孔；如患者脐部凸出，可用适量水和面，再将和好的面团做成一圆圈围在肚脐周围，将食盐填入脐中。将艾炷置于填平食盐的神阙穴上，也可在盐上放姜片施灸，以免食盐受热爆起而致烫伤，以神阙穴处温热舒适为度。如患者稍感灼痛即更换艾炷。5~9 壮/次，1 次/2 天。

（4）熏脐灸法：熏脐灸法是将药物研细填入脐中，上置槐树皮进行施灸的方法。取生五灵脂 24g，生青盐 15g，乳香、没药各 3g，夜明砂 6g（微炒），干葱头 5g，木通 9g，麝香少许，共研细末备用。用适量水和面，再将和好的面团做成一圆圈围在肚脐周围。将药末 6g 放入面圈内的脐眼里按紧，药末上面盖一张硬币大小的圆形槐树皮，然后把艾炷放在槐树皮上点燃施灸，灸至全身汗出为止，1 次/月。

（5）隔姜灸：生姜制作、施灸手法与时间同"灸膏肓"。

5. 灸足三里

（1）施灸体位：患者取坐位，露出膝盖以下部位。

（2）取穴：位于小腿的前外侧，当犊鼻下 3 寸，距胫骨前缘 1 横指。找穴时左腿用右手、右腿用左手。具体做法是让患者坐椅上，如找左腿的足三里就令患者右手掌按膝盖骨正中央，轻抓膝盖。以食指第二关节沿胫骨上移，至有突出的斜面骨头阻挡为止，指尖处即为此穴。另一简易找穴法：从下往上触摸小腿的外侧，左膝盖的膝盖骨下面，可摸到凸块（胫骨外侧髁）。由此再往外，斜下方一点之处，还有另一凸块（腓骨小头）。这两块凸骨以线连接，以此线为底边向下作一正三角形。而此正三角形的顶点，即是足三里穴。

（3）瘢痕灸：又称化脓灸。令患者坐好，腿放榻上，身体放松，找好穴位后涂抹蒜汁，将小艾炷粘上，点燃施灸，直至艾炷全部烧尽，艾火自熄，除去艾灰。根据病情所需壮数，重新点燃艾炷。每灸完 1 壮，即涂抹蒜汁 1 次。施灸过程中如感到灼痛，可在穴位四周轻轻按摩、拍打缓解疼痛。灸治后局部往往被烧破甚至呈焦黑色，可用消毒纱布贴于创面，1 周左右即可化脓。化脓时每天更换纱布 1 次，大约 4 ~ 5 周疮口结痂、脱落而形成瘢痕。施灸时谨防晕灸，若有继发感染，则应积极治疗。《针灸大成》有"若要安，三里常不干"之说，经常在足三里穴上施瘢痕灸是古代行之有效的保健方法之一。本法一般灸 3 ~ 5 壮，体弱者灸 1 ~ 3 壮。

6. 灸涌泉

（1）施灸体位：患者取俯卧位，露出足部。

（2）取穴：位于足底足 2、3 趾缝纹头端与足跟连线的前 1/3 与后 2/3 交界处。取穴时于足前部凹陷处或第 2、3 趾缝纹头端与足跟连线的前 1/3 处取。

涌泉穴可采用发泡灸和艾条悬起灸法，具体方法同前。

【背景知识】

1. 保健灸的概念

在身体某些特定穴位上施灸，以达到和气血、调经络、养脏腑、益寿延年目的之方法称为保健灸法。保健灸不仅用于强身保健，亦可用于久病体虚之人的复健，是我国独特的养生方法之一。

保健灸法流传已久。古代养生家就有常灸关元、气海、命门、中脘等穴位养生的经验。时至今日，保健灸仍是广大群众喜爱的行之有效的养生方法。

灸法一般多用艾绒。艾绒由艾叶制成，艾叶是多年生菊科草本植物，味苦，性微温，无毒。艾绒以陈旧者为佳，点燃后，热效持久而深入，温热感直透肌肉深层，施灸一经停止，便无遗留感觉，这是其他物质所不及的，是灸法理想的选料。

2. 保健灸的作用

保健灸的主要作用是温通经脉、行气活血、培补先后天、和调阴阳，通过保健灸可以达到强身、防病、抗衰老目的。

（1）温通经脉，行气活血：气血运行具有遇温则散、遇寒则凝的特点。灸法其性温热，可以温通经络，促进气血运行。

（2）培补元气，预防疾病：艾为辛温阳热之药，以火助之，两阳相得，可补阳壮阳，真元充足，则人体健壮。

（3）健脾益胃，培补后天：灸法对脾胃有明显强壮作用，在中脘穴施灸，可以温运脾阳、补中益气，常灸足三里，不但能使消化系统功能旺盛，增加人体对营养物质的吸收，以濡养全身，亦可收到防病治病、抗衰防老的效果。

（4）升举阳气，密固肤表：气虚下陷则皮毛不任风寒，清阳不得上举，因而卫阳不固，腠理疏松。常施灸法，可以升举阳气、密固肌表、调和营卫，起到健身、防病治病的作用。

3. 常用灸法

艾灸从形式上可分为艾炷灸、艾卷（条）灸、温灸器灸（温针灸）、灯草灸、天灸（即药物敷贴）等；从方法上又可分为直接灸、间接灸和悬灸三种。保健用多施艾条灸，方法上采用直接灸、间接灸或悬灸。直接灸又称明灸、着肤灸，是把艾炷直接放在皮肤上施灸的方法；间接灸又称艾炷隔物灸，是指在艾炷与皮肤之间隔垫上葱、姜、蒜、盐、中药粉末而施灸的方法；悬灸即为悬空施灸。

4. 施灸体位

灸四肢穴位，以正坐位为主；灸胸腹部穴位，取仰卧位；灸背腰部穴位，取俯卧位。无论何种体位均须使肌肉放松，让准备施灸的穴位暴露出来。

5. 艾灸时间

传统方法多以艾炷大小和施灸壮数多少来计算时间。艾炷分大、中、小 3 种。实际应用时，可据体质强弱来选择。体质强者宜用大炷，体弱者宜用小炷。时间可掌握在 3～5 分钟，最长 10～15 分钟为宜。一般说来，健身灸时间可略短；病后康复，施灸时间可略长。春、夏二季，施灸时间宜短，秋、冬宜长；四肢、胸部施灸时间宜短，腹、背部宜长。老人、妇女、儿童施灸时间宜短，青壮年则时间可略长。总之，要掌握循序渐进的原则，先用小剂量如用小艾炷，或灸的时间短一些，壮数少一些，以后再加大剂量。不要一开始就大剂量进行。

一般来说，施灸没有具体时间限制，上下午和晚上均可。但有些病证，如失眠，临睡前施灸效果更好。注意不要在饭前空腹时或在饭后立即施灸。

6. 艾灸程序

如果上下前后都有配穴，应先灸阳经，后灸阴经；先灸上部，再灸下部；先背部，后胸腹；先头，后四肢；依次进行。

7. 艾灸温度

注意施灸温度的调节，皮肤感觉迟钝者，可用食指和中指置于施灸部位两侧，以感知施灸部位的温度，既不致烫伤皮肤，又能收到好的效果。

8. 灸后调养

灸后须谨避风寒，七情莫过极，起居宜谨慎，饮食宜素淡，忌食生冷、膏粱厚味。

【实训要点】

1. 慎防烫伤

艾绒易燃，施灸时谨防烧坏衣褥及烫伤皮肤，尤其是老幼及末梢神经不敏感者。灸后要彻底压熄艾火，剩余艾条可插入广口玻璃瓶中，慎防火灾。

2. 预防晕灸

晕灸虽不多见，但是一旦发生则会出现头晕、眼花、恶心、面色苍白、心慌、汗出等，甚至发生晕倒。此时应立即停灸并静卧休息 10 分钟左右。

【实训小结】

本章主要以部分穴位为例介绍了几种重要保健灸如温和灸、回旋灸、雀啄灸、无瘢痕灸、瘢痕灸、隔姜灸、隔盐灸等的具体操作方法和技能，同时还重点介绍了艾条（炷）的制作以及有关保健灸的基本知识。

【思考与练习】

1. 举例说明艾条悬起灸包括哪几种施灸手法。
2. 试说明艾灸的操作程序。

（张煜）

第四章　耳穴压籽的常用方法与技能

【实训内容】

学习耳穴压籽的操作。

【实训要求】

掌握耳郭的表面解剖名称、常用耳穴的定位及主治、耳穴压籽的操作方法及注意事项。

【重点与难点】

1. 熟练掌握耳郭的解剖位置，重点掌握常用耳穴的定位、主治。

2. 耳穴的配伍原则以及熟练应用不同的配穴原则进行选穴压籽，是学习的难点。

3. 寻找耳穴周围的阳性反应点，熟练、准确定位，是操作的重点和难点。

【学习方法】

1. 教师用耳穴模型、挂图讲解耳郭表面解剖、耳穴定位。

2. 请学生当模特，演示耳穴压籽的操作。

3. 让学生课堂实践操作，进行耳穴压籽，教师指导；通过每位同学亲自压籽练习，感受耳穴压籽后的效果。

【实训操作】

一、操作前准备

1. 压籽原料

凡是表面光滑、质地较硬、无毒副作用、大小适合贴压耳部穴位的物质均可选用，常用物品为植物或药物的种子，如绿豆、小米、油菜子、莱菔子、王不留行籽等。还可应用某些符合耳穴压籽原料要求的药丸，如六神丸、喉症丸等。临床应用中，也有根据病情需要，将王不留行籽或其他用于压耳的种子浸泡在一定的药液当中，这样进行耳穴压籽的时候既可以起到穴位按压的作用，又能起到药物治疗的作用，有助于提高疗效。另外，还可选用磁珠或者磁片。目前临床应用的压籽原料多以市售的、加工好的王不留行籽为主。见图 4-1。

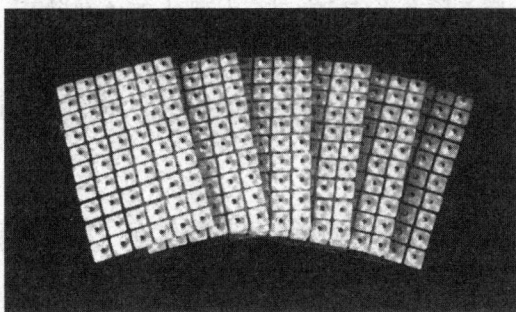

图 4-1 市售王不留行压籽

2. 压籽操作所需用品

（1）探棒：以铜质探棒为最佳，根据实际情况和操作熟练程度，也可用毫针针柄端、火柴棍、牙签大头一端代替。

（2）医用胶布：用时以剪刀剪成 0.5cm 见方。

（3）消毒物品：75% 酒精、脱脂棉球。

（4）其他：剪刀、镊子、盛装压籽原料的容器（一般用小瓷碟即可）。

如压籽时应用市售的耳穴压籽成品，则只需准备探棒、镊子、75% 的酒精、脱脂棉球即可。

二、耳穴探查方法

探查阳性反应点是正确使用耳穴诊治疾病的重要操作内容，主要有望诊法、压痛法、电测定法。

1. 望诊法

也叫直接观察法，是施术者用肉眼在自然光线下，观察患者耳郭的皮肤表面是否有颜色改变、脱屑、变形等。但需要排除色素痣、冻疮，以及随生理变化而出现的反应等假阳性反应。

2. 压痛法

用探棒在与疾病或器官等相应的耳穴部位周围由外周向中心逐点探查，要求探测过程中要使用均匀的压力，寻找患者耳穴周围最强的反应点。一般来说，探查到最强反应点时，患者通常会出现皱眉、躲避、喊疼等反应，其反应程度与按压周围皮肤的感觉有明显的差异。

3. 电测定法

用耳穴电子探测仪器测定皮肤的电阻、电位、电容等变化，如电阻值降低，导电量增加，则形成良导点。此时，电子探测仪器会出现报警声音或者出现反应异常的灯光提示，则该部位可作为阳性反应点。

假阳性的鉴别方法是一看二压。即先观察有无反应点，再在反应点上压一压，假阳性反应点压之不痛。此外，耳郭上的色素沉着、疣、痣、白色结节、小脓疮、冻疮疤痕等均应注意鉴别。

三、耳穴压籽操作

1. 确定处方

根据选穴原则确定耳穴压籽处方，一般每次选5~7个穴位即可，不宜过多。

2. 确定阳性反应点

先用望诊法观察，然后在耳穴相应部位按照耳穴探查的方法确定阳性反应点，见图4-2。

3. 消毒

用75%的酒精棉球消毒耳郭，可在望诊后进行，也可在探查到阳性反应点后。如果采用耳针治疗，则需要二次消毒。

4. 压籽

用剪刀将胶布剪成约0.5cm见方，用镊子夹住胶布，并将压籽的原料粘附在胶布中央，然后贴敷于耳穴上的阳性反应点，要求压籽正对阳性反应点（见图4-3），并给予适当按压，使耳郭有发热、胀痛感（即"得气"）。一般每次贴压一侧耳穴，两耳轮流进行，每3~7天轮换1次（夏天轮换时间短，冬天轮换时间长），也可两耳同时贴压。

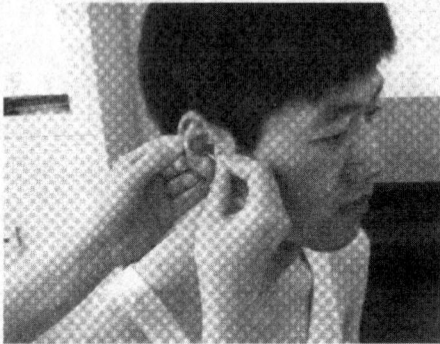

图4-2　探查反应点　　　　　　　　图4-3　耳穴压籽

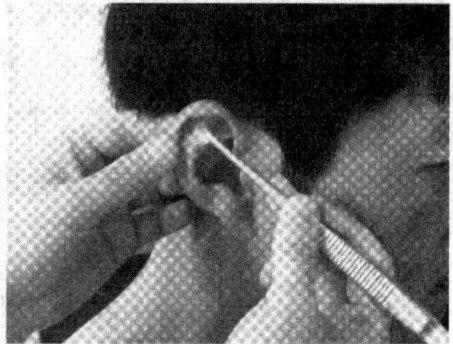

5. 刺激量

耳穴贴压期间，嘱患者每日自行按压数次，要求得气。每次每穴1~2分钟。

6. 压磁珠或磁片贴

用磁珠或磁片做材料，有直接贴敷法和间接贴敷法2种。

（1）**直接贴敷法**：即把磁珠放置在胶布中央直接贴于耳穴上，或用磁珠或磁片的异名极在耳郭前后相对压贴，可使磁力集中穿透穴位。

（2）**间接贴敷法**：是用纱布或薄层脱脂棉把磁珠（片）包起来，再压贴在耳穴上，这样可减少磁珠（片）直接接触皮肤而产生的某些副作用。

另外，耳穴的刺激方法很多，如毫针法、电针法、埋针法、皮肤针法、耳穴药物注射法、温灸法、刺血法、耳穴激光照射法、按摩法等。

【背景知识】

一、耳穴压籽疗法概念

耳穴压籽疗法是指选用质硬而光滑的小粒药物、植物种子或药丸等，贴压耳穴以防治疾病的方法，又称压豆法、压丸法、压贴法，它是在耳毫针、埋针疗法基础上产生的一种简便易行的治疗方法。耳穴压籽法安全、无创，且能起到持续刺激的作用，易被患者接受。此法适用于可用耳针治疗的各种病证，特别适宜于老人、儿童、惧痛的患者和需长期进行耳穴刺激的患者。

二、耳穴应用的机理

人体有病时往往会在耳郭上的一定部位出现各种阳性反应点，例如某些相关部位的耳穴电阻值下降、痛阈值降低，以及皮肤的色泽、形态改变等。这些阳性反应点既能作为辅助诊断的依据，又能作为耳穴治疗疾病的刺激点。

三、耳郭的表面解剖名称

（一）耳郭正面

耳郭正面的解剖区域主要可分为 9 个区域：耳轮部、对耳轮部、耳舟部、三角窝部、耳甲部、耳屏部、对耳屏部、耳垂部和外耳门部。耳郭正面各个区域的解剖名称如表 4 - 1。

表 4 - 1　　　　　　　　　　　　　　耳郭正面解剖名称

部位	序号	名称	位置
耳轮部	1	耳轮	耳郭外缘向前卷曲的部分
	2	耳轮结节	耳轮后上方稍肥厚的结节状突起
	3	耳轮尾	耳轮下缘与耳垂交界处
	4	耳轮脚	耳轮延伸进入耳甲的部分
	5	耳轮脚棘	耳轮脚和耳轮之间的软骨隆起
	6	耳轮脚切迹	耳轮脚棘前方的凹陷处
	7	轮垂切迹	耳轮和耳垂后缘之间的凹陷处
	8	耳轮前沟	耳轮与面部之间的皮肤浅沟（皱褶）
对耳轮部	1	对耳轮	与耳轮相对呈"Y"字形的隆起部，由对耳轮体、对耳轮上脚和对耳轮下脚三部分组成
	2	对耳轮体	对耳轮下部呈上下走行的主体部分
	3	对耳轮上脚	对耳轮向上分支的部分
	4	对耳轮下脚	对耳轮向前分支的部分
	5	轮屏切迹	对耳轮与对耳屏之间的凹陷处

续表

部位	序号	名称	位置
耳舟部	1	耳舟	耳轮与对耳轮之间的三角形凹陷
三角窝部	1	三角窝	对耳轮上、下脚与相应耳轮之间的三角形凹窝
耳甲部	1	耳甲	部分耳轮和对耳轮、对耳屏、耳屏及外耳门之间的凹窝。由耳甲艇、耳甲腔两部分组成
	2	耳甲艇	耳轮脚以上的耳甲部
	3	耳甲腔	耳轮脚以下的耳甲部
耳屏部	1	耳屏	在外耳门前方呈瓣状的软骨隆起及相应皮肤
	2	屏上切迹	耳屏与耳轮之间的凹陷处
	3	上屏尖	耳屏游离缘上隆起部
	4	下屏尖	耳屏游离缘下隆起部
	5	耳屏前沟	耳屏与面部之间的浅沟
对耳屏部	1	对耳屏	耳垂上方，与耳屏相对的瓣状软骨隆起
	2	对屏尖	对耳屏游离缘隆起部
	3	屏间切迹	耳屏和对耳屏之间的凹陷处
耳垂部	1	耳垂	耳郭下部无软骨的部分
	2	耳垂前沟	耳垂与面部之间的浅沟
外耳门部	1	外耳门	耳甲腔前方的孔窍

（二）耳郭背面

通常耳郭背面由 3 个背面、4 个隆起和 5 个沟组成，如表 4 - 2。

表 4 - 2　　　　　　　　　　　耳郭背面解剖名称

序号	解剖名称	位置
1	耳郭背面	耳郭背部的平坦部分
2	耳轮尾背面	耳轮尾背部的平坦部分
3	耳垂背面	耳垂背部的平坦部分
4	耳舟隆起	耳舟在耳背呈现的隆起
5	三角窝隆起	三角窝在耳背呈现的隆起
6	耳甲艇隆起	耳甲艇在耳背呈现的隆起
7	耳甲腔隆起	耳甲腔在耳背呈现的隆起
8	对耳轮上脚沟	对耳轮上脚在耳背呈现的凹沟
9	对耳轮下脚沟	对耳轮下脚在耳背呈现的凹沟
10	对耳轮沟	对耳轮体在耳背呈现的凹沟
11	耳轮脚沟	耳轮脚在耳背呈现的凹沟
12	对耳屏沟	对耳屏在耳背呈现的凹沟

（三）耳根

1. 上耳根：耳郭与头部相连的最上部。
2. 下耳根：耳郭与头部相连的最下部。

以上结构由于个体的差异而存在一定的差别。

四、耳穴名称、定位与主治

耳穴在耳部的分布有一定规律，耳穴在耳郭的分布犹如一个倒置在子宫内的胎儿，头部朝下，臀部朝上。其分布的规律是，与面颊相应的穴位在耳垂；与上肢相应的穴位在耳舟；与躯干相应的穴位在对耳轮体部；与下肢相应的穴位在对耳轮上、下脚；与腹腔相应的穴位在耳甲艇；与胸腔相应的穴位在耳甲腔；与消化道相应的穴位在耳轮脚周围；与耳、鼻、咽喉相应的穴位多分布在耳屏四周，见表4-3。

表4-3　　　　　　　　　　　　　耳穴在耳郭分布规律

人体部位	耳部定位	人体部位	耳部定位
头面、五官	耳垂、耳屏周围	胸腔脏器	耳甲腔
躯干	对耳轮体部	腹腔脏器	耳甲艇
上肢	耳舟	消化道	耳轮脚周围
下肢	对耳轮上、下脚	盆腔脏器	三角窝

（一）耳轮穴位名称、定位及主治

耳轮脚切迹至耳轮脚消失处，即耳轮脚，为耳轮1区。将耳轮脚切迹到对耳轮下脚上缘之间的耳轮部分为3等份，自上而下依次为耳轮2区、3区、4区。对耳轮下脚上缘到对耳轮上脚前缘之间的耳轮部为耳轮5区，对耳轮上脚前缘到耳尖之间的耳轮部为耳轮6区，耳尖到耳轮结节上缘为耳轮7区，耳轮结节上缘到耳轮结节下缘为耳轮8区。将耳轮结节下缘到轮垂切迹之间的耳轮部分分为4等份，自上而下依次为耳轮9区、10区、11区和12区。耳轮穴位名称、定位及主治见表4-4。

表4-4　　　　　　　　　　　　耳轮穴位名称、定位及主治

穴位名称	定位	主治
耳中	在耳轮脚处，即耳轮1区	呃逆，荨麻疹，皮肤瘙痒，小儿遗尿，咯血
直肠	在耳轮脚棘前上方的耳轮处，即耳轮2区	便秘，腹泻，脱肛，痔疮
尿道	在直肠区上方的耳轮处，即耳轮3区	尿频，尿急，尿痛，尿潴留
外生殖器	在对耳轮下脚前方的耳轮处，即耳轮4区	睾丸炎，附睾炎，外阴瘙痒
肛门	在三角窝前方的耳轮处，即耳轮5区	痔疮，肛裂
耳尖	在耳郭向前对折的上部尖端处，即耳轮6、7区交界处	发热，高血压，急性结膜炎，麦粒肿
结节	在耳轮结节处，即耳轮8区	头晕，头痛，高血压

续表

穴位名称	定位	主治
轮1	在耳轮结节下方的耳轮处，即耳轮9区	扁桃体炎，上呼吸道感染，发热
轮2	在轮1区下方的耳轮处，即耳轮10区	同上
轮3	在轮2区下方的耳轮处，即耳轮11区	同上
轮4	在轮3区下方的耳轮处，即耳轮12区	同上

（二）耳舟穴位名称、定位及主治

将耳舟分为6等份，自上而下依次为耳舟1区、耳舟2区、耳舟3区、耳舟4区、耳舟5区、耳舟6区。耳舟穴位名称、定位及主治见表4-5。

表4-5　　　　　　　　　　　耳舟穴位名称、定位及主治

穴位名称	定位	主治
指	在耳舟上方处，即耳舟1区	甲沟炎，手指疼痛和麻木
腕	在指区的下方处，即耳舟2区	腕部疼痛
风溪	在耳轮结节前方，指区与腕区之间，即耳舟1、2区交界处	荨麻疹，皮肤瘙痒，过敏性鼻炎
肘	在腕区的下方处，即耳舟3区	肱骨外上髁炎，肘部疼痛
肩	在肘区的下方处，即耳舟4、5区	肩周炎，肩部疼痛
锁骨	在肩区的下方处，即耳舟6区	肩周炎

（三）对耳轮穴位名称、定位及主治

将对耳轮上脚分为上、中、下3等份，将上1/3分为上下2等份，再将上1/2分为前后2等份，前1/2为对耳轮1区，后1/2为对耳轮2区，下1/2为对耳轮3区，中1/3为对耳轮4区，下1/3为对耳轮5区。将对耳轮下脚分为前、中、后3等份，前2/3为对耳轮6区，后1/3为对耳轮7区。将对耳轮沿耳甲缘的弧度分为前1/4和后3/4两部分，再将对耳轮体上下分为5等份，前上2/5为对耳轮8区，后上2/5为对耳轮9区，前中2/5为对耳轮10区，后中2/5为对耳轮11区，前下1/5为对耳轮12区，后下1/5为对耳轮13区。对耳轮穴位名称、定位及主治见表4-6。

表4-6　　　　　　　　　　　对耳轮穴位名称、定位及主治

穴位名称	定位	主治
跟	在对耳轮上脚前上部，即对耳轮1区	足跟痛
趾	在耳尖下方的对耳轮上脚后上部，即对耳轮2区	甲沟炎，趾部疼痛
踝	在趾、跟区下方处，即对耳轮3区	踝关节扭伤
膝	在对耳轮上脚中1/3处，即对耳轮4区	膝关节肿痛
髋	在对耳轮上脚下1/3处，即对耳轮5区	髋关节肿痛、坐骨神经痛
坐骨神经	在对耳轮下脚的前2/3处，即对耳轮6区	坐骨神经痛

续表

穴位名称	定位	主治
交感	在对耳轮下脚末端与耳轮内缘相交处，即对耳轮6区前端	胃肠痉挛，心绞痛，胆绞痛，输尿管结石，植物神经功能紊乱
臀	在对耳轮下脚后1/3处，即对耳轮7区	坐骨神经痛，臀筋膜炎
腹	在对耳轮体前部上2/5处，即对耳轮8区	腹痛，腹胀，腹泻，急性腰扭伤
腰骶椎	在腹区后方，即对耳轮9区	腰骶部疼痛
胸	在对耳轮体前部中2/5处，即对耳轮10区	胸胁疼痛，胸闷，乳腺炎
胸椎	在胸区后方，即对耳轮11区	胸胁疼痛，经前乳房胀痛，乳腺炎，产后乳少
颈	在对耳轮体前部下1/5处，即对耳轮12区	落枕，颈项肿痛
颈椎	在颈区后方，即对耳轮13区	落枕，颈椎综合征

（四）三角窝穴位名称、定位及主治

将三角窝由耳轮内缘至对耳轮上下脚分为前、中、后3等份，再将前1/3分为上1/3和下2/3两部分，上1/3为三角窝1区，下2/3为三角窝2区，中1/3为三角窝3区，再将后1/3分为上下2等份，上1/2为三角窝4区，下1/2为三角窝5区。三角窝穴位名称、定位及主治见表4-7。

表4-7　　　　　三角窝穴位名称、定位及主治

穴位名称	定位	主治
角窝上	在三角窝前1/3的上部，即三角窝1区	高血压
内生殖器	在三角窝前1/3的下部，即三角窝2区	痛经，月经不调，白带过多，崩漏，遗精，早泄
角窝中	在三角窝中1/3处，即三角窝3区	哮喘
神门	在三角窝后1/3的上部，即三角窝4区	失眠，多梦，痛证，戒断综合征
盆腔	在三角窝后1/3的下部，即三角窝5区	盆腔炎

（五）耳屏穴位名称、定位及主治

将耳屏外侧面分为上下2等份，上部为耳屏1区，下部为耳屏2区；将耳屏内侧面分为上下2等份，上部为耳屏3区，下部为耳屏4区。耳屏穴位名称、定位及主治见表4-8。

表4-8　　　　　耳屏穴位名称、定位及主治

穴位名称	定位	主治
上屏	在耳屏外侧面上1/2处，即耳屏1区	咽炎，鼻炎
下屏	在耳屏外侧面下1/2处，即耳屏2区	鼻炎，鼻塞
外耳	在耳屏上切迹前方近耳轮部，即耳屏1区上缘处	外耳道炎，中耳炎，耳鸣
屏尖	在耳屏游离缘上部尖端，即耳屏1区后缘处	发热，牙痛

续表

穴位名称	定位	主治
外鼻	在耳屏外侧面中部，即耳屏 1 区与 2 区之间	鼻前庭炎，鼻炎
肾上腺	在耳屏游离缘下部尖端，即耳屏 2 区后缘处	低血压，风湿性关节炎，腮腺炎
咽喉	在耳屏内侧面上 1/2 处，即耳屏 3 区	声音嘶哑，咽喉炎，扁桃体炎
内鼻	在耳屏内侧面下 1/2 处，即耳屏 4 区	鼻炎，副鼻窦炎，鼻衄
屏间前	在屏间切迹前方耳屏最下部	口腔炎，上颌炎，鼻咽炎

（六）对耳屏穴位名称、定位及主治

由对屏尖及对屏尖至轮屏切迹连线的中点，分别向耳垂上线作两条垂线，将对耳屏外侧面和其后部分为前、中、后 3 个区域，前为对耳屏 1 区，中为对耳屏 2 区，后为对耳屏 3 区，对耳屏内侧面为对耳屏 4 区。对耳屏穴位名称、定位及主治见表 4-9。

表 4-9　　　　　　　　　　对耳屏穴位名称、定位及主治

穴位名称	定位	主治
额	在对耳屏外侧面的前部，即对耳屏 1 区	头痛，头晕，失眠，多梦
屏间后	在屏间切迹后方对耳屏前下部，即对耳屏 1 区下缘处	额窦炎
颞	在对耳屏外侧面的中部，即对耳屏 2 区	偏头痛
枕	在对耳屏外侧面的后部，即对耳屏 3 区	头痛，头晕，哮喘，癫痫，神经衰弱
皮质下	在对耳屏内侧面，即对耳屏 4 区	痛证，间日疟，神经衰弱，假性近视
对屏尖	在对耳屏游离缘的尖端，即对耳屏 1 区、2 区与 4 区的交点处	哮喘，腮腺炎，皮肤瘙痒，睾丸炎，附睾炎
缘中	在对耳屏游离缘上，对屏尖与轮屏切迹之中点部位，即对耳屏 2 区、3 区与 4 区的交点处	遗尿，内耳眩晕症
脑干	在轮屏切迹处，即对耳屏 3 区与 4 区之间	后头痛，眩晕，假性近视

（七）耳甲穴位名称、定位及主治

基本耳郭标志线不足以用于所有情形下的耳郭分区与定位，所以提供补充设定的耳郭标志点、线如下：

1. A 点：在耳轮内缘上，设耳轮脚切迹至对耳轮下脚间中上 1/3 交界处为 A 点。

2. D 点：在耳甲内，由耳轮脚消失处向后作一水平线与对耳轮耳甲缘相交，设该点为 D 点。

3. B 点：设耳轮脚消失处至 D 点连线的中后 1/3 交界处为 B 点。

4. C 点：设外耳门后缘上 1/4 与下 3/4 交界处为 C 点。

5. AB 线：从 A 点向 B 点作一条与耳甲艇缘弧度大体相仿的曲线。

6. BC 线：从 B 点向 C 点作一条与耳轮脚下缘弧度大体相仿的曲线。

将 BC 线前段与耳轮脚下缘间分为 3 等份，前 1/3 为耳甲 1 区，中 1/3 为耳甲 2 区，后 1/3 为耳甲 3 区。ABC 线前方，耳轮脚消失处为耳甲 4 区。

将 AB 线与耳轮脚上缘及部分耳轮内缘间分为 3 等份，后 1/3 为耳甲 5 区，中 1/3 为耳甲 6 区，前 1/3 为耳甲 7 区。

将对耳轮下脚下缘前中 1/3 交界处与 A 点连线，该线前方的耳甲艇为耳甲 8 区。将 AB 线前段与对耳轮下脚下缘间耳甲 8 区的部分分为前、后两等份，前 1/2 为耳甲 9 区，后 1/2 为耳甲 10 区。

在 AB 线后段上方的耳甲艇部，将耳甲 10 区后缘与 BD 线之间分为上下 2 等份，上 1/2 为耳甲 11 区，下 1/2 为耳甲 12 区。

由耳屏切迹至 B 点作连线，该线后方 BD 线下方的耳甲腔部为耳甲 13 区。

以耳甲腔中央为圆心，圆心与 BC 线间距离的 1/2 为半径作圆，该圆形区域为耳甲 15 区。过 15 区最高点和最低点分别向外耳门后壁作两条切线，切线中间为耳甲 16 区。15 与 16 区周围为耳甲 14 区。

将外耳门的最低点与对耳屏耳甲缘中点相连，再将该线以下的耳甲腔部分分为上下 2 等份，上 1/2 为耳甲 17 区，下 1/2 为耳甲 18 区。耳甲穴位名称、定位及主治见表 4–10。

表 4–10　　　　　　　　　　　耳甲穴位名称、定位及主治

穴位名称	定位	主治
口	在耳轮脚下方前 1/3 处，即耳甲 1 区	面瘫，口腔炎，胆囊炎，胆石症，戒断综合征
食道	在耳轮脚下方中 1/3 处，即耳甲 2 区	食道炎，食道痉挛
贲门	在耳轮脚下方后 1/3 处，即耳甲 3 区	贲门痉挛，神经性呕吐
胃	在耳轮脚消失处，即耳甲 4 区	胃痉挛，胃炎，胃溃疡，失眠，牙痛，消化不良
十二指肠	在耳轮脚及部分耳轮与 AB 线之间的后 1/3 处，即耳甲 5 区	十二指肠溃疡，胆囊炎，胆石症，幽门痉挛
小肠	在耳轮脚及部分耳轮与 AB 线之间的中 1/3 处，即耳甲 6 区	消化不良，腹痛，心动过速，心律不齐
大肠	在耳轮脚及部分耳轮与 AB 线之间的前 1/3 处，即耳甲 7 区	腹泻，便秘，咳嗽，痤疮
阑尾	在小肠区与大肠区之间，即耳甲 6 区与 7 区的交界处	单纯性阑尾炎，腹泻
艇角	在对耳轮下脚下方前部，即耳甲 8 区	前列腺炎，尿道炎
膀胱	在对耳轮下脚下方中部，即耳甲 9 区	膀胱炎，遗尿，尿潴留，腰痛，坐骨神经痛，后头痛
肾	在对耳轮下脚下方后部，即耳甲 10 区	腰痛，耳鸣，神经衰弱，肾盂肾炎，哮喘，遗尿，月经不调，遗精，早泄
输尿管	在肾区与膀胱区之间，即耳甲 9 区与 10 区的交界处	输尿管结石绞痛
胰胆	在耳甲艇的后上部，肝肾之间。左耳为胰，右耳为胆，即耳甲 11 区	胆囊炎，胆石症，胆道蛔虫症，偏头痛，带状疱疹，中耳炎，耳鸣，听力减退，急性胰腺炎

续表

穴位名称	定位	主治
肝	在耳甲艇的后下部,即耳甲12区	胁痛,眩晕,经前期紧张症,月经不调,更年期综合征,高血压,假性近视,单纯性青光眼
艇中	在小肠区与肾区之间,即耳甲6区与10区的交界处	腹痛,腹胀,胆道蛔虫症,腮腺炎
脾	在BD线下方,耳甲腔的后上部,即耳甲13区	腹胀,腹泻,便秘,食欲不振,功能性子宫出血,白带过多,内耳眩晕症
心	在耳甲腔正中凹陷处,即耳甲15区	心动过速,心律不齐,心绞痛,无脉症,神经衰弱,癔病,口舌生疮
气管	在心区与外耳门之间,即耳甲16区	咳喘
肺	在心、气管区周围处,即耳甲14区	咳喘,胸闷,声音嘶哑,痤疮,皮肤瘙痒,荨麻疹,扁平疣,便秘,戒断综合征
三焦	在外耳门后下,肺与内分泌区之间,即耳甲17区	便秘,腹胀,上肢外侧疼痛
内分泌	在耳屏切迹内,耳甲腔的前下部,即耳甲18区	痛经,月经不调,更年期综合征,痤疮,间日疟

(八) 耳垂穴位名称、定位及主治

在耳垂上线到耳垂下缘最低点之间做两条等距离水平线,再于第二条水平线引两条垂直等分线,将耳垂分为9个区,上部由前到后依次为耳垂1区、2区、3区,中部由前到后依次为耳垂4区、5区、6区,下部由前到后依次为耳垂7区、8区、9区。耳垂穴位名称、定位及主治见表4-11。

表4-11 耳垂穴位名称、定位及主治

穴位名称	定位	主治
牙	在耳垂正面前上部,即耳垂1区	牙痛,牙周炎,低血压
舌	在耳垂正面中上部,即耳垂2区	舌炎,口腔炎
颌	在耳垂正面后上部,即耳垂3区	牙痛,颞颌关节功能紊乱
垂前	在耳垂正面前中部,即耳垂4区	牙痛,神经衰弱
眼	在耳垂正面中央部,即耳垂5区	假性近视,麦粒肿,青光眼
内耳	在耳垂正面后中部,即耳垂6区	耳源性眩晕,耳鸣,耳聋,听力减退,中耳炎
面颊	在耳垂正面眼区与内耳区之间,即耳垂5区与6区交界处	周围性面瘫,三叉神经痛,痤疮,扁平疣
扁桃体	在耳垂正面下部,即耳垂7区、8区和9区	扁桃体炎,咽炎

(九) 耳背穴位名称、定位及主治

分别在对耳轮上下脚分叉处耳背对应点和轮屏切迹耳背对应点作两条水平线,将耳背分为上、中、下3区,上部为耳背1区,下部为耳背5区,再将中部分为内、中、外3等份,内1/3为耳背2区,中1/3为耳背3区,外1/3为耳背4区。耳背穴位名称、定位及主治见表4-12。

表4-12　　　　　　　　　　　　　耳背穴位名称、定位及主治

穴位名称	定位	主治
耳背心	在耳背上部，即耳背1区	心悸，失眠，多梦
耳背肺	在耳背中内部，即耳背2区	咳喘，皮肤瘙痒
耳背脾	在耳背中央部，即耳背3区	胃痛，消化不良，食欲不振
耳背肝	在耳背中外部，即耳背4区	胆囊炎，胆石症，胁痛
耳背肾	在耳背下部，即耳背5区	头痛，头晕，神经衰弱
耳背沟	在对耳轮沟和对耳轮上、下脚沟处	高血压，皮肤瘙痒

（十）耳根穴位名称、定位及主治

耳根穴位名称、定位及主治见表4-13。

表4-13　　　　　　　　　　耳根穴位名称、定位及主治

穴位名称	定位	主治
上耳根	在耳根的最上缘	鼻衄，头痛，腹痛，哮喘
耳迷根	耳郭背面与乳突交界处（相当于耳轮脚同水平）的耳根部	胆囊炎，胆石症，胆道蛔虫症，鼻塞，心动过速，腹痛，腹泻
下耳根	耳背的耳垂与面颊相交的下缘	低血压，头痛，牙痛，哮喘，咽喉痛

其中，神门、交感、角窝上、角窝中、肾上腺（下屏尖）、脑点（缘中）、皮质下（脑）、内分泌（屏间）、耳中、风溪（荨麻疹点）、耳背沟（降压沟）、上耳根、耳迷根、下耳根、耳尖、结节（肝阳点）、轮1~4为具有调节全身多个系统功能的耳穴，临床应用较多。

临床应用的过程中，可以参照耳穴模型或耳穴挂图定位取穴。如图4-4（此耳穴模型由王月高研制，周立群、王岱监制）。

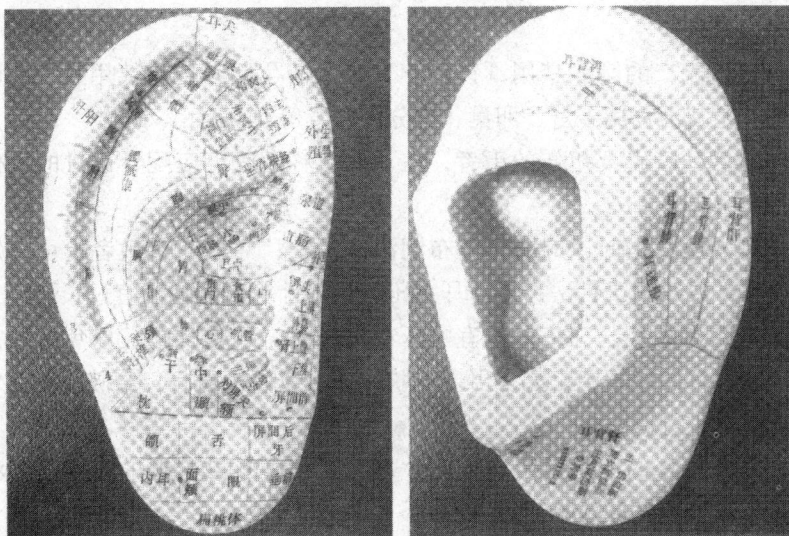

图4-4　耳穴模型

【实训要点】

1. 耳穴压籽适应范围

适用于各种疼痛、炎症、功能紊乱性疾病、过敏与变态反应性疾病、内分泌代谢性疾病等。由于耳穴压籽能恢复和提高机体免疫力，所以对部分传染病如菌痢、疟疾等也有一定促进恢复作用。另外还可以用于减肥、戒烟、戒毒等。

2. 处方选穴原则

（1）辨证取穴：根据中医脏腑经络学说的基本理论，辨证选取相应耳穴。如眼部疾病，根据"肝开窍于目"，可选用肝、眼穴；偏头痛辨证属于足少阳胆经病症，可选取胆、颞穴治疗。

（2）根据经验取穴：凭借临床实践经验来选取有效耳穴。如神门穴可用于止痛、镇静、安神；耳尖穴对外感热病、高血压等有比较明显的退热、降压的效果。

（3）根据生理、病理知识取穴：如糖尿病选用内分泌，神经衰弱选皮质下等。

（4）根据病变部位取穴：身体某一部位的疾病即可选用相应部位的耳穴。如眼病选眼穴，胃痛选胃穴，妇科病选内生殖器等。

上述耳针处方选穴原则，既可单独使用，亦可配合使用。选穴时要掌握耳穴的共性和特性，用穴要少而精。

3. 操作注意事项

（1）严格消毒，防止感染。耳郭暴露在外，结构特殊，血液循环较差，操作不当容易造成感染，且感染后易波及软骨，严重者可致软骨坏死、萎缩而导致耳郭畸形。所以在应用耳穴压籽，尤其是耳针治疗时要严格消毒。

（2）过度疲劳、饥饿、身体虚弱、精神紧张的患者，治疗前应适当休息，饥饿者少量进食。治疗时手法要轻柔，刺激量不宜过大，以免发生晕厥现象。

（3）治疗中，如发现病人有头晕、恶心、胸闷、面色苍白、四肢发冷等晕针现象，必须及时处理。

（4）有习惯性流产的孕妇禁用耳针治疗，妇女怀孕期间也应慎用耳穴疗法，且刺激量不宜过大。尤其不宜用子宫、卵巢、内分泌、肾等穴。

（5）对肢体活动障碍及扭伤的患者，在耳穴压籽期间，应配合适量的肢体活动和功能锻炼，有助于提高疗效。

（6）使用耳穴压籽法时，应防止胶布潮湿或污染；对胶布过敏者，可缩短贴压时间并加压肾上腺，或改用毫针法；夏季耳穴压籽、埋针等时间均不宜过长。

（7）耳郭局部有炎症、冻疮时不宜贴压；按压时，切勿揉搓，以免搓破皮肤，造成感染；在耳穴压籽的疗程中，如果出现皮肤破损，应去掉压籽，给破损皮肤消毒，待皮损完全愈合后再进行压籽。

（8）如果耳穴压籽的原料是磁珠或磁片，患者在做核磁共振的时候需要将耳穴压籽取下，避免影响核磁共振效果。

【实训小结】

本章重点介绍了耳穴压籽的操作方法，同时介绍了相关基础知识，包括耳郭表面解剖名称、耳穴名称、定位及主治、耳穴压籽的配伍原则、注意事项等。

【思考与练习】

1. 试述耳郭正面的表面解剖名称。
2. 试述神门、交感、内分泌、皮质下、风溪、耳尖、耳背沟的定位及主治。

（张聪　曹艳辉）

第五章 面部美容护理的常用方法与技能

【实训内容】

学习中医面部美容护理的基本原理和具体操作。

【实训要求】

重点掌握中医面部美容护理，达到能够独立进行面部护理操作。

【重点与难点】

1. 掌握面部美容按摩手法原理，练习过程中注意手法力度、速度、方向。

2. 掌握各种面膜的适应证，能够针对不同皮肤状况选择适宜面膜进行皮肤护理。

【学习方法】

1. 通过 Blackboard 教学平台，利用 DVD 视频演示、面部护理图解等作为课前及课后的自我练习参考。

2. 通过课堂现场演示进行讲授，并带领学生进行操练。

3. 通过教师↔学生、学生↔学生互相操作、互动体验，纠正错误动作。

【实训操作】

一、洁肤

包括面部卸妆和面部清洁。

1. 面部卸妆

物品准备：洗面巾、卸妆剂、化妆棉、棉棒、面盆、温水。

（1）眼部卸妆：①把少量的眼部卸妆剂倒在化妆棉上，令被施术者闭上眼睛，将蘸了卸妆剂的化妆棉片轻敷在其眼睑、睫毛上 10～20 秒。②在下眼睑紧贴睫毛根部放一片湿棉片，取一根棉棒蘸上卸妆剂，然后用棉花棒小心地在睫毛上转动，清除下眼睑毛的睫毛膏，棉棒弄脏要及时更换。以同样的方法清除上眼睑睫毛膏。③用蘸有卸妆剂的棉片由内眼角至眼尾轻轻擦拭卸掉眼影。④用蘸上卸妆剂的棉棒，由内眼角擦至外眼角，清除上下眼线。

（2）唇部卸妆：①把少量唇部卸妆剂倒在化妆棉上。将蘸了卸妆剂的化妆棉片轻敷在唇上 10～20 秒。②用左手按住左嘴角，将化妆棉轻轻由唇左侧擦拭至右侧。③用棉棒蘸上卸妆剂沿唇部皱襞轻轻擦拭，去除皱襞中的残留唇膏。

（3）脸部卸妆：①准备几片化妆棉，将卸妆剂倒在棉片上。②将化妆棉由前额开始，渐渐移到鼻部→鼻下部位→下颏→面颊→下颌→颈部进行清洁。

（4）注意事项：①卸妆时先进行局部卸妆，再进行整个脸部的卸妆。②眼睛部分的皮肤组织较为娇嫩，不宜使用一般的清洁用品，应该选择无刺激性的眼部专用卸妆剂；若有佩戴隐形眼镜者，一定要令其在卸妆前先取出，以免化妆品的油脂弄脏了镜片。③唇部卸妆要特别注意皱襞中唇膏的去除。

2. 面部清洁

物品准备：面巾、洗面奶、去死皮膏（水）、暗疮针、75% 酒精棉球、面盆、温水。

（1）基础清洁：①选择合适的洁肤品如洗面奶。②用温水湿润面部皮肤，将洗面奶涂在前额、鼻部、下巴及两颊处。③均匀抹开洗面奶，用指腹在面部打圈揉洗皮肤，手法力度要适中。④用清水将洗面奶清洗干净，整个过程时间不超过 3 分钟。

（2）深层清洁：①选择合适的深层洁肤品如去死皮膏（水）。②洁肤、蒸面之后，将去死皮膏（水）均匀薄涂于面部，停留片刻。③左手食指、中指将面部局部皮肤轻轻绷紧，右手中指、无名指指腹将绷紧部位的去死皮膏（水）及软化角质细胞一同拉抹除去；拉抹的方向是从下端往上拉抹、从中间部位向两边拉抹。④用清水将去死皮膏（水）彻底洗净。

（3）针清：是使用暗疮针对暗疮进行清理的一种特殊步骤。①暗疮针消毒备用；②对暗疮局部皮肤进行严格消毒；③用暗疮针尖锐的一端，从暗疮皮肤最薄的部位将暗疮轻轻刺破，见图 5－1；④将暗疮针有小圆环的一端对准暗疮刺破口，用力下压，然后向一侧用力挤压，将暗疮内的包含物彻底挤压排出，见图 5－2；⑤将挤出物擦拭干净，见图 5－3；⑥局部涂抹消炎药，见图 5－4；⑦操作完毕，及时将暗疮针彻底清洗消毒。

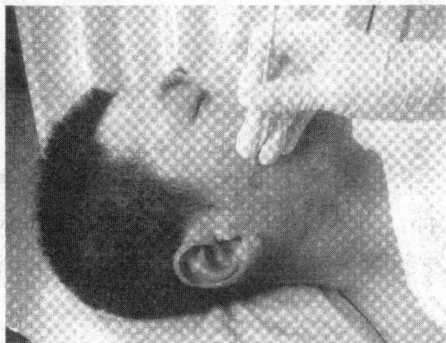

图 5－1　针刺

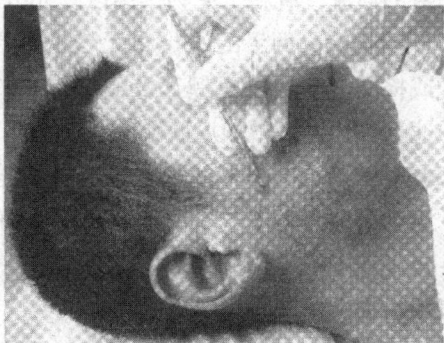

图 5－2　挤压

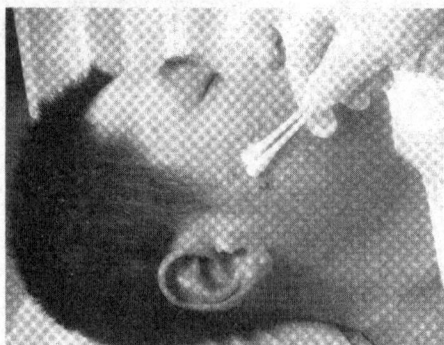
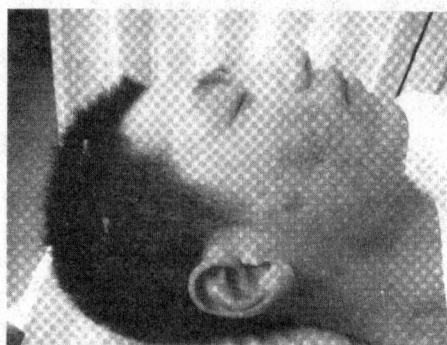

图5-3 擦拭 　　　　　　　　　　图5-4 消炎

（4）**注意事项**：①深层洁肤次数不可过频，中性皮肤每1～2周1次，油性皮肤每周1次，干性、衰老性皮肤每2～4周1次。②皮肤发炎、外伤、严重痤疮、红血丝等皮肤均不宜进行深层洁肤。③阳光强烈时，外出前也不宜进行深层洁肤，以免紫外线灼伤新生皮肤。④注意暗疮针进针的角度和深度，防止刺至真皮，留下印迹。⑤暗疮没有成熟时不能使用针清的方法。⑥针清之后要使用消炎药物，局部避免接触生水，防止感染。

二、面部穴位按摩

1. 按摩前准备

（1）按摩应在清洁皮肤后、上面膜前进行，按摩前应保证面部皮肤无任何化妆品及清洗剂残留，以免刺激或损伤皮肤。

（2）按摩时，应先喷雾蒸面以增加皮肤水分和按摩膏的润滑度，加速血液循环。

（3）物品准备：洗面巾、按摩膏、面盆、温水。

2. 面部按摩手法

面部按摩时，多采用中指和无名指两指的指腹按摩；按抚放松时，则多用整个手掌或大鱼际、小鱼际。

（1）**按抚法**：多用指端（小面积）或手掌（大面积），在面部皮肤上缓慢而有节奏地滑行，多用于按摩开始和结束。作用：促进血液循环，刺激皮脂腺、汗腺的排泄，促进淋巴液的回流，有利于废物排出以及充分滋润皮肤。

（2）**打圈法**：两手的中指和无名指两指并拢，在面部作画圈运行，圈小而密，或竖圈，或横圈，多用在面颊部及额部，有一定的力度。作用：摩擦生热，促进血液循环，加速新陈代谢，增加皮肤弹性，防止肌肉松弛下坠。

（3）**揉捏法**：大拇指与其他手指相配合，用指腹的力量在松弛的肌肉上做指捏、轻推、滚动摩擦等动作，多用于下颏部、面颊部，力度适中，动作缓慢，禁用于眼部。作用：提高表皮纤维弹性，防止肌肉松弛，促进新陈代谢，增强细胞的再生能力，清除皮肤表面污物，使皮肤润滑爽洁。

（4）**提弹法**：四指指尖如弹琴状在面部轻弹皮肤或由侧面向上弹拨皮肤，力度一定要适中，掌握好节奏是关键。作用：刺激皮下肌层，防止松弛及衰老，增强皮肤的吸

收功能，达到营养与治疗的目的

（5）抹法：以手指指尖或手掌，紧贴皮肤表面，来回摩擦，动作连续，一气呵成，如额部、全面部的上下拉抹，眼眶的轮刮等。作用：开窍镇静，清醒头目，扩张血管，消除皱纹。

（6）按法：用手指或手掌在体表某部的穴位上，逐渐用力下压，忌猛点猛提，按压方向要垂直，用力由轻到重、再到轻，使刺激深达到机体组织深部，常与揉法结合使用。作用：通经活络，散瘀止痛，维持阴阳平衡。

3. 面部按摩基本步骤

（1）额部按摩：①打小圈，点太阳；②额头抹法走 V 字；③打小圈，展抬头纹；④打小圈，展"川"字纹；⑤打大圈，点太阳；⑥拇指点神庭、头临泣、头维，拉抹额部，中指点太阳；⑦四指点弹额头；⑧按抚前额。

（2）眼部按摩：①拉抹眼眶，点攒竹、鱼腰、丝竹空、太阳；②点瞳子髎、球后、承泣、四白、睛明、印堂；③眼部交剪手，中指点太阳；④打圈，走大 8 字，展鱼尾纹。

（3）面颊按摩：①沿三线摩小圈；②大鱼际揉捏；③轻揉，点按颊车、下关、上关、颧髎、迎香、地仓；④双手交替轮指弹拨左侧脸颊；⑤双手交替轮指弹拨右侧脸颊；⑥同时轮指弹拨两侧下颌。

（4）口鼻部按摩：①二指上下拉抹鼻侧；②点承浆、地仓、人中、迎香穴；③口部交剪手，点颊车；④鼻头打圈；⑤摩大圈，点弹迎香。

（5）下颏部、颈部按摩：①搓下颏；②摩小圈，揉捏下颏；③四指弹拨下颏；④点承浆、廉泉穴；⑤拉抹下颏，颈部。

（6）面部整体按摩：①开天门，抚"双柳"；②全掌拉抚；③轻推横抚；④按抚前额，提下颏。

（7）收式：以十指轻弹全脸皮肤，结束。

4. 面部按摩注意事项

（1）按摩时用中指和无名指按摩最为合适，不宜过分用力，尤其不能向下用力，以防止皮肤松弛。

（2）按摩的动作要有节奏韵律感，速度不宜太快或太慢，按摩的速度最好与心跳速度大约一致。

（3）按摩方向与肌肉走向一致，与皮肤皱纹方向垂直。

（4）皮肤有过敏、严重痤疮、大面积脓疱症状时严禁按摩。

三、面部刮痧

1. 刮痧前的准备

（1）消毒：用75%酒精棉片消毒鱼形刮痧板。

（2）涂抹刮痧介质：将刮痧介质滴3~5滴于刮痧板鱼背，再用鱼背将刮拭介质均匀涂抹于面部。

2. 面部刮痧的基本步骤

（1）开穴：①用鱼头点压承浆穴→听宫穴→太阳穴；②用鱼头点压地仓穴→听宫穴→太阳穴；③用鱼头点压人中穴→迎香穴→听宫穴→太阳穴，见图5-5；④用双板鱼尾曲线状凹口拉抹鼻梁，见图5-6，双板鱼尾交叉点压睛明穴→四白穴→太阳穴；沿着眉弓滑回，再次拉抹鼻梁；双板鱼尾交叉点压睛明穴→阳白穴→太阳穴；⑤用双板鱼身拉抹额头，鱼头点压印堂穴→阳白穴→太阳穴；用鱼身拉抹耳前三穴（耳门穴→听宫穴→听会穴）。

以上各步骤均反复操作两遍。

（2）刮拭全脸：①双板鱼身置于下颏，沿着皮肤纹理从内向外刮至下颌角；②双板鱼身从承浆穴经下颌角前的颊车穴刮至耳前听宫穴处；③双板鱼身从地仓穴经颧骨下缘刮至耳前听宫穴处，见图5-7；④用鱼头点压人中穴、迎香穴，鱼身从迎香穴经颧髎穴刮至耳前听宫穴处；⑤用鱼头刮拭下眼睑，从目内眦睛明穴经眶下缘的四白穴向外刮至太阳穴；⑥用鱼头刮拭上眼睑，从目内眦睛明穴，沿着上眼睑从内向外经鱼腰穴刮至太阳穴；⑦用鱼身刮拭前额印堂穴至神庭穴，由前正中线向两侧分刮至太阳穴，见图5-8；⑧用鱼头、身沿着额、鼻、唇、下颌走"S"型，塑造脸部的轮廓；⑨用鱼背揉摩以按抚全脸。

以上①~⑧步骤均反复操作三遍。

（3）刮痧后处理：消毒刮痧板，清洁、整理刮痧用品。

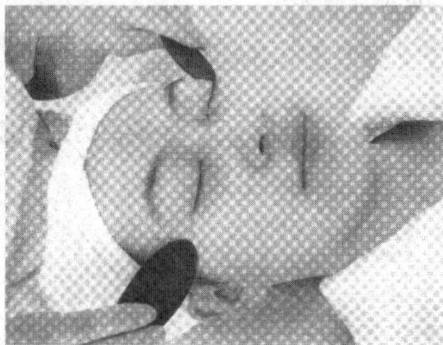

图5-5 面部刮痧：点太阳穴

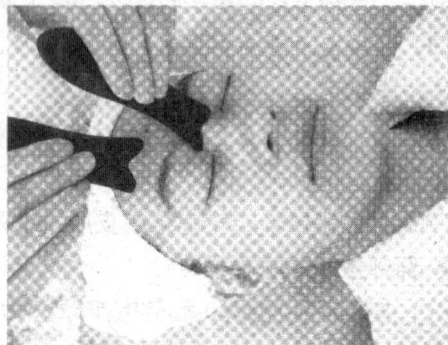

图5-6 面部刮痧：拉抹鼻梁

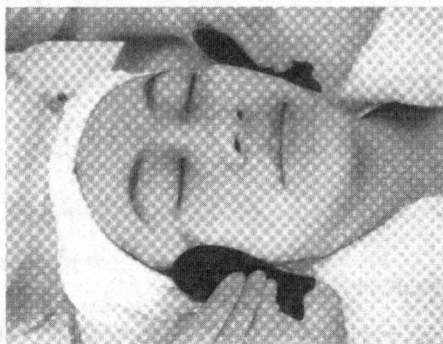

图5-7 面部刮痧：刮拭面颊

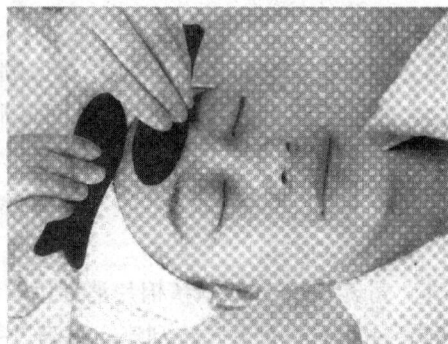

图5-8 面部刮痧：刮拭前额

3. 暗疮性皮肤的面部刮痧

暗疮性皮肤指面部油脂过多、毛孔较粗大的一类皮肤。多因肺经风热或脾胃积热、血热郁滞肌肤所致，也可因化妆品刺激而引起。

操作程序与正常皮肤的面部刮痧基本程序相同，开穴操作两遍，刮拭操作两遍。配合四肢部刮拭，以增强刮痧调理暗疮性皮肤的整体疗效。痤疮炎症重者禁刮面部，以四肢部刮拭为主。

（1）定经及取穴：手太阴肺经、手阳明大肠经；肺经取尺泽穴、列缺穴、太渊穴、鱼际穴；大肠经取曲池穴、手三里穴、合谷穴等。

（2）操作方法：用刮痧板点压尺泽穴→列缺穴→太渊穴→鱼际穴后，再从鱼际穴刮至尺泽穴。然后再用刮痧板点压曲池穴→手三里穴→合谷穴后，再从曲池穴刮至合谷穴。

4. 色斑性皮肤的面部刮痧

皮肤出现深浅不一的点状、片状色素沉着现象，称为色斑。多因肝气郁滞、气滞血瘀于面；或脾虚不运、气血双亏，不能润泽颜面；或肾虚血瘀于面；或冲任失调、气血失和，面部失于濡养等形成。

操作程序与正常皮肤的面部刮痧基本程序相同，开穴操作两遍，刮拭操作两遍。配合四肢部刮拭，以增强刮痧调理色斑性皮肤的整体疗效。

（1）定经及取穴：足少阳胆经、足太阴脾经、足少阴肾经；胆经取悬钟穴、阳陵泉穴；脾经取阴陵泉穴、地机穴、三阴交穴；肾经取太溪穴、照海穴、阴谷穴等。

（2）操作方法：辨证施术：①肝郁气滞型：用刮痧板点压悬钟穴、阳陵泉穴后，再从悬钟穴刮至阳陵泉穴；②脾失健运型：用刮痧板点压阴陵泉穴、地机穴、三阴交穴后，再从三阴交穴刮至阴陵泉穴；③肾虚型：用刮痧板点压太溪穴、照海穴后，再从照海穴刮至阴谷穴。

5. 面部刮痧注意事项

（1）痤疮炎症期和过敏的皮肤不宜面部刮痧美容。

（2）刮痧美容前，要检查美容刮痧板边缘是否圆润平滑、有无裂纹。

（3）面部刮痧力度要轻柔，轻微泛红即可，不要求出痧。刮痧的手法、方向要正确。

（4）面部刮痧要配合使用按摩霜或按摩油。

（5）硬板刮痧美容每周 1~2 次即可。

四、面膜美容

1. 硬膜的操作方法

（1）准备：①主要用品：毛巾、营养底霜、硬膜粉（包括冷膜粉、热膜粉）、容器、倒膜棒、脱脂棉片或纱布。②主要工作：彻底清洁倒膜部位皮肤。用毛巾将被施术者头发包好，尽量不露发丝。询问其是否有感冒、咳嗽等呼吸道病症，是否有心脏病及胸闷、恐黑等症状，以确定倒膜时是否可以将其口、眼盖住。根据个体皮肤特点，用合适的营养底霜均匀地涂于整个面部，对于汗毛过密、偏长者，应将底霜适当涂厚。用潮湿的薄棉片或两层纱布将眼睛、眉毛、嘴及鬓角裸露的所有毛发盖住，当被施术者感觉不适时，应适当留出口或眼睛不遮盖。然后根据需要选择冷膜粉或热膜粉开始倒膜。

（2）上膜：①将250～300g的硬膜粉倒入容器内，用约150ml的蒸馏水将膜粉迅速调成均匀糊状，见图5-9。②将糊状膜粉迅速、均匀地涂于面部。一般情况下，倒冷膜时，可空出眼睛、鼻孔；倒热膜时，先用棉片遮盖眼部，然后由额部倾倒膜浆，及面颊和下颌直至整个面部，随后用倒膜棒将倒膜浆刮匀，浆厚约5mm，倒膜过程应在3分钟之内完成。热膜温度会升至40℃左右，持续10～15分钟后温度逐渐下降并变硬，见图5-10。

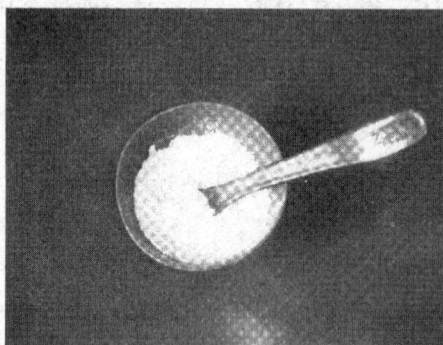

图5-9 硬膜粉及倒膜棒

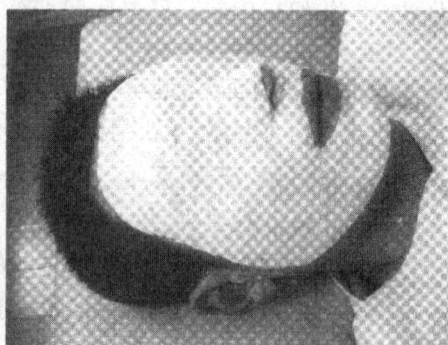

图5-10 面部倒膜

（3）启膜：①上膜15～20分钟后，请顾客做一微笑动作，将膜与脸的上部皮肤分开，见图5-11；②用双手的中指扶住下颌部膜边，轻轻向上托起，使膜与脸颊皮肤完全分开，双手托住面膜，稍离顾客面部停留3～5秒，使顾客眼睛适应光线后，将膜取下，见图5-12；③将面部清洗干净，拍收敛性化妆水，涂润肤营养霜。

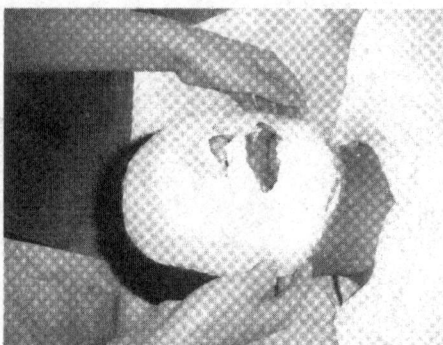

图5-11 启膜A

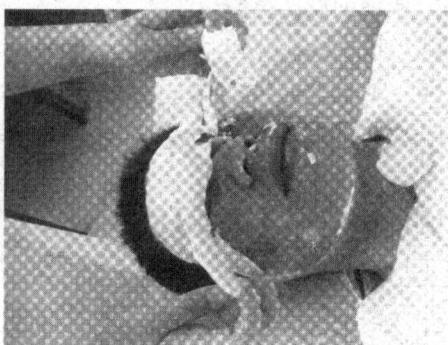

图5-12 启膜B

2. 软膜的操作方法

（1）准备：①主要用品：营养底霜、软膜粉、容器、小毛刷；②主要工作：彻底清洁敷膜部位的皮肤，将头发包好，不露发丝。

（2）上膜：①将250～300g左右的软膜粉倒入容器内，用约150ml的蒸馏水将软膜粉迅速调成均匀糊状；②用小毛刷蘸涂糊状膜粉迅速、均匀地涂于面部和颈的前部，糊状膜粉即可迅速成为薄膜状，面膜约厚0.5cm，涂的顺序是从颈部开始，由下向上，由里向外，要注意避开眉、眼、鼻孔、唇部。

（3）启膜：①上膜约20分钟后可除去薄膜，将软膜自边缘向中间轻轻揭下。借助面膜对分泌物和污垢的吸附作用而与面膜一并去掉，使皮肤爽快、洁净；②用清水将面部清洗干净，拍滋润性爽肤水，涂润肤营养霜。

3. 面膜美容注意事项

（1）严重过敏性皮肤慎用。

（2）局部有创伤、烫伤、发炎感染等暴露性皮肤症状者禁用。

（3）有严重心脏病、呼吸道感染、高血压病者，发病期应慎用或禁用。

（4）注意面膜的温度，以免烫伤皮肤。

（5）面膜干燥后会促使皮肤紧缩出现皱纹，勿让面膜长时间停留在皮肤上。

【背景知识】

一、面部按摩美容术

按摩美容是皮肤护理中非常重要的一环，也是面部皮肤美容最有效的方法之一。

（一）面部按摩的作用

面部按摩具有改善血液循环，促进新陈代谢，护肤养颜，延缓皮肤衰老等功效。同时，对增进药物及营养物质的吸收和提高药物疗效，也起着重要的作用，还可清除面部的污物及角化脱落细胞，解除面部皮肤、神经、血管、肌肉的紧张，以达到护肤的目的。

（二）常用的按摩穴位

常用面部按摩穴位如表5-1所示。

表5-1　　　　　　　　　　　面部按摩的常用穴位

穴位名称	取穴定位
百会	在前发际上5寸，头顶前后正中线，两耳尖连线交点处
太阳	在眉梢和外眼角中间，向后约1寸的凹陷处
印堂	在两眉弓毛内侧端之间的中点，相当于额骨间隆起部
阳白	在眉弓与前发际之间下1/3处，直对瞳孔
攒竹	在眉内侧的凹陷处
瞳子髎	由外眼角向外移一指左右的凹陷处
人中	在鼻唇沟上1/3与下2/3交界处
四白	直视，在目下一寸，直对瞳孔，眶下孔处

续表

穴位名称	取穴定位
承泣	在眶下缘正中处与眼球之间
迎香	在鼻翼旁 5 分，鼻唇沟的上方凹处
地仓	在口角旁 4 分处
承浆	在下唇与下颌正中线的下 2/3 与 1/3 交界处
颊车	在下颌角前上约一横指，咬肌突起处
翳风	在耳垂后，张口凹陷处
听宫	在耳屏中部前方，张口凹陷处，压迫时耳内作响
听会	在耳屏下切迹前方，张口凹陷处
风池	在枕骨下缘斜方肌与胸锁乳突肌之间凹陷处
睛明	在两眼内眦角向上 2 分处

二、面膜美容术

面膜美容是一种常用的皮肤护理美容技术，源于传统中医药物外治法，随着现代美容医学的兴起，这一古老的治疗方法成为美容皮肤科学和美容护理中必不可少的美容手段之一。面膜由各种营养物质、赋形剂和药物制作而成，涂敷面部形成一层薄膜，因此称之为面膜或药膜。

（一）面膜的作用

面膜紧贴于皮肤，在面部与空间形成一层隔膜。它能避免皮肤角质层水分的蒸发，使局部温度升高，并在干燥、凝固的过程中使毛孔收缩，对皮肤产生一定的吸附力。因此面膜对皮肤具有保持水分，改善血液循环，促进营养物质及药物的吸收，清除皮肤的污垢，舒展皮纹，收缩毛孔，使皮肤光滑、细腻、清爽而富有弹性等作用。

（二）面膜的分类

面膜的种类很多，一般可按其化学性质、成分和性状分类。

1. 按面膜化学性质分类

可分为美容倒膜、美容面膜和药膜。

（1）美容倒膜：又称硬膜，主要以熟石膏、矿物粉并加所需药物等组成。硬膜具有升高皮温、促进血液循环的作用，对痤疮、黄褐斑、皮肤老化和防皱有着积极的治疗作用。

（2）美容面膜：又称软膜，其主要基质为淀粉，内含多种营养性物质，具有营养、增白、防皱、延缓皮肤衰老功效。

（3）药膜：主要基质为矿物质及不同功效的药物，用于治疗各种损容性皮肤病。

2. 按面膜成分分类

可分为中草药面膜、矿物质面膜、植物面膜、生物面膜、化学面膜、太空面膜等，可起到不同的治疗和护肤作用。

3. 按面膜的性状分类

可分为涂膜面膜和中药纱布袋压膜。

（1）涂膜面膜：由成膜材料如聚乙烯醇、聚乙烯吡咯烷酮和明胶等加入某些营养物质或治疗药物等制成的胶状面膜，有保湿、收紧皮肤、粘附等作用，有促进皮肤对药物吸收、彻底清洁皮肤、舒展皱纹、改善皮肤弹性等功能。

（2）中药纱布袋压膜：运用不同功效的中草药经过研制后装入纱布袋内加以蒸煮，使其达到一定温度后敷压于面部。压膜法对痤疮、黄褐斑、皮肤粗糙或老化有较好疗效。此外，还有膏状面膜、蜡膜、电热膜等面膜。

（三）面膜的成分与配制

1. 硬膜成分与配制

硬膜是以优质医用石膏为主要基质，其中添加矿物元素、活性元素、骨胶原、生物剂等成分的，属热倒膜。倒膜时热膜会散热，热量可使各种矿物元素迅速渗入皮肤表层，使血液循环加速，皮肤红润，并充分吸收面膜中的各种维生素及营养物质，令皮肤娇嫩光滑，适用于干性皮肤及衰老皮肤。若在基质中添加薄荷、冰片、樟脑等具有抑制皮脂分泌、收缩毛孔、镇静皮下神经丛的物质，则为冷硬膜。冷硬膜在凝固的过程中，能使皮肤收缩绷紧，适用于油性皮肤及痤疮。

2. 软膜成分及配制

（1）营养类软膜：主要是为皮肤补充水分、蛋白质、各种维生素、酶类、糖类、油脂等各种营养物质，使皮肤红润、光泽、富有弹性。临床上常用的营养物质主要有牛奶、鸡蛋、胎盘素、蜂王浆、花粉和维生素（A、C、E）等。

（2）抗皱类软膜：在软膜中，添加具有抗皱作用的各种营养物质，可以舒展细小皱纹，延缓皱纹出现，临床上常用的有骨胶原软膜、人参软膜、水貂油软膜等。

（3）增白祛斑类软膜：常用的增白祛斑类添加剂有当归、珍珠、矿物泥、火山矿物泥和海泥以及维生素C等。

（4）消炎祛痤疮类软膜：在软膜中添加一些具有消炎杀菌、抑制皮脂分泌作用的药物，可以很好地控制痤疮复发率，临床上常用的药物有冰片、樟脑、硫黄、芦荟和黄连等。

（5）果蔬面膜：适合在家使用，制作简便，经济实惠，是纯天然的护肤品，但需有耐心，长期坚持方可见效。常用的果蔬面膜有香蕉泥、番茄泥、西瓜泥、苹果泥、丝瓜汁、樱桃汁、柠檬汁、马铃薯汁、芹菜汁、黄瓜汁等。

（6）特殊类软膜：①蜡膜：将添加有营养及香精的蜡块在特制的熔解壶内熔解成液状，然后刷到皮肤上，可以起到非常良好的补充水分、保湿祛皱的作用，尤其适用于寒冷干燥的冬季，但不适用敏感及油性皮肤。②啫喱面膜：是一种半透明的凝胶，与皮肤具有极强的亲和力，揭膜时对皮肤有较大的牵拉，可将毛孔深处的污垢及已角化的细胞揭下，彻底清除油性皮肤内的污垢，但不适于中、干性皮肤使用。③胶原蛋白面膜：

是一种高分子蛋白质，丝状的胶原蛋白纤维制成的面膜。对皮肤、毛孔的渗透效果比普通面膜提高数倍，可迅速补充肌肤中流失的胶原蛋白，减轻皱纹。

【实训要点】

1. 面部按摩手法的基本原则

（1）必须沿肌纤维排列方向按摩，以消除皱纹。

（2）绝不可向下用力，以防止皮肤松弛。

2. 面部按摩的基本要求

（1）持久：每一手法都应重复 3~5 遍，持续按摩一定时间才能达到效果。穴位按摩时，应"按而留之"，切不可按一下就走，应遵循轻→重→轻原则。

（2）有力：根据部位、体征不同而定力度，但应达到真皮层甚至皮下肌层。如羽毛式轻滑过皮肤表面，则起不到任何治疗作用。

（3）均匀：注意手法动作的节奏性和用力的平稳性，动作不可时快时慢，用力不能时重时轻。

（4）柔和：手法的变换、衔接应顺畅连续，做到"轻而不浮，重而不滞"。

（5）得气：穴位按摩时应有酸、胀、麻等感觉，说明经气已通，"气至而有效"。

3. 面膜美容技能操作要求

（1）敷膜时，应根据个体皮肤状态，正确选用面膜。

（2）敷膜部位清楚、正确，倒膜动作迅速、熟练，涂抹方向、顺序正确。

（3）敷膜厚薄适度、均匀，膜面光滑，能整膜取下。

（4）敷膜过程干净、利索，倒膜全部结束，周围不遗留膜粉渣滓。

【实训小结】

本章重点介绍了中医面部美容护理的操作方法，包括面部按摩、刮痧和面膜美容的动作要领及注意事项。同时介绍了面部按摩美容术和面膜美容术的理论。

【思考与练习】

1. 面部按摩美容术中，哪些手法对面部松弛具有明显改善作用？

2. 面部美容术中硬膜和软膜的适应证各是什么？

（周双琳）

第六章 八段锦的习练方法与技能

【实训内容】

学习传统健身术八段锦。

【实训要求】

重点掌握八段锦的习练方法，达到能够独立、熟练地操练八段锦的程度。

【重点与难点】

1. 练习过程中要将练形、练气和练神相结合，达到精、气、神的和谐统一。

2. 掌握每个招式的功法原理，能够针对机体存在的不同健康问题，有针对性地选择八段锦的不同招式进行调养。

【学习方法】

1. 通过 Blackboard 网络教学平台上传八段锦 DVD 视频，同时利用八段锦挂图和语音导操音乐等作为学生课下自我练习的参考。

2. 通过课堂演示分解动作，学习操练动作要领。

3. 通过教师↔学生、学生↔学生的互动，纠正错误动作。

4. 集体练习与个人练习相结合。

【实训操作】

一、基本动作

（一）基本手形

1. 拳形

大拇指抵掐同侧手掌无名指根部内侧面，其余四指屈曲收拢，握住大拇指，并收于掌心。见图 6-1。

2. 掌形

掌形 1，五指稍分开，手指微屈，掌心微含，见图 6-2；掌形 2，拇指与食指分开成八字形，其余三指第一、二指节屈曲、内收，掌心微含，手腕背屈，见图 6-3。

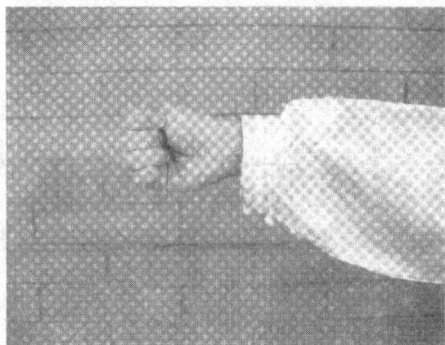

图 6-1　拳形

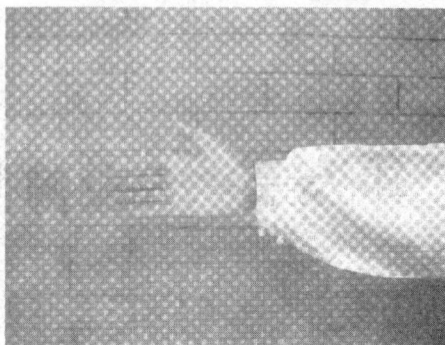

图 6-2　掌形 1

3. 爪形

五指并拢，大拇指第一指节和其余四指第一、二指节均屈曲、内收，向内紧扣，手腕伸直，见图 6-4。

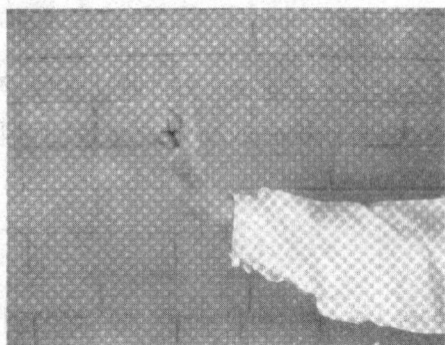

图 6-3　掌形 2

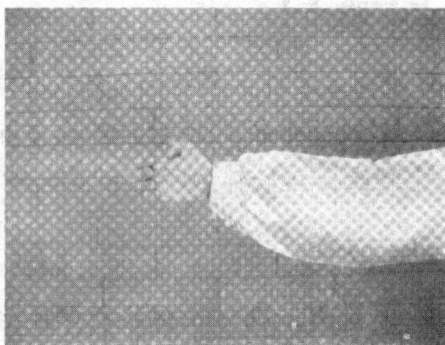

图 6-4　爪形

（二）基本步形

马步：两脚开步站立，两脚间距离约为本人脚长的 2~3 倍，脚尖向前，膝关节微屈曲，呈半蹲位，大腿略高于水平。见图 6-5。

二、八段锦分解动作要领

（一）预备式

动作一：两脚并步站立，两臂自然下垂于身体两侧，身体保持中正，目视前方。做此动作时头部要下颌微收，头顶百会穴似向上悬起，颈部竖直，嘴唇轻闭，上下齿轻叩，舌尖轻抵上腭；上体要舒展开，脊背直立，沉肩坠肘，松腕舒指，腋下虚掩；腹部松沉。

初学者此时采用自然呼吸；对于有一定练功基础的人来说，此时已经开始进入自然的腹式呼吸，保持气息的沉降。

动作二：松腰沉髋，身体重心向右移至右腿，同时左脚向左侧开步，两脚之间距离约与肩同宽（两脚间距约为本人脚长的 2~3 倍），脚尖朝前，目视前方。做此动作时要注意松腰沉髋，这是八段锦的基本动作要求之一。

动作三：两臂内旋，掌心向后，两掌分别向身体两侧摆起，手掌约与髋同高，肘部微屈，目视前方。注意：两臂摆起的变换角度是在距离躯干约45°的位置；当臂开始内旋的时候，背开始往后倚，随之松腰、沉髋、敛臀；上体要保持中正，头部姿势参照动作一。

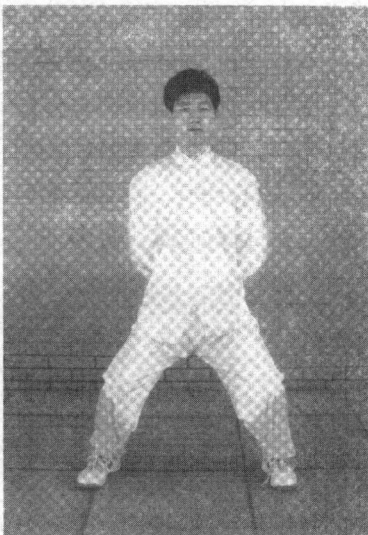

图 6-5 马步

动作四：膝关节稍屈、两腿微蹲，同时两臂外旋，向前滑动，两臂呈圆弧形合抱于腹前，掌心向内，与脐同高。两掌指间距约10cm，小指侧离衣襟（腹部）约10cm，目视前方。做此动作的过程中要做到收髋、敛臀，命门穴放松。下蹲的幅度依据练习者腿部力量而定，采取适合自己的下蹲幅度，一般下蹲的高度为大腿略高于水平，见图6-6。

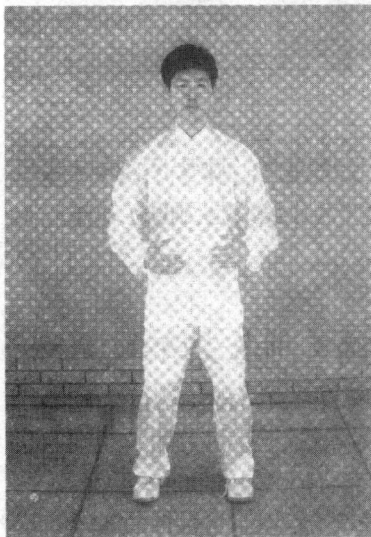

图 6-6 预备式

易犯错误：做动作四的抱球时大拇指上翘，其余四指指尖朝向地面；塌腰；腿如下跪姿势，膝关节前倾超过脚尖；挺腹站立，没有收髋、敛臀；八字脚。

纠正方法：注意沉肩坠肘，双手指尖相对，大拇指放平；松腰、沉髋、敛臀，上体保持正直，命门穴放松；膝关节微屈，膝关节不超越脚尖；两脚平行站立。

（二）第一式：两手托天理三焦

1. 分解动作

动作一：接预备式。两掌五指分开在下腹前交叉，掌心向上，两掌向上托起，目视前方。

动作二：两腿徐缓挺膝伸直站立，同时，两掌上托至胸前，做这个动作时两臂在胸前是平直的。随之两臂内旋，掌心向上托起，上托至额前上方，肘关节伸直，有抻筋拔骨之感。抬头，目视两手背约2~3秒。

动作三：两臂继续向上撑起，同时，下颌内收，目视前方。闭气2秒，不吸也不呼。

易犯错误：两掌上托时抬头不够，两臂上举时松懈，没有抻拉感。

纠正方法：两掌上托，舒胸展体，缓慢用力向上撑；目视手背时要尽量抬头，以刺激大椎穴；下颌先向上助力，再内收，配合两掌上撑，力在掌根，抻筋拔骨。

动作四：身体重心缓缓下降，两腿膝关节微屈，同时，交叉的十指在头顶慢慢分开，两臂分别向身体两侧缓缓下落，落的时候沉肩坠肘，收髋、敛臀、松腰，裆部向下沉。注意：整个过程身体要垂直向下降，背要稍微往后依靠一点，似乎有点往后倒的感觉，但又不是倒。当双臂降到体侧与躯干约呈45°时，两掌再次滑向前，捧于腹前，掌心向上，目视前方。见图6-7。

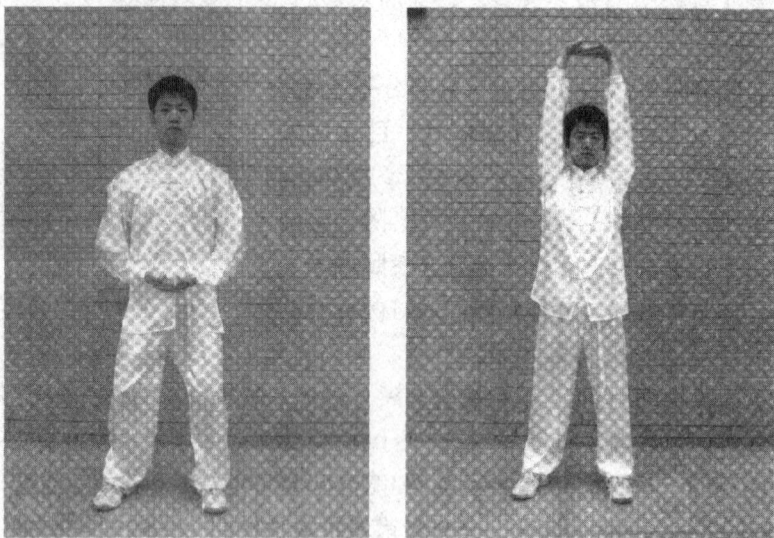

图6-7　第一式　两手托天理三焦

本式一托一落为一遍，共做6遍。

注意：练习本式时两掌上托要舒胸展体，略有停顿，保持抻拉；两掌下落要松腰沉髋，沉肩坠肘，松腕舒指，上体保持中正，做到势正招圆（动作路线是圆的，动作是圆活的）。

2. 功理与作用

通过两手交叉上托，缓慢用力，保持抻拉，可使三焦通畅、机体气血调和。这种拉抻躯干与上肢各关节周围的肌肉、韧带及关节软组织的运动方式，对防治颈肩部疾患具有良好的作用。

（三）第二式：左右开弓似射雕

1. 分解动作

动作一：接上式。身体重心右移，左脚向左侧开步站立，两脚间大约2~3脚的距离，两腿膝关节自然伸直（但不能挺直）。同时，两腕从下向上交叉搭于胸前，位置与膻中穴同高，左掌在外，两掌心向内，两手腕的内关穴相叠，五指自然伸直，指间见缝，掌心微含，目视前方。注意：不要翘手指。

动作二：两腿徐缓屈膝半蹲成马步，松腰沉髋，上体保持中正。同时，右掌屈指成爪形（图6-4），向右拉至右肩前。注意：爪要稍微用点劲儿，刺激一下远端的关节、肌肉、神经末梢。左臂内旋，左掌成八字掌（图6-3），向左侧水平推出，左掌中指、无名指、小指是自然弯曲的，食指指尖向上翘起来，大鱼际与小鱼际向内合起来，掌心含空，保持一个采气的手形，意、气要往食指尖上引。左侧的掌、手臂与肩同高，手臂保持水平，立腕，掌心向左，目视左掌方向。本式犹如拉弓射箭之势，动作要活圆。

易犯错误：左腕部奔拉下来；右手爪形错误；弓步。

纠正方法：左掌立腕；右手大拇指第一节弯曲、内收，其余四指第一、二掌指关节弯曲，掌心打开，爪要稍微用点劲；马步下蹲，上体保持中正。

动作三：身体重心右移，右手五指伸开成掌，右臂向上、向右画弧，至与肩同高，立腕，指尖朝上，掌心斜向前。左手指伸开成掌，立腕，掌心斜向后。目视右掌。注意：移动重心时，重心是随着髋移动的，不是腰往一侧弯。

动作四：重心继续右移，左脚回收成并步站立。同时，两掌分别由两侧缓缓向下落，向前捧于腹前，指尖相对，掌心向上，目视前方。见图6-8。

易犯错误：端肩膀；身体向右侧弓腰；八字脚。

纠正方法：沉肩坠肘；重心右移但上体保持直立；两脚跟外撑，脚尖朝前。

动作五至动作八：同动作一至动作四，但左右方向相反。

本式一左一右各做一次为一遍，共做3遍。

第三遍做最后一个动作的时候，身体重心继续左移，右脚回收成开步站立，两脚与肩同宽，膝关节微屈。同时，两掌分别由两侧缓缓下落，捧于腹前，指尖相对，掌心向上，目视前方。

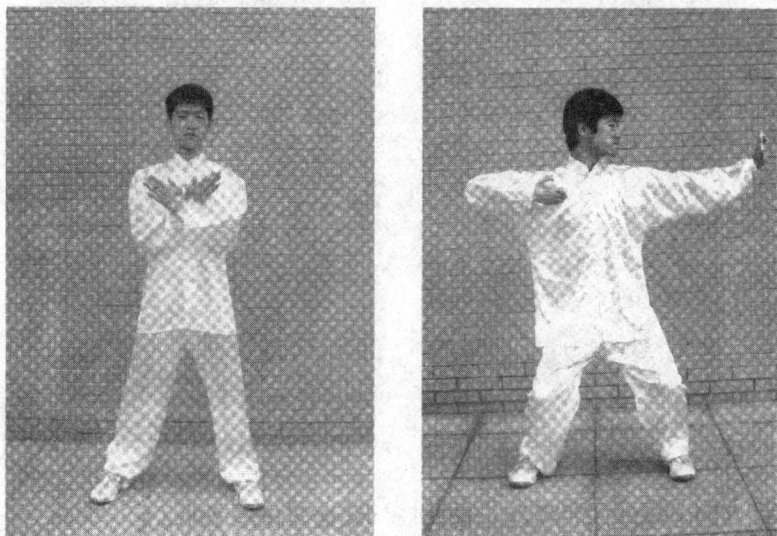

图6-8　第二式　左右开弓似射雕

2. 功理与作用

本式动作通过展肩、扩胸锻炼上焦，练心肺，同时有利于矫正驼背、含胸等不良姿势；八字掌通过刺激大拇指的少商穴和食指的商阳穴，畅通肺经。马步下蹲能够增强下肢肌肉力量，提高肢体的协调和平衡能力。

（四）第三式：调理脾胃须单举

1. 分解动作

动作一：两腿徐缓向上挺膝站立，同时，左掌从下向上托，左臂外旋经面前穿掌向上，随之臂内旋上举至头的左上方，掌心向上，掌心微含，掌根向上撑起，肘关节微屈。同时，右掌先微上托，随之右前臂内旋，右掌向右下方按至右髋旁距离身体 10cm 左右的地方，掌心向下、微含，指尖向前，掌根向下压，力达掌根，腕关节背屈近 90°，肘关节微屈，目视前方，动作略停 2 秒。注意：左、右臂上下要撑开，对拉拔伸，有上擎着天、下拄着地的感觉。

易犯错误：向上的手掌从胸前穿掌向上，或者整个手臂平着向上撑起来；肘关节在上撑和下按的时候伸直了；含胸。

纠正方法：手掌从面前穿掌向上，手臂先旋后，经面前穿掌向上后再旋前；肘关节自然微屈；身体向上拔起，沉肩，拔背。

动作二：沉肩坠肘，松腰沉髋，身体重心缓缓下降，两腿膝关节微屈。同时，左臂外旋，屈肘，左掌经面前下落于腹前，掌心向上；右臂外旋，右掌向上托起，捧于腹前。两掌指尖相对，相距约 10cm，掌心向上，目视前方。见图 6-9。

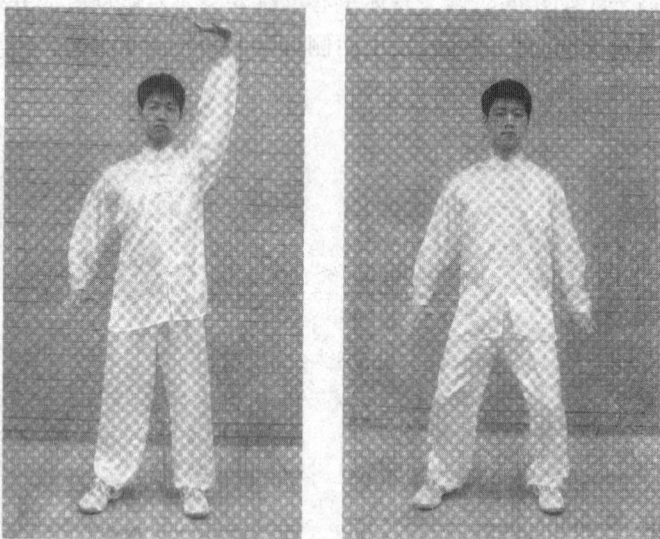

图 6-9　第三式　调理脾胃须单举

易犯错误：向上撑起的手掌在下落的时候很松散地落下来。

纠正方法：手掌按原路线返回。

动作三、动作四：同动作一、动作二，但左右方向相反。

本式一左一右做一次为一遍，共做 3 遍。

第三遍做最后一个动作的时候，两腿膝关节微屈。同时，右臂微屈肘，右掌下按于右髋旁，掌心向下，指尖向前；左手在左髋旁维持姿势，左右对称。

2. 功理与作用

八段锦功法的呼吸是采用逆式呼吸，吸气的时候要提肛、收腹，使膈肌上下升降，对内脏能起到按摩作用；双上肢上下对撑，可以刺激位于胸腹部的肝、脾、胃等经络以及背部的穴位，达到调理脾胃和脏腑经络的作用；双上肢一上一下用力，使整个督脉一松一沉，对命门穴和整个督脉都有刺激作用。练习此式也可使脊柱内各椎体间的小关节及肌肉得到锻炼，特别是颈肩部肌肉，从而增强脊柱的灵活性与稳定性，有利于预防和治疗肩、颈部疾病。

（五）第四式：五劳七伤往后瞧

1. 分解动作

动作一：身体保持中正，百会穴向上顶，重心缓慢向上，两腿徐缓挺膝伸直站立。同时，肩向下沉，指向下伸，两臂旋后，肘部自然伸直，掌心向外，指尖向下，目视前方。上动不停，当两臂充分旋后，掌心向外，小指要向上微翻成45°，手掌在身体两侧，上肢与躯干成45°。随之向左后方转头，眼睛向左斜后方45°看。

易犯错误：上体后仰，挺腹，转头的时候转体；转头与旋臂不充分；抬臂过高，与身体肩部水平；耸肩。

纠正方法：下颌内收，上体保持正直，只转头不转体；转头、旋臂幅度应该大一些，转头的时候可以感觉到颈肩部肌肉的牵拉；抬臂不宜过高，手掌在身体两侧，位置在股骨大转子附近，上肢与躯干成45°；沉肩、展肩。

动作二：身体重心缓缓下降，两腿膝关节微屈，松腰沉髋，正身，百会要向上顶。同时，沉肩坠肘，两臂内旋，向躯干收拢，两掌向下按于髋旁，掌要放平，腕关节屈曲约90°，掌心向下，指尖向前，目视前方。见图6-10。

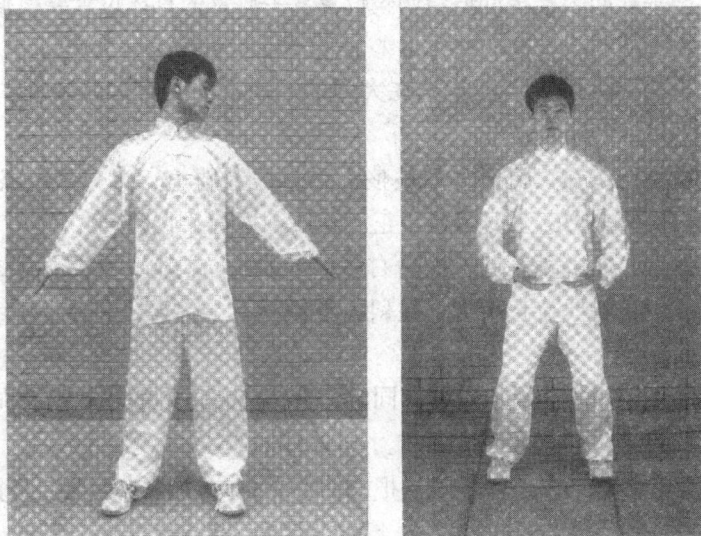

图6-10　第四式　五劳七伤往后瞧

动作三：同动作一，但左右方向相反。

动作四：同动作二。

本式一左一右做一次为一遍，共做 3 遍。

第三遍做最后一个动作的时候，两腿膝关节微屈，两掌捧于腹前，掌心向上，指尖相对，目视前方。

2. 功理与作用

五劳一是指久视、久卧、久坐、久立、久行五种过度劳累的行为方式所致病症，二是指心、肝、脾、肺、肾五脏的劳损。七伤是指喜、怒、忧、思、悲、恐、惊七情的伤害。本式动作通过上肢伸直、外旋及肌肉扭转，扩张、牵拉胸腔、腹腔，对体内的脏腑有一定牵张作用。动作中的转头可刺激颈部穴位，特别是颈部的大椎穴，大椎穴是阳经的汇合点。旋臂刺激的是手的三阴经、三阳经。由于大椎穴、三阴经和三阳经都跟脏腑相通，所以通过转头刺激大椎和旋臂刺激手三阴、三阳经，能间接刺激脏腑，达到防治"五劳七伤"的目的。练习本式还可增加颈肩部相关运动肌群的力量和颈部运动的灵活性，能够预防肩、颈与背部的疾患；活动眼肌能够缓解眼肌疲劳。

（六）第五式：摇头摆尾去心火

1. 分解动作

动作一：接上式。身体重心左移，右脚向右侧开步站立，两脚脚尖向前，两腿膝关节自然伸直。同时，两掌掌心向上，上托至与胸同高时，两臂内旋，掌心向外上方，两掌继续上托至头上方，肘关节微屈，掌心向上，指尖相对，目视前方。

动作二：上动不停。重心缓慢下降，两腿徐缓屈膝，半蹲成马步，同时，两臂向身体两侧缓缓下落，经弧形路线，两掌扶于膝关节上方，小指侧向前，指尖朝向大腿内侧的斜前方，肘关节微屈。上身正直，目视前方。注意：如果姿势下得低，手就接近膝盖，姿势高一点，手就向大腿根部适当调整位置。手放置的具体位置要根据动作的高低来确定。见图 6 - 11。

易犯错误：手掐握大腿，大拇指放在大腿的后面，与其余四指一起掐握大腿；塌腰，撅臀。

纠正方法：掌指扶按在大腿上，不是整个手掌按在腿上，大拇指与其他四指微并拢，指尖向大腿内侧斜前方；上身保持中正，悬顶、拔背、收臀。

动作三：身体重心向上稍升起，而后右移，身体先向右倾，俯身向下，目视左脚，头向左旋。注意：俯身时要拉长腰脊，往斜前方倾身，上体不低于水平，头不能过低，膝关节要保持弯曲。

动作四：上动不停。身体重心左移，同时，上体随着重心的移动由右向前、向左旋转，目视右脚。转腰的时候意念在涌泉穴。

易犯错误：重心由右向左旋转的时候把腿伸直了；向左旋的时候，不移重心；旋颈与转髋不连贯。

纠正方法：膝关节保持弯曲；重心移动的时候身体随着重心移动；转头柔和缓慢，

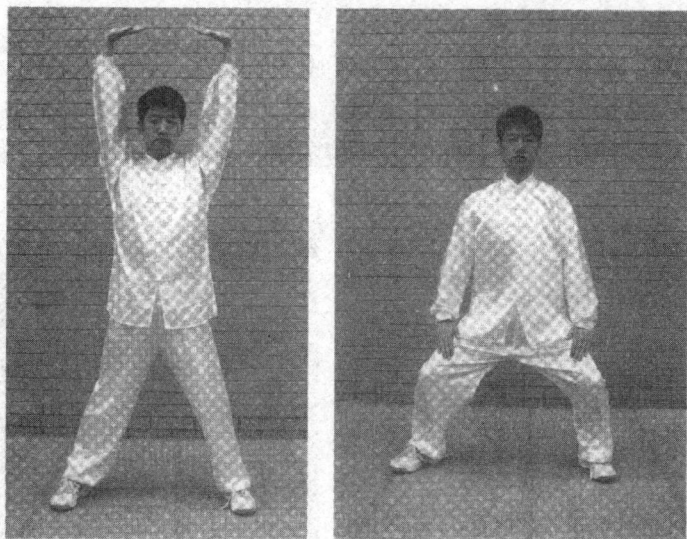

图6-11 第五式 摇头摆尾去心火 A

转髋要圆活连贯，不能停。

动作五：身体重心右移，上体随着重心移动，下肢成马步。同时，头向后摇，眼睛往上看，当上体及头部转到身体正中线的时候，上体立起，稍向上拔伸，接着重心缓缓下降，上体保持中正，下颌微收，目视前方。见图6-12。

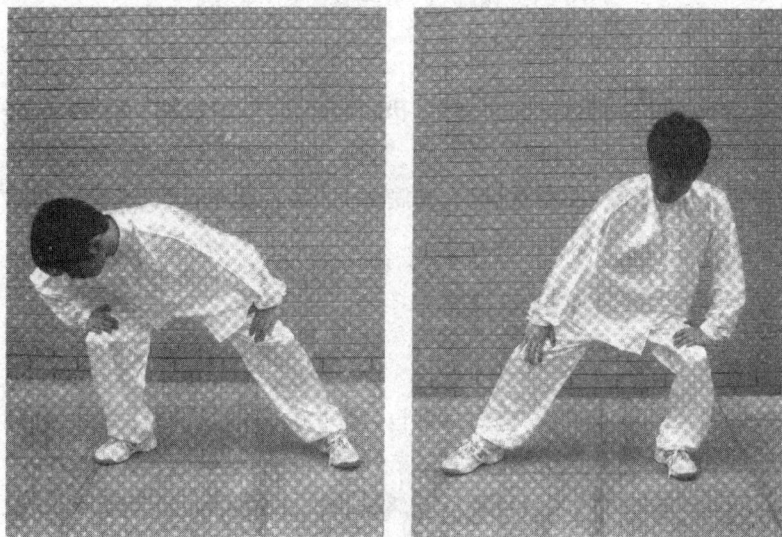

图6-12 第五式 摇头摆尾去心火 B

易犯错误：往后摇头的时候往前挺胸；膝盖似下跪姿势；头及身体旋转幅度过大。

纠正方法：转髋时要收腹，摇头时要含胸；马步下蹲，膝关节不超过脚尖；头及上体旋转幅度不要超过身体正中线。

动作六至动作八：同动作三至动作五，但左右方向相反。

本式一右一左做一次为一遍，共做3遍。

做完3遍之后，身体重心左移，右脚回收成开步站立，两脚与肩同宽。同时，两臂外旋，掌心向外，两掌由下向上经身体两侧上举，至头顶时两掌心相对，两肘自然伸直，目视前方。随后松腰沉髋，身体重心缓缓下降，两腿膝关节微屈，同时沉肩坠肘，两掌经面前下按至腹前，掌心向下，指尖相对，目视前方。见图6-13。

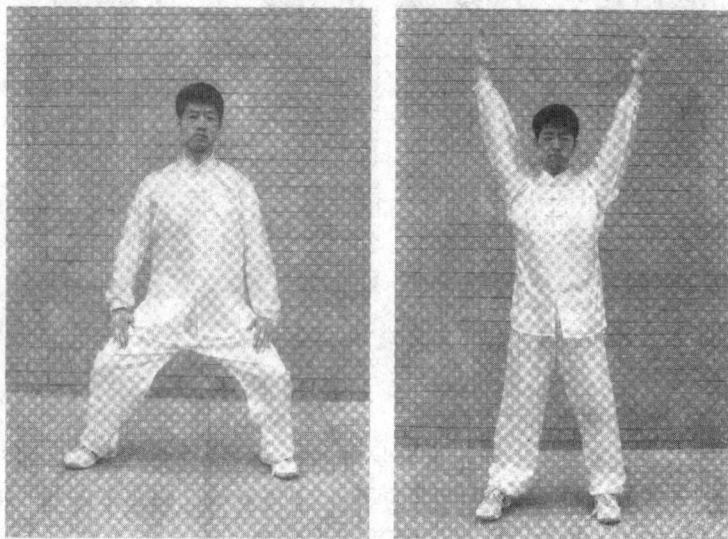

图6-13   第五式   摇头摆尾去心火 C

2. 功理与作用

通过练习此式，可以刺激脊柱与督脉，达到疏经泻热的作用，有助于去除心火。转髋的时候收腹，膈肌向下压，对整个肝、胆、脾、胃、大肠、小肠等消化系统是个挤压刺激，能够加快人体的新陈代谢及排泄。转腰的时候，意念想的是涌泉，整个气息都是向下排泄的。从而达到去心火的作用。

（七）第六式：两手攀足固肾腰

1. 分解动作

动作一：接上式。重心缓缓上移，两膝自然伸直。同时，两臂分开与肩同宽，两掌指尖向前，两臂向前、向上缓缓举起，肘关节伸直，掌心向前，目视前方。

动作二：两臂外旋至两掌掌心相对，肘部屈曲，两掌掌心向下按压至胸前。然后两臂旋后，掌心由下向上翻转，两掌指尖相对，目视前方。见图6-14。

动作三：两掌掌指从腋下向后插入，手臂反插向后背，依靠手臂的拧劲加大对关节、肌肉、经脉的刺激，目视前方。

易犯错误：反插到后背的双手位置过低，甚至直接落于后腰部。

纠正方法：反插的两掌从腋下向后穿出，手掌下落到后背，位置尽量向上。

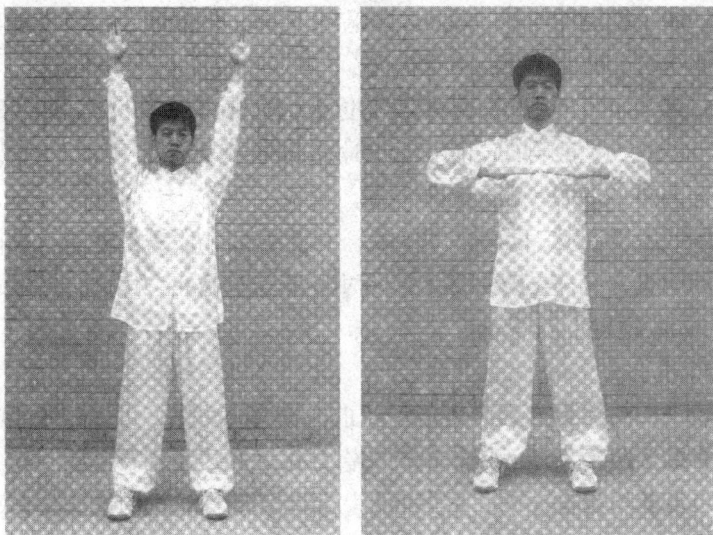

图6-14　第六式　两手攀足固肾腰 A

　　动作四：两掌按于后背部，掌心贴于后背，沿脊柱两侧的膀胱经（脊柱两侧旁开1.5寸）向下摩运至臀部上方。而后继续向下摩运，同时向下躬身，上体前俯，两掌继续经臀、腿的后外侧向下摩运，经足外侧缘最终置于足面，两掌扶于足面上方，掌指要与足趾相对。抬头，目视前下方，动作略停。注意：向下摩运的时候，脊椎要节节放松，命门穴和肩井穴均要放松。头部取其自然位置，不要故意抬头使颈部僵硬，也不能低头。见图6-15。

　　动作五：两掌离开足面，掌心向下，掌顺着地面向前往最远端走，到达极限的时候，将两臂向上伸直，以臂带身，先抬臂，再抬头，然后起身。

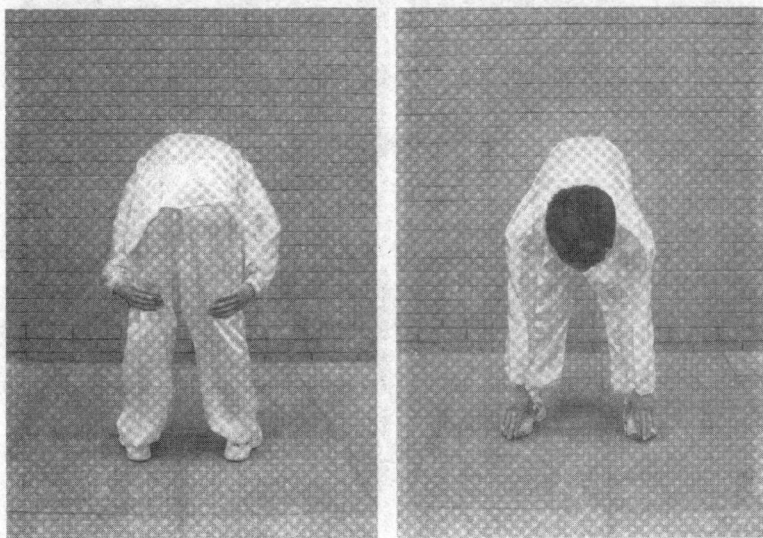

图6-15　第六式　两手攀足固肾腰 B

易犯错误：向下摩运的时候，垂头，眼睛往下看；躬身向下的时候膝关节打弯；以身带臂，向上起身时，起身在前，举臂在后。

纠正方法：躬身向下的时候头部取自然位置，眼睛目视前下方，头不能垂；躬身向下时要求膝关节挺直，不能弯曲；向上起身时要以臂带身。

本式一上一下做一次为一遍，共做 6 遍。

做完 6 遍后，上体立起，同时两臂向前、向上举起，肘关节伸直，掌心向前，目视前方。随后松腰沉髋，身体重心缓缓下降，两腿膝关节微屈，同时，两掌向前下按至腹前，掌心向下，指尖向前，目视前方。

2. 功理与作用

本式动作通过向前躬身、起身等这些前屈、后伸的动作，可以刺激膀胱经、督脉以及相关穴位，有助于防治生殖、泌尿系统的慢性疾病，达到固肾壮腰目的。脊柱大幅度前屈后伸，还可有效增强躯干前、后肌群的力量与伸展性，同时对腹部的器官有良好的牵拉、按摩作用，可以改善其功能，刺激其活动。

（八）第七式：攒拳怒目增气力

1. 分解动作

动作一：接上式。身体重心右移，左脚向左侧开步，两腿屈膝呈马步下蹲姿势。同时，大拇指掐住无名指的指根处，其余四指将拇指握固成拳，拳眼朝上（图 6 - 1），两拳抱于腰侧，接近肝经章门穴。目视前方。

动作二：两脚脚趾抓地，上体直立，脊椎向左侧旋转，拧腰，顺肩，左拳缓慢用力向前冲出，力达拳面，拳眼朝上，肘关节微弯曲。当肘离开肋的时候，眼睛开始看拳，并随着伸拳用力，眼睛逐渐增大，最后冲拳要怒目瞪眼，注视冲出之拳。见图 6 - 16。

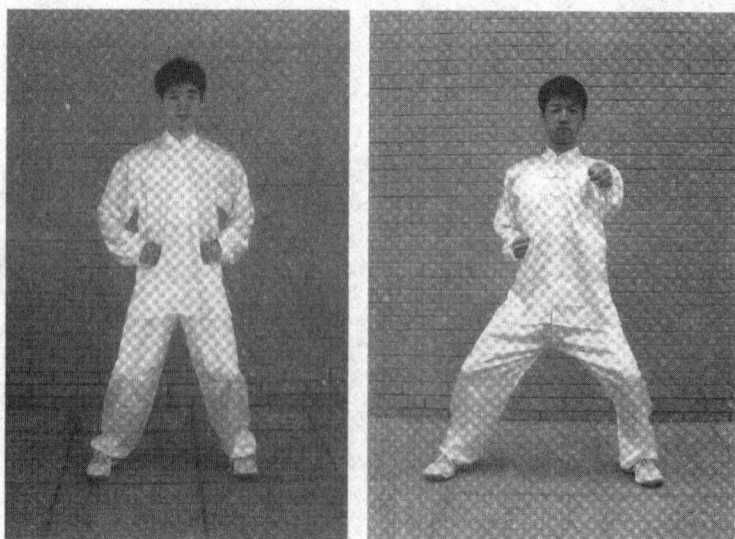

图 6 - 16　第七式　攒拳怒目增气力 A

动作三：左臂内旋，左拳变掌，虎口朝下，大拇指指尖尽量向下，目视左掌。而后左臂外旋，肘关节轻度屈曲，同时左掌向左缠绕，指尖朝上，尽量旋腕。当左掌变掌心向上后，大拇指掐握无名指的指根，五指用力握固，眼睛要睁大，目视左拳。见图6－17。

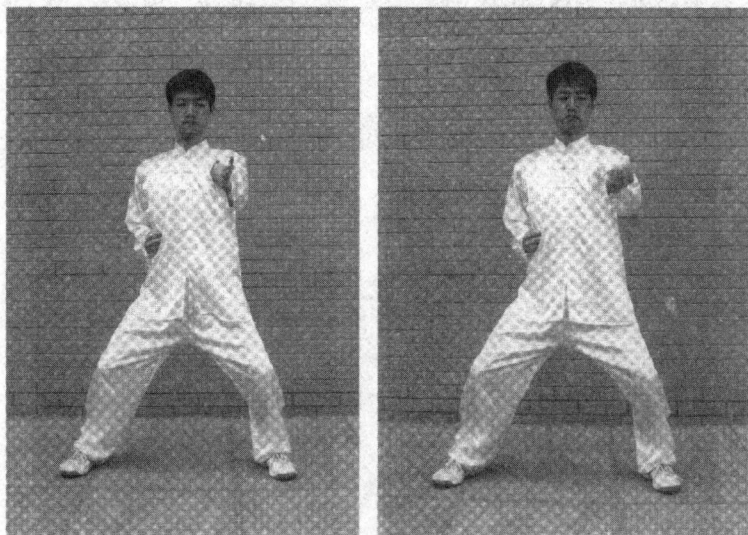

图6－17　第七式　攒拳怒目增气力 B

动作四：屈肘，回收左拳至腰侧，肘贴肋，拳眼朝上，目视前方。

动作五至动作七：同动作二至动作四，但左右方向相反。

本式一左一右做一次为一遍，共做3遍。

做完3遍后，身体重心右移，左脚回收成并步站立。同时，两拳变成掌，五指自然伸直，两臂自然伸直垂于身体两侧，目视前方。

易犯错误：端肩、夹肘；冲拳时上体前倾；伸出手臂时肘关节是伸直的；掌变拳时旋腕不明显，抓握无力。

纠正方法：肩部松沉，抱拳时拳贴在腰侧，悬肘；冲拳时上体保持正直；出拳的时候肘关节微屈；回收时先五指伸直，充分旋腕，再屈指，用力抓握。

2. 功理与作用

攒拳时以腕为轴做抓握动作，充分刺激了腕部周围的原穴以及手上的三阴、三阳经。肝主筋，开窍于目，本式中的"怒目瞪眼"可刺激肝经，使肝血充盈，肝气疏泄，有强健筋骨的作用。两腿下蹲，十趾抓地，双手攒拳、旋腕、手指逐节强力抓握等动作，可以刺激手、足三阴三阳经和督脉，这样使全身肌肉、经脉受到静力牵张刺激，长期锻炼可使全身筋肉结实，气力增加。

（九）第八式：背后七颠百病消

1. 分解动作

动作一：接上式。两掌自然置于身体两侧，沉肩，手向下伸，身体重心向上移，两足跟向上提起，百会上顶，动作略停，目视前方。注意：足跟提起时足趾要抓住地，同时提肛、收腹。

　　动作二：两足跟缓慢下落，向下落到一半时，再向下轻震地面。震的时候，臂要放松，手随着下震轻轻离开身体两侧，使臂有震动，目视前方。见图 6－18。

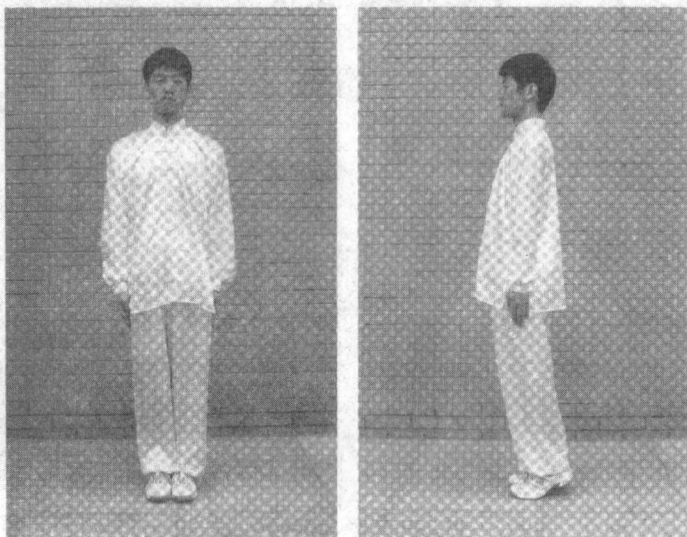

图 6－18　第八式　背后七颠百病消

本式一起一落为一遍，共做 7 遍。

　　易犯错误：足跟上提时端肩膀；手紧紧贴在大腿两侧。

　　纠正方法：双足趾抓住地面，两腿并拢，提肛，收腹，沉肩，百会上顶；两臂自然下垂，中指指腹虚贴裤线。

2. 功理与作用

　　足为足三阴、足三阳经交汇之处，足跟上提的时候，整个足趾要抓住地面，对足三阴、三阳经产生一定的刺激作用，调节相应脏腑的功能；向下轻轻震的时候，对脊柱又产生刺激，对整个督脉有一定的刺激作用，有助于全身脏腑经络气血通畅，阴阳平衡。同时，提踵而立还可增强小腿后部肌群力量，拉长足底肌肉、韧带，提高人体的平衡能力。足跟落地的震动可轻度刺激下肢及脊柱各关节，并使全身肌肉得到放松，有助于解除肌肉紧张。

（十）收式

1. 分解动作

　　动作一：接上式。两臂旋前，向身体两侧摆起，与躯干约呈 45°时，掌心向后，与髋同高，目视前方。

　　动作二：两臂旋后，向前滑向腹部，肘部屈曲，两掌相叠置于丹田处（大约在气海穴的位置），男性左手在内，女性右手在内，目视前方，均匀呼吸，静养片刻。见图

6－19。

动作三：两臂自然下落，两掌轻贴于大腿两侧，目视前方。

易犯错误：收功随意，动作结束后急于走动，心浮气躁。

纠正方法：收功时要注意心平气和，体态安详，举止稳重，不要急于走动，气息一定要归元。收功后可做一下整理活动，如浴面，拍打肢体放松等。保持心情舒畅、愉悦，周身放松，呼吸顺畅。

2. 功理与作用

气息归元，放松肢体肌肉、关节、神经，愉悦心情，进一步巩固练功效果，逐渐恢复到练功前安静时的自然状态。

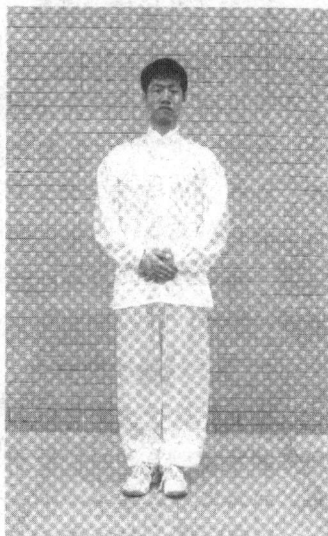

图 6－19　收式

【背景知识】

1. 八段锦概述

八段锦属于中国传统导引术的一种，现在我们通常称作传统健身术。八段锦是由八种不同动作组成的，故名"八段"。因为这套健身动作可强身健体、延年益寿、祛病除疾，且八节动作连贯做下来，有如展示给人们一幅绚丽多彩的锦缎，故称为"锦"。据有关文献记载，八段锦距今已有八百多年的历史，早在南宋时期已有《八段锦》专著。清代潘霞在其所著的《卫生要术》中，有将八段锦略加改编为"十二段锦"的记载。此外，尚有"文八段"（坐式）和"武八段"（立式）等不同的形式。为了便于记忆，人们将八段锦的招式编成了歌诀，如"两手托天理三焦，左右开弓似射雕，调理脾胃须单举，五劳七伤往后瞧，摇头摆尾去心火，两手攀足固肾腰，攒拳怒目增气力，背后七颠百病消"。

2. 八段锦操练适应证

健康无病之人可将八段锦作为防病保健的手段，每天练习全套动作。有心脑血管系统疾病的患者可以经常练习前四式，有呼吸系统疾病的患者可以多练习第一、二、三、七式，有消化系统疾病的患者可以多练习第三、五式，颈、腰椎疾病的患者可以多练习第四、五、六式，心肾不交者可选练第五、六式，肝阳上亢、气血上攻者可选练第四、八式，肝郁气滞者可选练第一、二式，清阳不升者可选练第四、七式。

【实训要点】

1. 练习八段锦的总体要求

练习八段锦应该做到姿势舒展、大方，动作势正招圆，运动起来动作路线是圆活的。练习过程中要注意动静相连，整个套路体现柔和、缓慢的特点，需要内示精神、外示安逸，做到内外、神形兼备。

2. 关于八段锦的呼吸

八段锦要求采用腹式呼吸并配合提肛呼吸。强调开始练的时候呼吸要顺其自然。到了中级阶段，动作已经很熟练了，呼吸要与动作配合，开吸合呼、起吸落呼是基本要求。此外，在动静、松紧的转换连接处要屏气，一般正好在每一段当中的主体动作过程中。比方"调理脾胃须单举"这一动作，由松到紧，在紧的时候配合抻拉，闭气 2 秒。这个时候对关节、肌肉、内脏、神经的刺激强度加大，锻炼效果会增强，特别是能加深呼吸，吸进更多的清气，呼出浊气，有利于畅通经络，调和气血。动作到了相当熟练的程度，那时的呼吸是自调的，不用再去想。

3. 关于八段锦的意念

在初始阶段以默想动作规则、方法为主；到了练习的中级阶段，动作越来越细致，越来越准确，这个时候意念要在呼吸上；到了高级阶段，呼吸可以自调，动作已经自如，自然进入恬淡的、似守非守的状态。

4. 关于八段锦的动作

最初的时候，首先要从基本的手形、步形、身形做起，特别是基本身形，要常抓不懈。抱球的姿势就是这套功法的基本身形，既可以当作规范的基本身形来练习，又是练功过程中基本功的练习，它也是八段锦当中最基本的一个方法。在八段锦练习当中，每一式、甚至每一动作之间的衔接都是由基本身形来衔接、转换的，如捧式、抚按式、抱式等。保持基本身形是练习八段锦最关键的要领之一。当练到一定阶段时，随着动作熟练程度的提高，这个时候重点应该解决动作的衔接，要掌握动作的虚实，学会内劲的使用。到了动作比较熟练、不用去想动作细节，已经达到自动化程度的时候，应该学会体会内劲。内劲是和气息直接相关的，在某种程度上就是气息带着动作走。这样由最初的通过以外导内，到现在的以内导外，整个动作做出来是沿着整个气息走向而运动的。

【实训小结】

本章重点介绍了传统健身术八段锦的练习方法，包括各个分解动作的动作要领。同时介绍了八段锦的历史源流及其适应证等。要求学生掌握八段锦的操练，能够灵活自如地进行练习。同时结合各招式的功效及作用，能够有针对性地根据个人健康状况进行选择性练习。

【思考与练习】

1. 八段锦的招式中，哪些招式对颈、腰椎疾病具有明显的改善作用？
2. 修习八段锦需要注意哪些问题？

（张聪）

第七章　五禽戏的习练方法与技能

【实训内容】

学习传统健身术五禽戏。

【实训要求】

掌握五禽戏的动作要领，达到独立、熟练操练五禽戏的程度。

【重点与难点】

1. 习练过程中要注意调心、调息和调身三者的结合，达到神、形、意统一。

2. 体会传统健身与现代运动的不同，即强调通过"三调"达到身心放松。

3. 掌握分解动作的功法原理，能针对机体不同健康问题选择不同招式调养。

【学习方法】

1. 通过多媒体教学视频，演示五禽戏动作及易犯错误、纠正方法。

2. 课堂讲授分解动作，学习动作要领。

3. 通过教师↔学生、学生↔学生互动，纠正错误动作。

4. 课堂练习与课下练习相结合。

【实训操作】

一、基本动作

（一）基本手形

握固：指屈曲收拢于掌心，拇指在内，拇指指尖抵无名指根部内侧。

（二）基本步形

1. 弓步

两腿前后分开一大步，横向之间保持一定宽度，右（左）腿屈膝前弓，膝关节与脚尖上下相对，脚尖微内扣；左（右）腿自然伸直，脚跟蹬地，脚尖稍内扣，全脚掌着地。

2. 虚步

右（左）脚向前迈出，脚跟着地，脚尖上翘，膝微屈；左（右）腿屈膝下蹲，全脚掌着地，脚尖斜向前方，臀部与脚跟上下相对。身体重心落于左（右）腿。

3. 丁步

两脚左右稍分开，间距约 10~20cm，两腿屈膝下蹲，左（右）脚脚跟提起，脚尖着地，虚点地面，置于右（左）脚脚弓处，右（左）脚全脚掌着地踏实。

（三）平衡

1. 提膝平衡

左（右）腿直立站稳，上体正直；右（左）腿在体前屈膝上提，小腿自然下垂，脚尖向下。

2. 后举腿平衡

右（左）腿蹬直站稳，左（右）腿向身后平直伸出举起，脚面绷平，脚尖向下。

二、五禽戏分解动作要领

（一）预备式

动作：头项正直，下颌微收，舌抵上腭，目视前方；含胸拔背，沉肩坠肘，胸腹放松；双腿自然伸直，两脚并拢，两手自然垂于体侧。

易犯错误：身体板直，过于僵硬。

纠正方法：晃动身体，屈伸关节，让身体放松下来。

（二）起式

动作一：左脚向左平开一步，略宽于肩，两膝微屈，松静站立；调息数次，意守丹田。

动作二：肘微屈，两掌心向上，两臂在体前向上、向前平托，与胸同高，见图7-1。

动作三：两肘下垂外展，两掌向内翻转，掌心向下，并缓慢下按于腹前；目视前方。

重复动作二、动作三两遍后，两手自然垂于体侧。

动作要点：两臂上提下按时，意守两掌劳宫穴，动

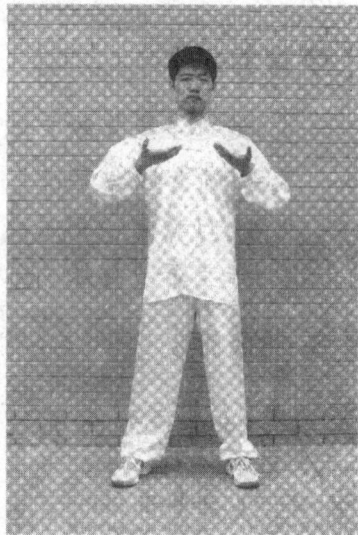

图7-1　起式

作柔和、均匀、连贯；熟练后，动作可配合呼吸，双臂上提时吸气，下按时呼气。

易犯错误：向左开步时，两膝过分挺直，身体重心不稳；两掌上提下按时，肩部过于紧张，两肘尖外扬、肩膀上耸。

纠正方法：开步前，两膝先微屈，身体重心先落于右脚，左脚提起后，重心缓缓向左移动，左脚掌先着地，然后左脚跟着地，重心落于两腿之间；始终保持沉肩坠肘，两掌上提、内合、下按的运行路线成弧线，圆活自然。

功理与作用：预备式：①可以排除杂念，诱导入静；松静自然，全身放松；调和气息，宁心安神。②可以吐故纳新，升清降浊，调理气机。

（三）虎戏

习练"虎戏"要体现虎的威猛，做到刚中有柔、刚柔相济，动则势不可挡，静则如泰山不可动摇。

基本手形——虎爪：五指张开，虎口撑圆，五个手指的第一、二指关节弯曲内扣。

1. 第一式：虎举

动作一：接上式。两手掌心向下，十指撑开，再弯曲成虎爪状；头微低，目视两掌。

动作二：两手外旋，由小指先弯曲，其余四指依次弯曲握拳，两拳沿体前缓慢上提，至肩前，十指张开变掌，两掌上举，至两臂伸直，两掌再弯曲成虎爪状，掌心向上；眼随手动。见图7-2。

动作三：两掌外旋握拳，拳心相对；头仰望，目视两拳。

动作四：两拳下拉至肩前时，变掌下按。沿体前下落至腹前，十指撑开，掌心向下；眼随手动。

重复动作一至动作四3遍后，两手自然垂于体侧；目视前方。

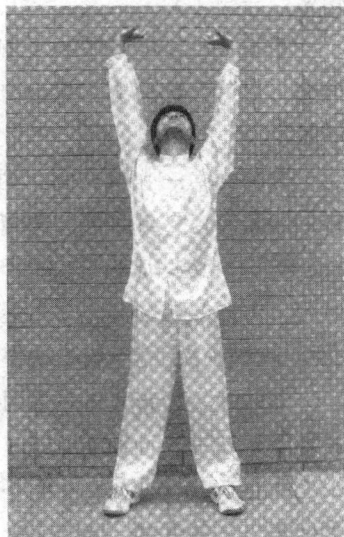

图7-2 虎举

动作要点：动作一和动作二的手掌动作：指掌撑开、弯曲成"虎爪"和外旋握拳，三个环节均要用劲；两掌向上如托举重物，提胸收腹，充分拉长身体；两掌下落如向下拉环，含胸松腹、气沉丹田；熟练后，动作可配合呼吸，两掌上举时吸气，下按时呼气。

易犯错误：两掌上举时，身体后仰，成反弓状。

纠正方法：两掌向头部正上方托举，身体与地面保持垂直。

功理与作用：①两掌上举，可吸入清气；两掌下按，可呼出浊气。一升一降，疏通三焦气机，调理三焦功能。②手成"虎爪"变拳，可增强握力，改善上肢远端关节的血液循环。

2. 第二式：虎扑

动作一：接上式。两手握空拳，沿身体两侧上提至肩前上方。见图7-3。

动作二：两手向上、向前画弧，十指弯曲成"虎爪"，掌心向下；同时上体前俯，挺胸塌腰；目视前方。

动作三：两手向下画弧至两膝侧，掌心向下；同时，臀部后坐，屈膝下蹲，收腹含胸；目视前下方。然后，两腿伸膝，送髋，挺腹，后仰；同时，两掌握空拳，沿体侧上提至胸侧；目视前上方。

动作四：左腿屈膝提起，两手上举。左脚向前迈出一步，脚跟着地，右腿屈膝下蹲，成左虚步；同时上体前倾，两拳变"虎爪"向前、向下扑至膝前两侧，掌心向下；目视前下方。然后上身直立，左脚收回，开步站立；两手自然下落于体侧；目视前方。

动作五至动作八：同动作一至动作四，惟左右相反。

图7-3 虎扑

重复动作一至动作八1遍后，两掌自身体侧前方举起，升至与肩同高，掌心向上；然后，两臂屈肘，两掌内合下按，自然垂于体侧；目视前方。

动作要点：上体前俯，两手尽力向前伸，而臀部向后引，充分伸展脊柱。屈膝下蹲、收腹含胸要与伸膝、送髋、挺腹、后仰动作连贯，使脊柱形成由折叠到展开的运动，两掌下按上提要与之配合协调。虚步下扑时，速度可加快，先柔后刚，配合快速深呼气。气由丹田发出，以气催力，力达指尖，表现出虎的威猛；中老年人和体弱者，习练时可根据情况适当减小动作幅度。

易犯错误：虎爪和握拳两种手形的变化掌握不当；身体由屈曲到展开不够充分、两手配合不协调；向前迈步成虚步时，重心不稳，左右摇晃。

纠正方法：两手前伸抓扑时，由拳变爪，力达指尖，由柔转刚；两掌向里收回时，爪变拳，由刚转柔；身体前挺展开时，手要注意后伸，运行路线成弧形，协助身体完成屈伸动作；迈步时，两脚横向保持一定距离，可增加身体稳定度。

功理与作用：①虎扑动作形成了脊柱的前后伸展折叠运动，尤其是引腰前伸，增加了脊柱各关节的柔韧度和伸展度，可使脊柱放松，对保持脊柱正常的生理弧度大有裨益。②虎扑运动能活动腰部，增强腰部肌肉力量，对常见的腰部疾病，如腰肌劳损、习惯性腰扭伤等有防治作用。③督脉行于背部正中，任脉行于腹部正中。脊柱的前后伸展折叠牵动任、督二脉，可起到调理阴阳、疏通经络的作用。

（四）鹿戏

习练"鹿戏"，动作要舒展轻盈，神态安详娴静。

基本手形——鹿角：拇指伸直、竖起大拇指，食指、小指伸直，中指、无名指第二指关节弯曲内扣。

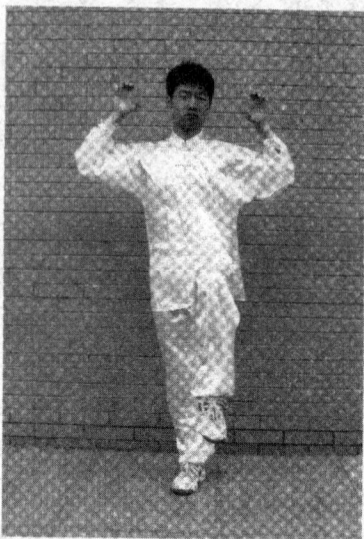

1. 第一式：鹿抵

动作一：接上式。两腿微屈，身体重心移至右腿，左脚经右脚内侧向左前方画弧出腿，脚跟着地；同时，身体稍右转；两掌握空拳，自右侧画弧抬起，拳心向下，拳与肩平；眼随手动，目视右拳。

动作二：身体重心前移；左腿屈膝，脚尖外展踏实；右腿伸直蹬实；以腰为轴，身体向左转，两掌成"鹿角"，向左上方、向后下方画弧，左掌心向外，指尖朝后，左臂弯曲外展平伸，肘抵靠左腰侧；右臂举至头前，向左后方伸抵，掌心向外，指尖朝后；目视右脚跟，见图7-4。然后，身体右转，左脚收回，开步站立；同时两手向上、向右、向下画弧，两掌握空拳下落于体前；目视前下方。

动作三、四：同动作一、二，惟左右相反。

动作五至动作八：同动作一至动作四。

重复动作一至动作八1遍。

动作要点：腰部侧屈拧转，侧屈的一侧腰部要压紧，另一侧腰部则借助上举手臂后伸，得到充分拉伸；后脚脚跟要蹬实，固定下肢位置，加大腰、腹部拧转幅度，运转尾闾；熟练后，动作可配合呼吸，两掌向上画弧时吸气，向后伸抵时呼气。

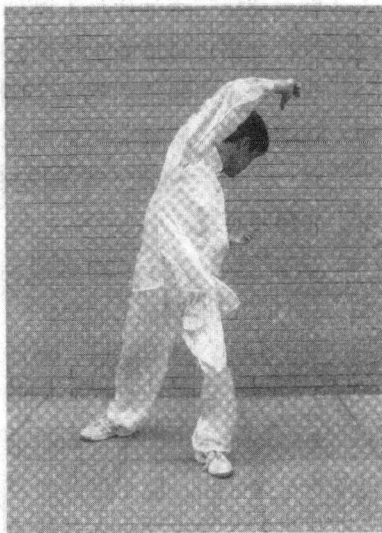

图7-4 鹿抵

易犯错误：出腿一侧的脚尖朝向正前方；身体侧屈幅度不够，眼看不到后脚跟。

纠正方法：出腿一侧的脚尖外展90°，可加大腰部拧转幅度；重心前移，增加前腿膝关节弯曲度；左肘抵住左腰，右手臂向左后方充分伸展。

功理与作用：①腰部的侧屈拧转，使整个脊柱充分旋转，可增强腰部肌肉的力量，也可预防腰椎小关节紊乱和腰部的脂肪堆积。②中医认为"腰为肾之府"，尾闾运转，可起到强腰补肾、强筋壮骨的功效。

2. 第二式：鹿奔

动作一：接上式。左脚向前跨一步，屈膝，右腿伸直，成左弓步；同时，两手握空拳，向上、向前画弧至体前，屈腕，腕与肩平，两臂与肩同宽，拳心向下；目视前方。

动作二：身体重心后移，左膝伸直，全脚掌着地；右腿屈膝，身体后坐；低头，弓背，收腹，同时，两臂内旋，变拳为"鹿角"，掌背相对。见图7-5。

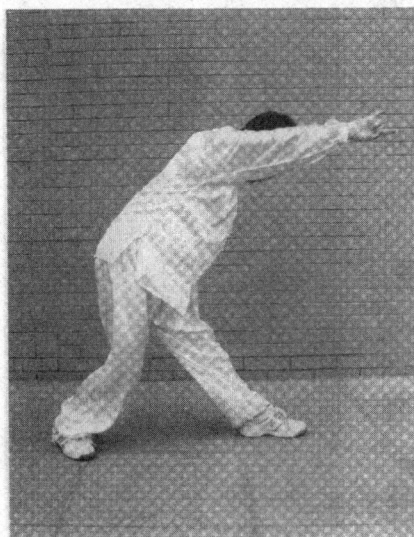

图7-5 鹿奔

动作三：身体重心前移，上体抬起；右腿伸直，左腿屈膝，成左弓步；松肩沉肘，两臂外旋，"鹿角"变空拳，拳心向下，拳与肩平，目视前方。

动作四：左脚收回，开步直立；两拳变掌，回落于体侧，目视前方。

动作五至动作八：同动作一至动作四，惟左右相反。

重复动作一至动作八1遍后，两掌自身体两侧举起，掌心向上，与肩同高；屈肘，两掌内合下按，自然垂于体侧；目视前方。

动作要点：提腿前跨要有弧度，落步轻灵，体现鹿的灵活。身体后坐时，两臂前伸，胸部内含，肩背、双臂形成"横弓"状。头前伸，背后拱，腹收缩，臀内敛，形成"竖弓"状，使腰、背部得到充分伸展。动作熟练后可配合呼吸，身体后坐时吸气，重心前移时呼气。

易犯错误：落步后两脚成一直线，重心不稳，上身左右摇晃；背部"横弓"与躯干"竖弓"不够明显。

纠正方法：脚提起后，向同侧肩部正前方跨步，保持两脚横向距离；加大两肩内旋幅度，可增大含胸程度；头肩前伸，收腹后坐，可增大躯干的后弯幅度。

功理与作用：①两臂内旋前伸，肩、背部肌肉得到牵拉，对缓解颈肩综合征、肩周炎等有一定作用；躯干弓背收腹，对脊柱关节的放松，增强腰、背部肌肉力量有益。②向前落步时，气充丹田，身体重心后坐时，气运命门，加强了人的先天与后天之气的交流。尤其是重心后坐、整条脊柱后弯，内夹尾闾，后凸命门，打开大椎，意在疏通督脉经气，具有振奋全身阳气的作用。

（五）熊戏

习练"熊戏"，神态要像熊一样憨厚沉稳、松静自然；动作要缓慢，蕴含内劲，笨中生灵。

基本手形——熊掌：拇指压在食指指端上，其余四指并拢弯曲，虎口撑圆。

1. 第一式：熊运

动作一：接上式。两掌握空拳成"熊掌"，拳眼相对，置于下腹部；含胸弓背，收缩腰腹部，目视两拳。

动作二：以腰、腹为轴，逐渐伸展腰腹和胸部，上体做顺时针摇晃；同时，两拳随之沿右肋部、上腹部、左肋部、下腹部画圆；目随上体环视。见图7-6。

动作三、四：同动作一、二。

动作五至动作八：同动作一至动作四，惟左右相反，上体做逆时针摇晃，两拳随之画圆。

做完最后一个动作，两拳变掌下落，自然垂于体侧；目视前方。

动作要点：两拳画圆应随腰、腹部的摇晃而被动牵

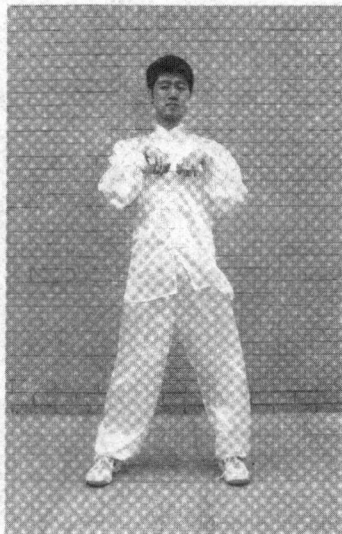

图7-6　熊运

引，开始练习时要体会腰腹部的压紧和放松；两拳画圆是外导，腰、腹摇晃为内引，意念、内气在腹部丹田运行；熟练后，动作可配合呼吸，身体上提、后仰时吸气，身体前俯时呼气。

易犯错误：两拳贴腹太紧或主动画圆形成摩腹动作，没有随腰、腹部的转动协调地进行画圆动作；腰胯做水平转动，上体摇晃幅度过大。

纠正方法：开始练习时，两腿保持不动，固定腰、胯，肩肘放松，手下垂，暂不做两拳动作，体会从含胸收腹，挤压脾、胃、肝等中焦区域的内脏器官，到提胸收腹，充分伸展腰、腹的动作，从而做立圆摇转。待熟练后再加上上肢动作。

功理与作用：①可活动腰部关节和肌肉。②腰腹转动，画立圆，可引导内气运行，并对消化器官进行体内按摩，增强脾胃的运化功能。

2. 第二式：熊晃

动作一：接上式。身体重心右移；左髋上提，带动左脚离地，再微屈左膝；两掌握空拳成"熊掌"，目视左前方。

动作二：身体重心前移；左脚向左前方落地，全脚掌踏实，脚尖朝前，右腿伸直；身体右转，左臂内旋前靠，左拳摆至左膝前上方，拳心朝左；右拳摆至体后，拳心朝后；目视左前方。

动作三：身体左转，重心后坐；右腿屈膝，左腿伸直；拧腰晃肩，带动两臂前后画弧；右拳摆至左膝前上方，拳心朝右；左拳摆至体后，拳心朝后；目视左前方。见图7-7。

动作四：身体右转，重心前移；左腿屈膝，右腿伸直；同时，左臂内旋前靠，左拳摆至左膝前上方，拳心朝左；右拳摆至体后，拳心朝后；目视左前方。

动作五至动作八：同动作一至动作四，惟左右相反。

重复动作一至动作八1遍后，左脚上步，开步站立；同时，两手自然垂于体侧。两掌向身体侧前方举起，与胸同高，掌心向上；目视前方。屈肘，两掌内合下按，自然垂于体侧。目视前方。

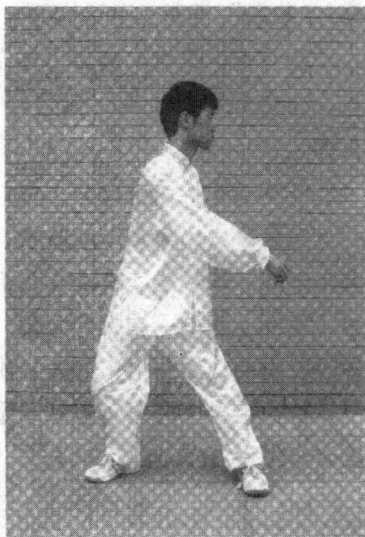

图7-7 熊晃

动作要点：用腰侧肌群收缩来牵动大腿上提，按提髋、起腿、屈膝的先后顺序提腿；两脚前移、横向间距稍宽于肩，随身体重心的前移，全脚掌踏实，使震动感传至髋关节处，体现熊步的沉稳厚实。

易犯错误：没有提髋动作，直接屈膝提腿，向前迈步；落步时，脚用力前踏，髋关节处没有震动感。

纠正方法：原地练习左右提髋。方法：两肩保持水平，重心移至右脚，上提左髋，牵动左腿提起，再原处落下；然后重心左移，上提右髋，以此体会腰侧肌群收缩状态；

提髋，屈膝，身体重心前移，脚自然落地，体重落于全脚掌。同时踝、膝关节放松，使震动感传至髋部。

功理与作用：① 身体左右晃动，意在两胁，可调理肝胆之气。② 提髋行走，可增强髋关节周围肌肉的力量；落步的微震，可放松脊柱小关节。

（六）猿戏

习练"猿戏"时，动则动作敏捷，轻灵；静则精神宁静，似静月凌空，万籁无声，从而达到"外动内静"、"动静结合"的境界。

基本手形——猿钩：五指指腹捏拢，屈腕。

1. 第一式：猿提

动作一：接上式。两掌在体前，手指伸直分开，再屈腕捏拢成"猿钩"。

动作二：两掌上提至胸，两肩上耸，收腹提肛；同时，脚跟提起，头向左转，目随头动，视身体左侧。见图7－8。

动作三：头转正，两肩下沉，松腹落肛，脚跟着地；"猿钩"变掌，掌心向下；目视前方。

动作四：两掌沿体前下按，落于体侧。

动作五至动作八：同动作一至动作四，惟头向右转。

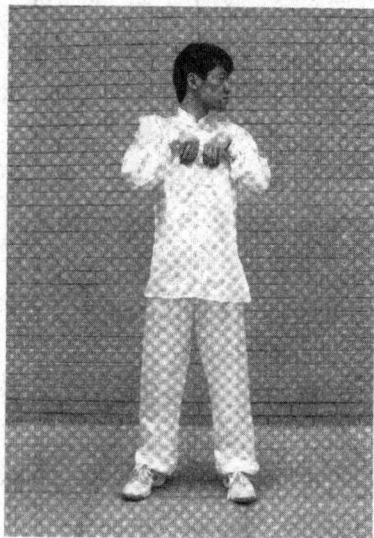
图7－8　猿提

重复动作一至动作八1遍。

动作要点：掌指撮拢变钩，速度稍快，体会猿的动作敏捷。按耸肩、收腹、提肛、脚跟离地、转头的顺序，上提重心，百会穴上领。耸肩、缩胸、屈肘、提腕要充分。熟练后，动作可配合呼吸。掌钩上提时，吸气，稍用意提起会阴部；下按时，呼气，用意放下会阴部。

易犯错误：脚跟离地后，重心不稳，前后晃动；耸肩不够充分，胸、背部和上肢不能充分团紧。

纠正方法：头部百会穴上领，牵动整个身体垂直向上，起到稳定重心的作用；以胸部膻中穴为中心，缩项、夹肘、团胸、收腹，可加强胸、背部和上肢的团紧程度。

功理与作用：①"猿钩"的快速变化，意在增强神经、肌肉反射的灵敏性。②两掌上提时，缩项、耸肩、团胸吸气，挤压胸腔和颈部血管；两掌下按时，伸颈、沉肩、松腹，扩大胸腔体积，可增强呼吸、按摩胸腔、改善脑部供血。③提腿直立，可增强腿部力量，提高平衡能力。

2. 第二式：猿摘

动作一：接上式。左脚向左后方退步，脚尖点地，右腿屈膝，重心落于右腿；同时，左臂屈肘，左掌成"猿钩"收至左腰侧；右掌向右前方自然摆起，掌心向下。

动作二：身体重心后移；左脚踏实，屈膝下蹲，右脚收至左脚内侧，脚尖点地，成右丁步；同时，右掌向下经腹前向左上方画弧至头左侧，掌心对太阳穴；目光先随右掌动，再转头注视右前上方。

动作三：右掌内旋，掌心向下，沿体侧下按至左髋侧；目视右掌。右脚向右前方迈出一大步，左腿蹬伸，身体重心前移；右腿伸直，左脚脚尖点地；同时，右掌经体前向右上方画弧，举至右上侧变"猿钩"，稍高于肩；左掌向前、向上伸举，屈腕撮钩，成采摘势；目视左掌。见图7-9。

动作四：身体重心后移；左掌由"猿钩"变为"握固"；右手变掌，自然回落于体前，虎口朝前。随后，左腿屈膝下蹲，右脚收至左脚内侧，脚尖点地，成右丁步；同时，左臂屈肘收至左耳旁，掌指分开，掌心向上，成托桃状；右掌经体前向左画弧至左肘下捧托；目视左掌。

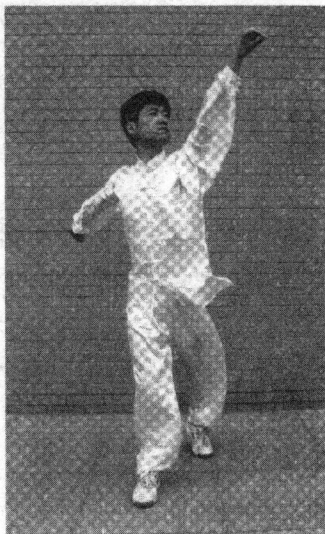

图7-9　猿摘

动作五至动作八：同动作一至动作四，惟左右相反。

重复动作一至动作八1遍后，左脚向左横开一步，两腿直立，同时，两手自然垂于体侧。两掌向身体侧前方举起，与胸同高，掌心向上；目视前方。屈肘，两掌内合下按，自然垂于体侧；目视前方。

动作要点：眼神要随上肢动作左顾右盼，表现出猿猴眼神的灵敏；屈膝下蹲时，全身呈收缩状。蹬腿迈步，向上采摘，肢体要充分展开。采摘时变"猿钩"，手指撮拢快而敏捷；变握固后成托桃状时，掌指要及时分开。

易犯错误：上、下肢动作配合不够协调；摘桃时，手臂向上直线推出，"猿钩"变化的时机掌握不准。

纠正方法：下蹲时，手臂屈肘，上臂靠近身体；蹬伸时，手臂充分展开；向上采摘，手的运行路线呈向上弧形，动作到位时，手掌才变猿钩状。

功理与作用：①眼神的左顾右盼，既可缓解视疲劳，也有利于颈部骨骼肌肉的运动，促进脑部血液循环；②动作灵活多变，可协调神经系统和运动系统。

（七）鸟戏

鸟戏取形于鹤。习练时，要表现出鹤的昂然挺拔、悠然自得的神韵。

基本手形——鸟翅：五指伸直，大拇指、食指、小指向上翘起，无名指、中指并拢向下。

1. 第一式：鸟伸

动作一：接上式。两腿微屈下蹲，两掌在腹前相叠。

动作二：两掌向上举至头前上方，掌心向下，指尖向前；身体微前倾，提肩，缩项，挺胸，塌腰；目视前下方。

动作三：两腿微屈下蹲；同时，两掌相叠下按至腹前；目视两掌。

动作四：身体重心右移；右腿蹬直，左腿伸直向后抬起；同时，两掌左右分开，掌成"鸟翅"，自体侧向后方摆起，掌心向上；抬头，伸颈，挺胸，塌腰；目视前方。见图7-10。

动作五至动作八：同动作一至动作四，惟左右相反。

重复动作一至动作八1遍后，左脚下落、两脚开步站立，两手自然垂于体侧；目视前方。

动作要点：两掌在体前相叠，上下位置可任选，以舒适自然为宜；注意动作的松紧变化。掌上举时，颈、肩、臀部紧缩；下落时，两腿微屈，颈、肩、臀部松沉；两臂后摆时，身体向上拔伸，并形成向后反弓状。

易犯错误：松紧变化掌握不好；单腿支撑时，身体重心不稳。

纠正方法：先练习两掌相叠，在体前做上举下落动作，上举时收紧，下落时放松，逐步过渡到完

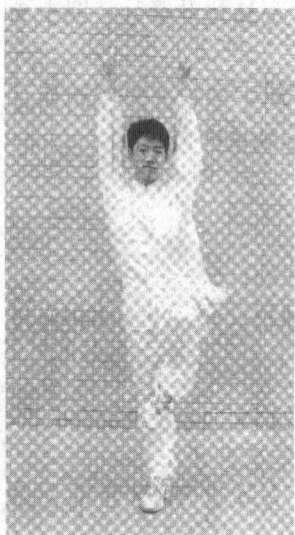

图7-10　鸟伸

整动作；身体重心移到支撑腿后，另一腿再向后抬起，支撑腿的膝关节微屈，有助于提高动作的稳定性。

功理与作用：①两掌上举吸气，扩大胸腔；两手下按，气沉丹田，呼出浊气，可加强肺的吐故纳新功能，增加肺活量，改善慢性支气管炎、肺气肿等病的症状。②两掌上举，牵动大椎和尾闾，督脉得到拉伸；两掌后摆，身体成反弓状，任脉得到拉伸。这种松紧交替的练习方法，可增强疏通任督二脉经气的作用。

2. 第二式：鸟飞

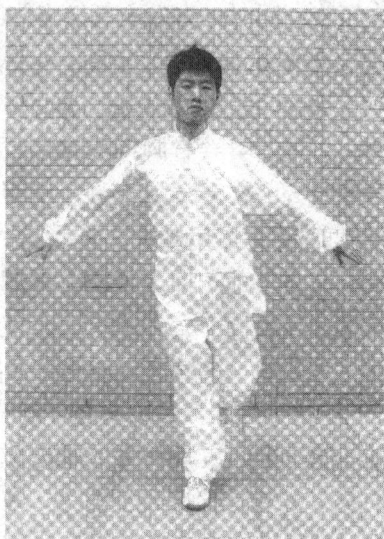

图7-11　鸟飞

动作一：接上式。两腿微屈；两掌成"鸟翅"合于腹前，掌心相对；目视前下方。右腿伸直独立，左腿屈膝提起，小腿自然下垂，脚尖朝下；同时，两掌成展翅状，在体侧平举向上，稍高于肩，掌心向下；目视前方。

动作二：左脚下落在右脚旁，脚尖着地，两腿微屈；同时，两掌合于腹前，掌心相对；目视前下方。

动作三：右腿伸直独立，左腿屈膝提起，小腿自然下垂，脚尖朝下；同时，两掌经体侧，向上举至头顶上方，掌背相对，指尖向上；目视前方。见图7-11。

动作四：左脚下落在右脚旁，全脚掌着地，两腿微屈；同时，两掌合于腹前，掌心相对；目视前下方。

动作五至动作八：同动作一至动作四，惟左右相反。

重复动作一至动作八1遍后，两掌向身体侧前方举起，与胸同高，掌心向上；屈肘，两掌内合下按，自然垂于体侧；目视前方。

动作要点：两臂侧举，动作舒展，幅度要大，尽量展开胸部两侧，两臂下落内合，尽量挤压胸部两侧；手脚变化配合协调，同起同落；熟练后，动作可配合呼吸，两掌上提时吸气，下落时呼气。

易犯错误：两臂伸直摆动，动作僵硬；身体紧张，直立不稳，呼吸不畅。

纠正方法：两臂上举时，力从肩发，先沉肩，再松肘，最后提腕，形成手臂举起的蠕动过程；下落时，先松肩，再沉肘，最后按掌合于腹前；两臂上举吸气，头部百会穴上领，提胸收腹；下落呼气，松腰松腹，气沉丹田。

功理与作用：①两臂的上下运动可改变胸腔容积，同时配合呼吸，起到按摩心肺作用，增强血氧交换能力。②拇指、食指的上翘紧绷，意在刺激手太阴肺经，加强气体交换，提高心肺功能。③提膝独立，可提高人体平衡能力。

（八）收式：引气归元

动作一：两掌经体侧上举至头顶上方，掌心向下。见图7－12。

动作二：两掌指尖相对，沿体前缓慢下按至腹前；目视前方。

重复动作一、动作二两遍。

动作三：两手缓慢在体前画平弧，掌心相对，高与脐平；目视前方。

动作四：两手在腹前合拢，虎口交叉，叠掌；双目微闭，调匀呼吸，意守丹田。

动作五：数分钟后，双眼慢慢睁开，两手合掌，在胸前搓热。

动作六：掌贴面部，上下擦摩，浴面3~5遍。

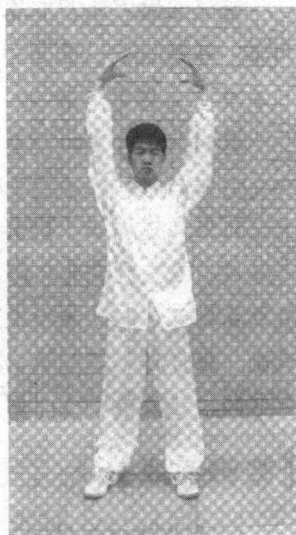

图7－12 收式

动作七：两掌向后沿头顶、耳后、胸前下落，自然垂于体侧。目视前方。

动作八：左脚提起向右脚并拢，前脚掌先着地，随之全脚踏实、恢复成预备式；目视前方。

动作要点：两掌由上向下按时，身体各部位要随之放松，直达脚底涌泉穴；两掌腹前画平弧动作，衔接要自然、圆活，有向前收拢物体之势，以意领气，气入丹田。

易犯错误：两掌上举带动两肩上抬，胸廓上提；两掌运行路线不清。

纠正方法：身体重心相对固定，两掌上举时，注意肩部下沉放松；两掌在体侧向上做立圆和在腹前向前画平弧时，意念要放在掌心。

功理与作用：使气息逐渐平复，通过搓手、浴面，恢复常态，使气血各归其所，即引气归元。

【背景知识】

五禽戏属古代导引术之一，它要求意守、调息和动形协调配合。意守可使精神宁静，神静则可培育真气；调息可以行气，通调经脉；动形可以强筋骨、利关节。由于是模仿五种禽兽的动作，动作和意守部位不同，所起作用也有所区别。

虎戏即模仿虎的形象，取其神气、善用爪力和摇首摆尾、鼓荡周身的动作。要求意守命门，命门乃元阳之所居，精血之海、元气之根、水火之宅，意守此处，有益肾强腰、壮骨生髓的作用，可以通督脉、去风邪。

鹿戏即模仿鹿的形象，取其长寿而性灵，善运尾闾，尾闾是任、督二脉通会之处，鹿戏意守尾闾，可以引气周营于身，通经络、行血脉、舒展筋骨。

熊戏即模仿熊的形象，熊体笨力大，外静而内动。要求意守中宫（脐内）以调和气血。练熊戏时，着重于内动而外静。这样，可以使头脑虚静、意气相合、真气贯通，且有健脾益胃之功效。

猿戏即模仿猿的形象，猿机警灵活，好动无定。练此戏就是要外练肢体的灵活性，内练心神恬淡，达到思想清静、体轻身健的目的。要求意守脐中，以求形动而神静。

鸟戏又称鹤戏，即模仿鹤的形象，动作轻翔舒展。练此戏要意守气海，气海乃任脉之要穴，为生气之海；鹤戏可以调达气血、疏通经络、活动筋骨关节。五禽戏的五种功法各有侧重，但又是一个整体，是一套系统的功法，如能常习不辍，则具有养精神、调气血、益脏腑、通经络、活筋骨、利关节的作用。神静而气足，气足而生精，精足而化气动形，达到精、气、神合一，则可收祛病健身效果。

【实训要点】

1. 五禽戏简便易学，初学者可跟随他人或视频边模仿边练习，熟悉后要注意动作的细节，可采取上、下肢分解练习，再过渡到以腰为轴的完整动作练习。

2. 注意"调心"、"调身"、"调息"三调的配合。从起式时就要注意心情放松、呼吸自然，以达到"心息相依"。同时，全身各部分肌肉应尽量保持放松，做到舒适自然，不僵硬、不拿劲、不软塌。只有肢体松沉自然，才能做到以意领气、气贯全身；以气养神、气血通畅，从而增强体质。具体说来，"调心"要求习练者思想集中、排除杂念，做到心静神凝；"调身"要求习练者头身正直、含胸垂肩、体态自然，使身体各部位放松、舒适，不仅肌肉放松，而且精神上也要放松，呼吸要均匀，逐步进入练功状态。"调息"要求习练者待身体放松、情绪安宁后，逐渐注意调整呼吸。随着每式动作起吸落呼、开吸合呼、蓄吸发呼。

3. 体会传统功法"外动内静"。在功法的起势、收势以及每一戏结束后，配以短暂的静功站桩，诱导习练者"外动内静"。

4. 运动强度易于掌握。习练五禽戏既可全套动作连贯练习，也可侧重某节动作，还可只练某节，运动量因人而异，属中低强度的有氧锻炼。各人可根据自身情况调节每式动作的运动幅度、习练次数和锻炼时间。原则是练功后感到精神愉快，肌肉略感酸胀但不太疲劳，不妨碍正常工作和生活。切忌急于求成，贪多求快。

5. 活动全身各关节。习练五禽戏可以活动到全身关节，特别是全套功法要求以腰为轴，带动上下肢向各个方向运动以增大脊柱的活动幅度；各节动作特别注重手指、脚趾等关节的运动。

6. 练功要领如下。

（1）全身放松：练功时，首先要全身放松，情绪要轻松乐观。乐观轻松的情绪可使气血通畅，精神振奋；全身放松可使动作不致过分僵硬、紧张。

（2）呼吸均匀：呼吸要平静自然，用腹式呼吸，均匀和缓。吸气时，口要合闭，舌尖轻抵上腭。吸气用鼻，呼气用嘴。

（3）专注意守：要排除杂念，精神专注，根据各戏意守要求，将意志集中于意守部位，以保证意、气相随。

（4）动作自然：五禽戏动作各有不同，如熊之沉缓、猿之轻灵、虎之刚健、鹿之温驯、鹤之活泼等等。练功时，应据其动作特点而进行，动作宜自然舒展，不要拘紧。

【实训小结】

本章重点介绍了传统健身术五禽戏的练习方法，包括各个分解动作的动作要领。同时介绍了五禽戏的养生机理，各戏的练习功效等。要求学生掌握五禽戏的操练，能够灵活自如地进行练习。同时结合各戏的功效及作用，能够有针对性地根据个人健康状况进行选择性练习。

【思考与练习】

五禽戏各节的动作要领是什么？

（张煜）

第八章　药酒制作的常用方法与技能

【实训内容】

学习药酒的泡制方法。

【实训要求】

熟悉药酒的冷浸法、热浸法和酿造法，至少熟练掌握其中一种泡制方法。

【重点与难点】

1. 掌握冷浸法、酿造法中至少一种制造方法。
2. 熟悉热浸法制造药酒。
3. 了解药酒制作的其他方法。

【学习方法】

1. 通过课堂泡制药酒的教学，学习泡制要领。
2. 让学生独立操作，体会药酒的泡制要领。
3. 课堂练习与课后练习相结合。

【实训操作】

一、冷浸法

（一）二仙延寿酒的泡制

以二仙延寿酒（《寿世保元》）为例，学习冷浸法泡制药酒。

1. 原料的制备和选择

（1）龙眼600g，剥去外壳，将其放入冰箱中冷冻4小时，然后用食品粉碎机打碎，颗粒直径在2~3mm为宜。药材粉碎的目的是缩小药材粒度，增加药材与基酒的接触面积，加快药材中有效成分的溶解，使药材得到充分地利用。

（2）桂花150g，洗净，晾干，备用。
见图8-1。

（3）65度白酒1000ml；精制绵白糖
300g；纯净水1000ml。

2. 浸提方法

（1）将白酒、白糖分别分成3等份。
把龙眼碎粒、桂花及1份白糖放入1份
白酒中浸泡7天左右，其间经常搅拌以
促进有效成分的溶解；然后，将浸泡过1
次的龙眼碎粒和桂花及第2份白糖放入

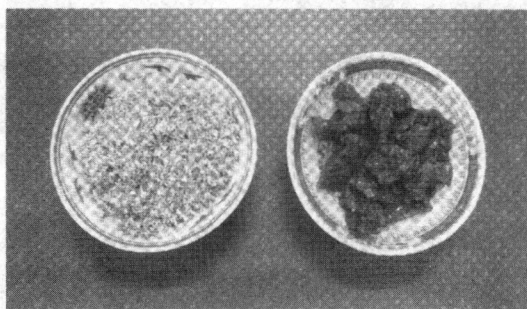

图8-1 二仙延寿酒材料

第2份白酒中，同样搅拌、浸泡7天左右；最后，将泡过2次的龙眼碎粒和桂花及第3
份白糖放入第3份白酒中浸泡。取3次酒液备用。

（2）将纯净水分成2份，分别用来冲洗浸泡过3次的龙眼碎粒和桂花。留2次冲洗
液备用。

（3）合并3份酒液和2份冲洗液，即得30度的药酒。

3. 药酒的精制

药酒的精制方法有如下3种。

（1）**蛋清凝固**：蛋清水溶液搅拌均匀，文火加热使蛋清凝固，过滤除去。

（2）**明胶沉淀**：食用明胶溶液搅拌均匀，使明胶与药酒中的鞣质充分进行反应，
生成的沉淀凝聚在一起，同固体微粒一起沉降到药酒底部，大约需要3~5天。然后用
细白布袋或特制药液过滤袋过滤，除去药酒中不溶的沉淀和固体微粒。

（3）**静置沉降**：将过滤出的药酒倒入沉降器中静置，利用固体微粒本身的重力在
沉降器（细高筒状容器）中自然沉降到容器的底部，使其与药酒分离，然后用虹吸法
移出上层清亮的酒液。

4. 药酒的调味

二仙延寿酒味甘甜，无需调味。

（二）薯蓣酒的泡制

以薯蓣酒（《本草纲目》）为例，学习冷浸法泡制药酒。

1. 原料的制备和选择

（1）将薯蓣（山药）40g、山茱萸40g、五味子10g、人参30g，用食品粉碎机打
碎，颗粒直径在2~3mm为宜。

（2）65度白酒1000ml；精制绵白糖50g；纯净水1000ml。

2. 浸提方法

（1）将白酒分成3等份。把上述四药颗粒放入第1份白酒中浸泡7天左右，其间经
常搅拌以促进有效成分的溶解；然后，将浸泡过1次的四药颗粒放入第2份白酒中，同
样搅拌、浸泡7天左右；最后，将泡过2次的四药颗粒放入第3份白酒中浸泡。取3次

药酒滤液备用。

（2）将纯净水分成2份，分别用来冲洗浸泡过3次的药物颗粒。留2次冲洗液备用。

（3）合并3份酒液和2份冲洗液，即得30度的药酒。

3. 药酒的精制

同二仙延寿酒。

4. 药酒的调味

薯蓣酒所用4味药性味平和，稍有苦味，因此可用50g白糖加入药酒中，搅拌均匀即可。

二、酿造法

以羊羔酒（《遵生八笺·饮馔服食笺》）为例，学习酿造法泡制药酒。

1. 原料的制备和选择

（1）糯米1000g，淘洗干净，加等量水浸泡4小时，备用。

（2）酒曲9g，捣碎成粉末，备用。

（3）木香6g，用食品粉碎机打碎，颗粒直径在5~6mm为宜。药材粉碎的目的就是缩小药材的粒度，增加药材与基酒的接触面积，加快药材中有效成分的溶解，使药材得到充分地利用。但颗粒不宜过小，以便取汤时过滤药粒。

（4）苦杏仁10g，去皮尖，放入锅中用凉水浸泡12小时后，煮开，倒出锅中的开水；再往锅中注入凉水浸泡12小时，煮开，倒掉锅中的开水；再泡、煮，直至杏仁没有苦味。然后用食品粉碎机打碎，颗粒直径在2~3mm为宜，备用。

（5）肥羊肉70g，切成1cm见方的肉块放入锅中，加水约2500ml，加入葱姜及木香颗粒，炖煮3小时左右，肉烂后，取羊肉汤1100ml，备用。见图8-2。

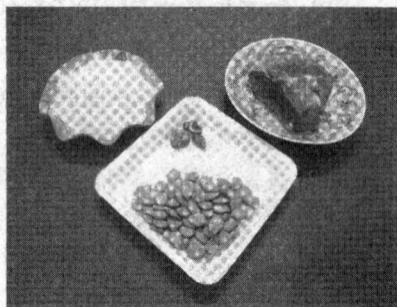

图8-2 羊羔酒材料

（6）纯净水1000ml。

2. 酿造方法

（1）蒸糯米饭：将泡好的糯米上锅蒸30分钟，取出，在糯米饭中加羊肉汤1100ml，边加边搅拌，然后再上锅蒸30分钟。自然晾凉至40℃。

（2）加曲和药：把酒曲和苦杏仁颗粒加入糯米饭中拌匀，再置于密闭容器中密封，勿接触水，放置保温处2~7日，打开密闭容器可见糯米饭表面有泡状，有酒香即成。

3. 成品储存

在发酵好的米酒中加1000ml纯净水，煮开即可，候冷，放入冰箱储存。

4. 操作注意事项

（1）所用器具及手等均须洁净，无油污及其他异味，以免影响发酵。

（2）发酵所用容器的容量，必须比所要盛入的材料体积稍大，以免发酵过程中，药酒膨胀溢出。

（3）糯米不要蒸煮得过生或过熟，以免影响酒质。

（4）在保温发酵时须注意天气温度，气温过高可不必保温，时间亦短；气温过低时，需加温发酵，时间亦长，以酒味香浓而无霉变为宜。

三、热浸法

以喇嘛酒（《随息居饮食谱》）为例，学习热浸法泡制药酒。

1. 原料的制备和选择

（1）将胡桃肉、龙眼肉各 15g，枸杞子、首乌、熟地黄各 4g，白术、当归、川芎、牛膝、杜仲、白芍、豨莶草、茯苓、牡丹皮各 2g，砂仁、乌药各 1g 用食品粉碎机打碎，颗粒直径在 2~3mm 为宜。

（2）精制绵白糖 50g；65 度白酒 1200ml；纯净水 1200ml。

2. 浸提方法

（1）将白酒分成 3 等份。把上述诸药颗粒放入第 1 份白酒中浸泡 24 小时，然后把盛酒的容器放入热水中进行水浴加热，其间药酒温度不得超过 70℃，以 40℃~60℃ 为宜，千万不能至沸；然后，将第 1 份药酒过滤，滤出的药物颗粒放入第 2 份白酒中，同样浸泡、加热、过滤；最后，将泡过 2 次的药物放入第 3 份白酒中浸泡、加热、过滤。取 3 次药酒滤液备用。

（2）将纯净水分成 2 份，分别用来冲洗浸泡过 3 次的药物颗粒。留 2 次冲洗液备用。

（3）合并 3 份酒液和 2 份冲洗液，即得 30 度的药酒。

3. 药酒的精制

同"冷浸法"。

4. 药酒的调味

喇嘛酒所用药物较多，味道偏苦，因此需用少量白糖调味。将 50g 白糖加入药酒中，搅拌均匀。

5. 操作注意事项

（1）水浴加热不要使药酒温度过高，以免酒精大量挥发，造成酒精度降低，从而降低了基酒的浸提能力；另外，温度过高也会造成药材中挥发性有效成分大量损失及药材中有效成分氧化变质，使疗效降低。

（2）由于浸提温度高，使许多不溶于冷水的无效杂质如淀粉、树胶、黏液质、果胶、蛋白质等溶解，故加热浸提法得到的是浑浊不清的药酒，更需长时间精制。

（3）水浴加热需使用电炉或明火加热，挥发出来的酒精为易燃物质，故使用此法要特别注意防火安全。

【背景知识】

1. 酒的医疗保健作用

传统中医认为，酒为"百药之长"（《汉书·食货志》），性味甘苦辛，大热有毒，主行药势、散风活血、通脉行气；杀百邪毒、驱虫辟瘴、消冷坚积、祛寒气；和血脉、养脾气、厚肠胃、润皮肤、散湿气。主治风寒痹痛、筋脉挛急、胸痹心腹痛等症。

西医学认为，酒精是一种中枢神经系统的抑制剂，可加强某些兴奋性神经突触的功能和直接扩张血管，可使胃黏膜血流量增加，大剂量可明显损伤胃黏膜。长期大量饮酒，会造成酒精蓄积而导致中毒，出现胃黏膜损伤及酒精引起的肝细胞膜脂质过氧化损伤。因此，《中国居民膳食指南》提出："如饮酒，应适量。"健康人无饮酒习惯者，无须为了所谓养生保健而饮酒，如为药用，应在医生指导下适量饮用。

2. 药酒的优越性

药酒的优越性在于药和酒结合，酒不仅自身有一定的医疗保健作用，而且还是药材中有效成分的良好溶剂，药酒中的有效成分优于汤药、丸药、片剂等。

（1）药酒的有效成分含量高，杂质少，可减少服用剂量，而且药酒苦涩味小，口味较好，可根据个人口味选择白酒、黄酒、米酒及其酒精度。

（2）药酒可直接被肠壁吸收，通过血液循环周流全身，直达病所，药效发挥快，疗效好，可用于很多常见病、多发病。

（3）药酒可一次制备，长期保存，免去天天煎药的麻烦。

3. 药酒的局限性

药酒有其局限性，特别是以白酒为基酒的药酒，某些情况下是不宜饮用的。

（1）禁忌病症：肝炎患者、胃及十二指肠溃疡患者、浸润性或空洞性肺结核患者、癫痫患者、心功能不全患者、慢性肾衰竭患者、某些皮肤病患者、对酒精过敏者。

（2）不宜与以白酒为基酒的药酒同时服用的药物：中枢神经抑制剂，如苯海拉明、巴比妥类药物；精神镇静剂，如安定、利眠宁、扑尔敏、苯海拉明、氯丙嗪、赛庚啶、安乃静等；治疗糖尿病的胰岛素、优降糖、降糖灵等；降压药，如肼苯达嗪、优降宁等；利尿药，如速尿、利尿酸、氯噻酮等；阿司匹林和磺胺类药物。凡服用苯乙肼、异丙苯肼、异氨甲苄肼、苯环丙胺等抑制剂后，若再服用药酒，可因酒的作用，增加药物毒性，引起呼吸抑制而昏迷，甚至死亡。在服用灭滴灵、呋喃坦啶、硫酸胍乙啶等药物后，应禁用药酒，否则易产生呕吐、头昏、头痛等副作用。

（3）儿童、青少年和妊娠期、哺乳期妇女不宜饮用以白酒为基酒的药酒。

（4）中医认为下列情况不宜服用药酒：①凡阴虚血热、口干舌燥、五心烦热、骨蒸劳嗽、盗汗及各种出血症者，禁饮药酒。②凡阴虚阳盛、阳强易举、多梦滑精以及小便黄浊、大便燥结、发热等实热之证忌用药酒，特别是壮阳之类的药酒，更应慎用。③凡痰黄黏稠、痰多、实热喘嗽、胃脘胀满、身沉困重等湿热之证及痰湿盛者，严禁用药酒治疗。④妇女月经过多，若服用活血类药酒时，要慎用。⑤血证、呕吐、淋证等也不宜服用。

4. 配制药酒的注意事项

配制药酒有许多环节，除掌握其配制工艺外，还必须注意以下几个方面。

（1）配制的药酒要与所治疗的病证相符，配制补酒也要根据个体情况，请专业人员调配适宜的药酒方。

（2）每次配制的药酒不宜过多，用完可再配，以避免浪费。

（3）处方内配伍药物不要擅自更改，必要时可在医生指导下处理。

（4）所用的药材必须洁净或新鲜。质次、伪劣者均不得使用。

（5）配制药酒所用器皿均要洁净、完好，并作必要的消毒处理。

（6）配制药酒所用酒品均应选用质优者，否则反会对人体产生损害。

（7）服用药酒前，应注意是否有异味、变质、污染等异常现象，以免产生急性中毒。

5. 药酒的贮藏保管

药酒的贮藏与保管非常重要，不当的贮存不但影响药酒的疗效，而且会使药酒因变质或污染而不能服用。

（1）用来盛放药酒的容器，均应先清洗干净后用开水煮过，或用75%的酒精消毒。

（2）药酒配制完后，应及时装入细口、长颈的玻璃瓶内，或其他有盖的坛、罐、缸等容器，并将口密封。

（3）夏季贮藏药酒要避免阳光的直接照射，因强烈的光照，可破坏药酒内的有效成分的稳定性及色泽，使药物功效降低。用黄酒或米酒配制时，冬天要避免受冻变质，应贮存于室温不低于 –5℃之处。

（4）贮存药酒的地方，应选择在温度变化不大的阴凉处，温度以10℃～20℃为宜。放置药酒处不能同时放置汽油、煤油以及腥、臭等气味较大、刺激性强的物品和其他有毒物品，以免药酒串味，影响服用。

（5）凡配制的药酒，均应贴上标签，并写上所用药酒方名、药酒功效、配制时间、用量等内容，以免天长日久不易辨认，与其他药品发生混淆，影响使用，甚至发生差错，导致危险。

6. 药酒的正确饮用

（1）酒量小者初饮用时可兑适量冷开水冲淡饮服，待适应后再按原量服用。

（2）老年人服用药酒，应注意饮用后有无不良反应如醉酒、呕吐、心跳加快、眩晕、血压升高等，如出现则应停服，或在医务人员指导下服用。

（3）为了充分发挥药酒功能，减少副作用，要注意药酒服用时间：饭前服，一般指饭前10～60分钟为宜。饭后服，可在饭后15～30分钟饮用，因这时胃中有食物，可减轻酒精对胃的刺激。空腹服，是为了使药物迅速进入胃肠道，并快速、充分吸收；睡前服，指睡前15～30分钟服用，能帮助入眠。

（4）服用药酒时，应将所服剂量倒入汤匙内或其他容器里，不宜用嘴直接对着药酒瓶饮用，以免用量不当或污染瓶口而降低疗效、缩短贮存期。

【实训要点】

1. 浸提所用基酒要选用60度以上者，因为在采用冷浸法提取时，如选用60度以下白酒，许多无效杂质不能被提取出来，不利于药酒精制手续的简化。

2. 最后配制成的药酒以35度以下为宜，需要用纯净水来调整基酒的酒精度，纯净水的用量计算如下。

白酒的成分主要是由酒精和水组成的，如 100ml 白酒中含酒精 65ml、水 35ml，则此酒称 65 度白酒。可见酒精度实际就是 100ml 白酒中酒精所占的体积分数，故酒精度又叫酒精分，以符号 φ 表示。

纯净水用量计算的依据是：高浓度白酒在加纯净水稀释时，酒的体积发生变化，等于酒的体积与纯净水的体积之和，但所含酒精的体积保持不变。根据这一原理可以写出下列等式：

$$\nu_0 \varphi_0 = (N\nu_0 + \nu_1) \varphi_1$$

式中 ν_0——高浓度白酒的体积（L）

φ_0——高浓度白酒的酒精度（%）

ν_1——加入纯净水的体积（L）

φ_1——稀释后白酒（药酒）的酒精度（%）

将上式经移项整理，即可导出加纯净水量的计算公式

$$\nu_1 = (\varphi_0/\varphi_1 - 1) \nu_0$$

例 用 5L 65 度白酒制备 35 度药酒，需要加多少升纯净水？

解：已知 $\nu_0 = 5$，$\varphi_0 = 65$，$\varphi_1 = 35$，将其代入上式即可求出需要加纯净水的体积。

$$\nu_1 = (\varphi_0/\varphi_1 - 1) \nu_0$$
$$= (65/35 - 1) 5$$
$$= 4.28$$

即往 5L65 度药酒中加入 4.28L 纯净水即得 35 度的药酒。

需要注意的是，浸提过程中基酒的酒精会挥发一些，药材也会吸收一部分酒精。如果采用冷浸法操作，容器盖得严，损失就少；药渣吸收的酒可用纯净水洗出来，再加到滤出的药酒中，这样酒的损失可忽略不计。

【实训小结】

本章重点介绍了泡制药酒的冷浸法、热浸法和酿造法，并分别以古书所载药酒方为例，介绍具体的泡制方法。另外还介绍了酒的医疗保健作用、药酒的优越性、局限性、配制的注意事项、贮藏保管、正确饮用等知识，以及用于调整药酒酒精度的纯净水用量的计算方法。

【思考与练习】

1. 薯蓣酒的配方是什么？

2. 举例说明如何使用冷浸法制作药酒。

3. 酿造法制作药酒的注意事项是什么？

（张煜）

第九章　药茶制作的常用方法与技能

【实训内容】

学习药茶的泡制方法。

【实训要求】

熟悉粉末茶、块状茶的制作方法。

【重点与难点】

1. 掌握粉末茶、块状茶中至少一种制造方法。
2. 熟悉生姜汤、香橙汤的配方。
3. 了解药茶制作的其他方法。

【学习方法】

1. 通过课堂泡制药茶的教学，学习泡制要领。
2. 让学生独立操作，体会药茶的泡制要领。
3. 课堂练习与课后练习相结合。

【实训操作】

一、粉末茶

（一）槐芽茶（《太平圣惠方》）

1. 原料的制备和选择

嫩槐芽500g，冲洗干净，备用，见图9-1。

2. 制作方法

（1）将嫩槐芽上锅蒸10分钟，自然晾凉。

（2）将蒸过的槐芽用烘干机烘干后，粉碎成粗

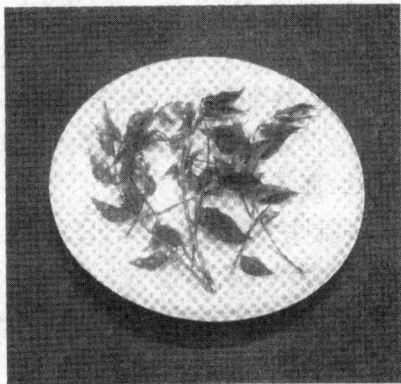

图9-1　槐芽茶材料

末，过 14～20 目筛。

3. 成品储存

将制好的槐芽茶粉末用防潮性能好的锡纸分剂包装，贮于阴凉干燥处即可。

4. 操作注意事项

制成的槐芽茶要求无结块，细粉较少。

5. 煎茶

（1）择水：古人认为烹茶用水，山泉水最佳，因其杂质少，水质软；若用江河湖水，需取"去人远者"，即湖心的水，杂质稍少，需煮沸，除去沉淀的碳酸盐，使水软化；井水含钙、磷等矿物质较多，用它泡茶稍差。自来水中氯气、漂白粉多，可将其贮存过夜，以减少氯气、漂白粉。

（2）洗茶：泡槐芽茶前先用开水洗茶，以去其尘垢冷气。

（3）候汤：槐芽茶用刚煮沸的水冲泡即可，无需煎煮。关于煮水，唐代陆羽《茶经》有一沸、二沸、三沸之说。所谓"一沸"，形容为"其沸如鱼目，微有声者为一沸"；所谓"二沸"，形容为"缘边如涌泉连珠为二沸"；所谓"三沸"，形容为"腾波鼓浪为三沸"。水不可煎煮过久，三沸后的水就不可泡茶了。

6. 试茶（品茶）

先将茶杯用开水清洗过，然后倒入煮好的槐芽茶，慢慢品尝。

（二）生姜汤（《养老奉亲书》）

1. 原料的制备和选择

（1）苦杏仁 150g，去皮尖，放入锅中用凉水浸泡 12 小时后，煮开，倒出锅中的开水；再往锅中注入凉水浸泡 12 小时，煮开，倒掉锅中的开水；再泡，再煮，直至杏仁没有苦味。

（2）生姜 225g，洗净，去皮，斩丝切成细末。

（3）桃仁 20g，去皮尖。

（4）甘草 15g，食盐 15g。

2. 制作方法

（1）将苦杏仁、桃仁、生姜用湿纸包裹，在炒热的滑石粉锅内加热至外皮焦黄色即可。

（2）将煨好的上述三药用粉碎机打成碎末。

（3）在碎末中加入甘草、食盐后，用粉碎机再打成粉末，过 14～20 目筛。

3. 成品储存

将制好的生姜汤粉末用防潮锡纸分剂包装，贮于阴凉干燥处即可。

4. 操作注意事项

制成的生姜汤粉末要求无结块，细粉较少。

5. 煎茶

（1）择水：同槐芽茶。

（2）候汤：生姜汤用刚煮沸的水冲泡即可，无需煎煮。

6. 试茶（品茶）

先将茶杯用开水清洗过，然后放入适量生姜汤粉末，倒入煮好的沸水，加盖焖20分钟后慢慢品尝。

二、块状茶

以《遵生八笺·饮馔服食笺》的香橙汤为例学习块状茶的制作。

1. 原料的制备和选择

（1）橙子1200g，洗净，去核，连皮一起切片，备用。

（2）生姜40g，切片，焙干，研成粗粉，备用。

（3）檀香20g，甘草40g，用食品粉碎机打碎，颗粒直径在2～3mm为宜。

（4）盐12g。原料制备见图9-2。

2. 制作方法

（1）将橙子和生姜用食品粉碎机绞碎，然后加入白檀末、甘草末，搅拌均匀。

（2）把上述药泥填入模具，一定要填实，然后用模具压成块状；或把上述药泥用手反复揉搓，捏成药饼。

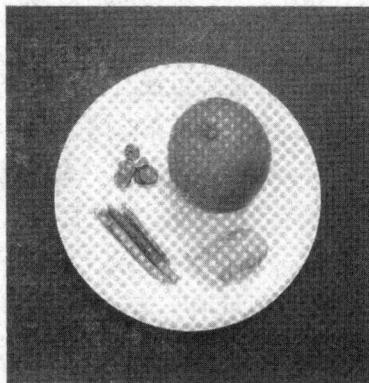

图9-2　香橙汤材料

（3）将药块（或药饼）放入烘箱内，用烘箱烘干。

（4）取出烘干的药块（或药饼），置通风处放凉阴干。

3. 成品储存

用防潮性能较好的锡纸分块包装，置密闭容器内贮存，也可将包装好的药块（或药饼）置于密闭的石灰缸中贮存。

4. 操作注意事项

制作药茶时应尽量缩短制作时间，防止变质。药茶成品要求表面完整、不散碎、干燥无霉蛀。

5. 煎茶

（1）择水：以山泉水最佳，亦可选用江河湖水、井水、自来水等，注意事项同前。

（2）候汤：煎煮香橙茶前，先将所用茶饼研成3mm左右的小颗粒，然后放入茶壶中煮至一沸或二沸。因其中的橙子、生姜不宜久煎，稍煮即可。

6. 试茶（品茶）

先将茶杯用开水清洗过，然后倒入煮好的香橙茶，慢慢品尝。

【背景知识】

1. 药茶的特点

药茶，系将中药粉碎成粗粉或切割制成小段、细丝，以沸水冲泡或加水稍稍煎煮后，像饮茶一样供人使用，是防病保健的中药剂型之一。

汤剂是中药最常用的一种制剂，它和药茶一样，具有制作简便、有效成分溶出量大，澄明度高，服用后易被机体吸收，作用迅速等优点。但是，煎煮汤剂程序繁琐，如果方法不当，则可使有效成分挥发、分解和破坏。另外，当火候太过或加水太少，则易致糊锅；当药液温度在30℃~40℃时，药物中含有的酶的活性很强，其有效成分特别是皂苷类成分在酶的作用下发生分解，使药物的有效成分含量减少，疗效降低，甚至丧失，相比之下，中药茶剂则具有以下特点：

（1）取材容易，使用方便：药茶用料简单易得，很多是常用食物如苏叶、葱、姜等，还有一些或可在药店中买到，或可自采、自种，如金银花、菊花、荷叶等。药茶在使用上保留了传统茶叶的特点，即大多数药茶只要用沸水冲泡即可，十分方便。

（2）配方加减灵活，程序简便：药茶配方保留了中医辨证论治的特色，人们可以根据饮茶者的具体状况灵活加减配方。其操作灵活，程序简便，饮服方便，更适应现代化工作、生活节奏加快的发展趋势。

（3）可提高某些药材的利用率：有些药物制成药茶较汤剂更为适宜，利用率更高，如含挥发性成分的药物，菊花、苏叶等；不宜久煎的药物，桑叶、番泻叶等。

（4）有效成分溶出充分且损耗较少：药物切细后，表面积与溶媒的接触面增加，易使有效成分溶出；中药茶剂一般以茶杯等为容器，保温性能好，一般能使水温维持在80℃~95℃，这样也可保证有效成分的充分溶出。浸泡药物时，以沸水为溶媒，可将其中的酶迅速杀灭，避免了有效成分的分解和破坏。

（5）可重复浸泡，疗效持久：尤其是某些慢性病人，经长时间饮服药茶后，其有效成分在体内可持续达到治疗标准，起到汤剂不能达到的效果。如泌尿系结石病人，持续多次饮服药茶后，能加大药液对结石的冲刷力，有利于结石的缩小和排出。

（6）可减轻患者服药的精神负担：中药汤剂因其剂量大，味多苦涩，病人服药时往往较痛苦，难以接受。药茶则是以"茶"的形式出现，病人乐于饮用，并可不拘时间、随时泡服。

2. 药茶服用注意事项

（1）根据病情和自身耐受情况合理选用药茶，用量适宜。

（2）饮用以趁热为宜，现制现服为佳，忌煎汤后隔数日饮服。

（3）制作茶块或茶饼应趁热，以防温度过低使黏性减弱，不易成形。并应尽量缩短制作时间，防止放置过久而腐败变质，夏季更应注意。

（4）由于药茶所用容器体积小，溶媒及药量少，所以不宜使用药质蓬松、剂量大的药物制剂。此外，也不宜使用有毒药物及有效成分难溶于水的药物。

（5）药茶的饮用时间视药茶的性质和疾病的状况而定。如发汗解表药茶宜温饮顿服，不拘时间，以微微出汗为度，不可大汗淋漓，以免虚脱；补益药茶宜在饭前服用，使之充分吸收；对胃肠道有刺激性的药茶应在饭后服用，以减轻对胃肠道的刺激；泻下药茶宜早晨空腹服用，使之充分吸收，并注意观察服药后大便的次数、色质等，如泻下次数过多，可食冷粥即止；安神药茶宜在临睡前服用；防疫药茶宜在流行季节前选用；

保健药茶或治疗慢性病的药茶，服用应经常化和持久化。

【实训要点】

1. 粉末茶的制作要经过原料的制备、药物的粉碎、过筛、搅拌、再过筛、分包贮存等工序；块状茶的制作要经过原料的制备、粉碎、压模、烘干、分包贮存等工序。在制作的过程中要保证所用物品的清洁及水源的清洁。

2. 在应用所制的粉末茶或者块状茶时，应提前检查储存的茶粉或块状茶是否有霉变，如有霉变不能继续应用。

【实训小结】

本章首先介绍了粉末茶和块状茶的制作方法，并以古书原方为例，介绍了几种药茶制作的具体操作方法；其次介绍了药茶的特点、饮用时间及注意事项等内容。

【思考与练习】

1. 生姜汤的配方是什么？
2. 举例说明如何制作块状药茶。
3. 粉末药茶制作的注意事项是什么？

（张煜 曹艳辉）

第十章　膏滋制作的常用方法与技能

【实训内容】

学习膏滋的熬制方法。

【实训要求】

重点掌握清膏、素膏、荤膏的熬制过程，能够独立熬制膏滋。

【重点与难点】

1. 膏滋熬制的重点是收膏的过程，膏滋熬制是否成功其关键在于收膏。在实践操作过程中，需要掌握"挂旗"、"滴水成珠"等收膏标准。

2. 细贵药材是膏滋方的重要组成部分，掌握不同细贵药材在熬膏时的处理方式。

【学习方法】

教师现场演示和学生实践操作相结合，熬膏结束后亲自品尝。

【实训操作】

一、清膏的熬制

清膏是将中药材经过 2~3 次浓缩后得到的较黏稠的液体状的膏剂，一般不加其他辅料，相当于中药的浓煎剂。适用于糖尿病人、消化不良者和儿童等。

（一）膏滋备料

参照具体膏滋备料，注意将先煎、后下、包煎和另煎等药物按要求另行处理。

（二）熬膏设备

敞口铜锅或不锈钢锅、平头竹铲或木铲、搅拌棒或木制筷子、不同规格的有柄细眼不锈钢丝筛勺、装盛的容器若干、勺子、大小可覆盖装盛容器口的纱布或棉布口袋，热源为燃气或电磁炉。

熬制膏滋需提前准备好相关器具，器具选择上要注意以下问题。

1. 器具的材质

制备中药膏滋的用具应当是不锈钢、铜质、竹或木质的，熬膏的整个过程忌用铁制品。因为中药中的某些物质可能会与铁结合，形成不利于人体吸收的化合物，从而降低药物疗效。铝元素非人体所需物质或对健康有损，所以铝锅也不宜使用。理想的熬膏设备是敞口的铜锅，因为铜的性质稳定，导热快，且敞口有利于在药物浓缩时水分快速蒸发。如无铜锅，可用不锈钢锅代替。需要注意的是，如果选择电磁炉为热源，需要选择电磁炉专用的不锈钢锅作为熬膏的容器，否则其他的不锈钢锅虽然在材质上符合要求，但是应用电磁炉加热时导热较慢。

2. 热源

理想的热源是燃气，火力大小比较容易控制。如果使用电磁炉加热，尽量选用温度可调式的电磁炉，以利于在熬制的过程中随时调整热力，避免煳锅等情况发生。

3. 装盛容器

装盛的容器、勺子等要提前清洁干净，不能残留水分。如果容器是玻璃、陶瓷类材质的制品，可以在清洗容器后用小火烘干；如容器材质为有机材料，需要在清洗后将容器放入消毒柜中消毒，必须保证此有机材料属于可用于食品或药品包装的材料，且能耐高温。容器的表面要光滑，避免膏滋挂壁损失，且易于后期清洗。

（三）膏滋熬制

1. 洗药

将药物放入容器内清洗 2~3 次。

2. 泡药

将清洗后的药物放入不锈钢锅内，加入超过药物表面大约 10cm 的冷水浸泡药物。由于熬制膏滋的时间较长，且一般药量较大，所以用水量比一般熬煮中药略大。膏滋中多含有补益类药物，药物最好能够浸泡 24 小时，使药物的有效成分更多地析出。需要先煎、另煎的药物单独浸泡。

3. 煮药

将盛有浸泡药物饮片的不锈钢锅放在电磁炉上，按照熬中药的方法，先用大火煮沸，再改用小火煎煮 45~60 分钟。由于膏滋大多为滋补类药物，所以熬制时间相对普通的中药煎煮时间长。煎煮过程中要经常上下搅拌药物，以利于药物有效成分的析出。将煮好的药汁用纱布或不同规格的有柄细眼不锈钢丝筛勺过滤后，盛装在干净的容器中。需要将药物连续煎煮 3 次，将 3 次煎煮所得的药汁混合在一起，以备后期浓缩用。为了使药物中的有效成分能够被充分利用，可将剩余的药物残渣放入纱布或棉布口袋中绞汁，将绞出的药汁和之前煎煮 3 次所得的药汁混合到一起。注意：绞药汁之前一定仔细清洁双手，建议戴医用无菌橡胶手套。

（1）关于煎煮的时间：在膏滋的熬制过程中，煎煮的时间要视膏滋内不同的药材质地和药物剂量而定。质轻、用量大的药物一般应先煎取汁，然后将煎煮的药汁混合入其他药物中再进行煎煮；贝壳类、矿石类等质地坚硬的药物，应打碎先煎15～20分钟，再下其他药物；气味芳香，含有挥发油的药物应后下，一般在药液基本煎好前的3～5分钟再下。

（2）关于药物的煎煮方法：细小种子类的药物及含淀粉、黏液较多的中药，煎煮后容易导致药液浑浊，需要包煎；有绒毛的药物在煎煮后容易漂浮在药液表面，对咽喉有一定的刺激，这类药物也应当包煎；一些特殊质地的药物如鲜竹沥，可以直接调入清膏中，混合均匀即可；细贵药材一般另煎或打粉兑入（具体详见细贵药材的处理方法）。

（3）关于细贵药材的处理方法：细贵药材也叫细料药，是参茸类和其他贵重中药如冬虫夏草等的统称。细贵药材在膏滋方中占有重要地位，是处方中体现膏滋方补益作用的重要组成部分。由于细贵药材的价格较高，且大多属于滋补类药材，如人参、鹿茸、紫河车、阿胶、冬虫夏草等，因此在熬制膏滋的过程中应得到充分利用，采取一切措施避免细贵药材的损失。要避免细贵药材与其他药物一起煎煮，否则细贵药材煎出的有效成分容易被其他药物饮片的药渣吸去，既浪费了药材，又影响了药物补益作用的发挥。细贵药材的处理方法主要包括烊化、打粉、另煎等。需要另煎的细贵药材应比其他药物浸泡、煎煮更长的时间。浸泡后一般用小锅煎取药汁3次及以上，并用纱布将药渣绞汁。剩余的药渣可以再与其他药物饮片一同煎煮，以期最大限度地利用细贵药材的有效成分。一般来讲，细贵药材经过烊化、打粉、另煎等加工处理后，在收膏的最后阶段兑入，并充分搅拌，使其与浓缩的药汁混合均匀即可。

4. 浓缩

浓缩过程掌握"大火急煎煮，小火慢浓缩"的原则。将上述煎煮、混合后的药汁倒入锅内，先用大火加热浓缩，使水分快速蒸发。大火加热的时间视药液含水量的多少而定，药液较多，可先较长时间大火加热浓缩；药液较少，则大火浓缩时间不宜过久，以免浓缩、加热过度出现煳锅、焦底的现象。在浓缩过程中，药液会不断产生药渣浮沫，所以要边浓缩边用细眼筛网把浮沫撇出，以保证最后膏滋的质量。当药液中水分大量被蒸发掉，浓缩的药液开始变黏稠的时候，改用小火慢慢浓缩，同时用搅拌棒或平头木铲不断搅拌，加速水分挥发，避免出现煳锅、焦底现象。

5. 收膏

收膏过程是膏滋熬制过程的关键步骤。继续加热药汁，除去大部分水分。一般在收膏前兑入细贵药材的煎液（细贵药材的煎液应提前浓缩一下）、药粉或烊化的药物，并继续加热，搅拌均匀。当用筷子、铲子或搅拌棒等挑起浓缩药液，药液呈薄片状落下的时候即为"挂旗"；将浓稠的药液滴入水中，药液没有迅速分散、溶化，而是在水中保持圆珠状即为"滴水成珠"。当膏滋出现"挂旗"或"滴水成珠"的时候，立即停止加热，完成收膏过程。

注意：停止加热后，炉具或电磁炉上仍有余热，可能导致加热过度，出现煳锅或焦底的现象，所以停止加热后要将锅从热源上拿开。

6. 装盛

将膏滋装入已经准备好的洁净容器中，容器口宜大一些，便于未来取用膏滋时方便。待膏滋完全倾倒入容器后需要将膏滋冷却。注意：在膏滋未冷却的时候不要盖容器的盖子，否则在盖子上冷凝的液体滴入膏滋中，长时间贮存容易产生霉变现象。一般可用 1 ~ 2 层纱布覆盖在容器口以防止灰尘、蝇虫等污染膏滋。有条件的地方可单独设置冷却间，室温 20℃ 以下，有紫外线消毒设备。待膏滋充分冷却后，盖上盖子备用。

（四）贮存

存放膏滋的容器一定要保证清洁，不能留有水分，需经过烘干、消毒，避免日后膏滋发霉、变质。装盛的容器可以是陶瓷、玻璃材质的，也可是金属材质的。需要注意的是，所应用的材质必须安全，塑料类容器应为经食品包装业认证的专门材料且耐高温，否则，装盛温度较高的膏滋时容易导致容器在温度较高的状态时析出里面的有害成分，对人体造成危害。熬好的膏滋忌用铝、铁容器存放。

由于熬制的膏滋方一般用药量较大，熬出的膏滋较多，能够食用较长时间，而膏滋方储存不当容易变质。所以，不应把一料膏滋方全放在一个容器里。应将短期内服用的部分膏滋单独放在小容器中，并置阴凉通风干燥处，避免受热、受潮，其他暂时不吃的膏滋存放在具有良好密封功能的容器中，放在阴凉、干燥、通风处或冰箱冷藏室（4℃以下）保存，也要避免受热、受潮、暴晒等。

二、荤膏的熬制

荤膏是指膏滋方中除草药外，添加了阿胶、龟甲胶、鳖甲胶、鹿角胶等动物类胶质辅料而熬制的膏滋。

（一）膏滋备料

按照膏滋方的要求准备材料。荤膏中含有动物胶类，而胶类的烊化大多需要加入黄酒，备料时根据需要酌情准备。黄酒宜选用酒精浓度较低的，避免某些患者对酒精不耐受或不适合饮酒。

（二）熬膏设备

同清膏熬膏设备。

（三）膏滋熬制

1. 洗药

将膏滋方中草药部分进行清洗，步骤同清膏的洗药步骤。

2. 泡药

将清洗好的中草药进行浸泡，步骤同清膏的泡药步骤。

荤膏中常配伍阿胶、龟甲胶、鳖甲胶、鹿角胶等胶类药物。将胶类打成小块，或者粉碎成末，加入黄酒浸泡。一般胶类与黄酒的比例为1∶1，根据患者具体情况，酌情减量。胶类可浸泡2～3天，至少浸泡1天。浸泡时间长，有助于胶体的溶解，便于烊化。

制作膏滋所使用的黄酒应该是质量较好的绍兴黄酒，俗称老酒，一般用量为每300g胶剂用150～300ml黄酒浸泡。酒的性味甘辛、大热，具有活血通络、温经散寒、助行药势的功效。同时，酒又是良好的有机溶媒，还可以去除动物胶的异味。因此，用酒浸泡胶类药物不仅可以解除各种药胶的腥膻气味，而且可以加强药物在体内的运化、吸收作用。

3. 煮药

煎煮浸泡好的中草药，步骤同清膏的煮药步骤。

4. 浓缩

将煎煮了3次的药汁混合后浓缩，具体浓缩步骤同清膏的浓缩步骤。

5. 烊化

将浸泡好的胶类放在锅中加热蒸化，加热过程中需要经常搅拌，让胶类烊化充分。由于胶类有遇热熔化、遇冷凝结的特性，在加工时要把握好时间，保证在和入药汁之前，所用的胶类药物处于热熔状态，而且充分烊化，没有未熔化的胶块。如提前烊化过早，在收膏阶段需要加入胶类药物时，这些胶类药物已经冷却，重新凝结成胶状，会影响熬制过程的顺利进行。

6. 收膏

继续加热药汁，除去大部分水分，待收膏前，将液体状态的胶类药物和其他细贵药材、炼好的糖液或蜂蜜等，依次加入浓缩的药液中，并继续加热，充分搅拌，使各种药物及辅料混合均匀。当药液出现"挂旗"、"滴水成珠"时收膏。

加工荤膏时，烊化后的胶类与煎煮的药汁、糖液应该相互融合，冷却后胶类和药汁、糖等应该浑然一体、不分彼此，凝结成半固体状态。

如果膏滋中有其他辅料如黑芝麻、大枣等，可在收膏前依次加入。黑芝麻、核桃仁宜提前炒香、碾碎备用；大枣一般要提前煮熟后除掉皮、核，碾成枣泥状备用；莲子、芡实等应先加水煮熟后，碾成泥状备用；龙眼肉洗净后去除杂质备用，也可提前上锅蒸一下。

7. 装盛

将熬好的荤膏装盛在容器中，步骤同清膏的装盛步骤。注意：由于荤膏中含有动物胶，而动物胶在冷却后最易凝结，所以装盛的过程要在药液热熔状态下完成，否则随着温度的降低，药液可能变成半固体状态，影响装盛。

如果膏滋中含有黑芝麻、核桃仁等辅料，冷却后需要切成小块状贮存的，其装盛的容器应选用大的敞口容器，如耐高温的盒子等。在容器底部、四周可涂抹少许香油或豆油以防膏滋黏附，然后将膏滋倒入其中，待冷却后，膏滋凝结成固体，便于倾倒和切割。

（四）贮存

荤膏的贮存方法同清膏。可将膏滋倾倒在洁净砧板上，切成小块，放入密封容器中冷藏；也可进行真空包装，分装成小块，便于携带和服用。

三、素膏的熬制

素膏是指膏滋方加工时用糖和蜂蜜等辅料而不用动物胶收制的膏滋方，所以又有"糖膏"、"蜜膏"之不同。

（一）膏滋备料

按照膏滋方中的药物准备材料，同时准备蜂蜜、糖类（饴糖、白糖、冰糖、红糖等）或其他甜味剂，如木糖醇。

（二）熬膏设备

同清膏熬膏设备。

（三）膏滋熬制

1. 洗药

将膏滋方中草药部分进行清洗，步骤同清膏的洗药步骤。

2. 泡药

将清洗好的中草药进行浸泡，步骤同清膏的泡药步骤。

3. 煮药

将浸泡好的中草药进行煎煮，步骤同清膏的煮药步骤。

4. 浓缩

将煎煮了3次的药汁混合后浓缩，具体浓缩步骤同清膏的浓缩步骤。

5. 炼糖或炼蜜

膏滋制作所用的糖应先进行炼制。炼糖是指按照糖的不同种类，加入适量的水或不加水，加热熬炼，使糖的晶粒熔融，水分蒸发，并去除杂质、杀死细菌的过程。同时，炼糖能够使糖出现部分转化，适宜的糖转化可防止膏滋在长时间贮存过程中的糖与药汁分离，糖呈颗粒状析出，即俗称的"返砂"现象。

（1）炼糖：将糖放入底部光滑的锅中（最好是不锈钢或铜质锅），用小火翻炒，使糖逐渐熔化。熔化后的糖会结成不规则的疙瘩状，此时加入少量水继续翻炒。在炼糖过程中加水的多少需要视糖的品种而定。一般来讲，冰糖含水分较少，应在开始炼制时就加入适量水，以免熬焦，且冰糖的炼制时间较短；白砂糖可加水近糖量的50%；红糖一般加入2倍左右的水，由于红糖杂质较多，煮沸后需静止沉淀，用绢筛过滤杂质，备用；饴糖含水量较多，可以不加水，只要放入锅内熔化、熬熟即成，不用炒，炼制时间较长。在炼糖过程中要不断搅拌，以防糖类焦底、煳锅。当不断加热、搅拌至糖液开始呈金黄色，所泛出的泡发亮光，糖液微有青烟产生时即停止加热。

（2）炼蜜：蜂蜜在制膏前也要进行炼制。炼蜜可以除去蜂蜜中的水分和杂质。如果膏滋备料的时候准备的是生蜜，则一般含有较多的水分，常混有一些杂质，通过炼蜜，可以去除多余的水分，去除杂质，灭菌杀毒，还可以避免酶类破坏发酵。炼蜜时需要加入适量的沸水，或直接加水煮沸，当煮至微沸后，用细筛网滤除蜂蜜中的杂质，并将滤液继续加热，用有柄细眼铜丝筛勺或者绢筛捞出上面的浮沫，继续加热，蒸发水分，并不停搅拌，避免焦底、煳锅。如果水分蒸发太过，蜜呈老红色时，需加入约10%的冷水，继续加热至沸腾。当蜜出现浅黄色有光泽的、翻腾的均匀细气泡，用手捻蜜有黏性，两手分开时无白丝，这时候炼蜜即成。通常情况下，炼蜜将生蜜500g炼成400g左右为宜。如果备料时准备的是超市的成品蜂蜜，一般可直接和入药汁中使用。如果购买的蜂蜜已经出现"返砂"现象，即在装蜜的玻璃瓶底部有砂糖状结晶析出，则应在使用前重新加热炼制。

糖尿病人等不宜用蔗糖、蜂蜜者，可改加其他甜味剂如木糖醇。一般来讲，1kg木糖醇约等于800g白糖甜度，熬膏过程中使用木糖醇不得超量，以免产生副作用。

6. 收膏

继续加热药汁，除去大部分水分，待收膏前，将细贵药材、炼好的糖液或蜂蜜以及其他辅料依次加入浓缩的药液中，并继续小火加热，充分搅拌，使其混合均匀。出现"挂旗"、"滴水成珠"时收膏。收的不好，可出现以下几种情况：一是凝结成块，膏滋冷却后坚硬如石；二是火候过大，熬制过度成焦煳状；三是火候不到，水分残留过多，膏滋稀薄如汤，不能挂旗或者滴水成珠。

7. 装盛

将熬好的素膏装盛在容器中，步骤同清膏的装盛步骤。

（四）贮存

素膏的贮存方法同清膏。

【背景知识】

1. 膏滋的定义

内服膏滋是医生根据患者体质、病情等，按照君、臣、佐、使原则，选择单味药或多味药配合组方，并将方中的中药饮片经 2 ~ 3 次煎煮，将滤汁混合，加热浓缩，或再加入某些辅料，如阿胶、鹿角胶等胶质药材，或白糖、冰糖、蜂蜜等，而后收膏而制成的一种较稠厚、半流质或半固体的制剂。内服膏滋可分为清膏、素膏和荤膏。

2. 膏滋的作用及适用范围

膏滋适用范围广泛，主要可用于正气不足、正虚邪恋、老年体弱者调养以及健康人的日常养护。膏滋具有增强人体免疫力、抗衰老、扶正祛邪、美容养颜等多种作用。此外，膏滋中的蜂蜜不仅可缓和药性，还有一定滋养作用。

由于膏滋中多含有大量补益药物包括动物胶及蜂蜜等，儿童应慎用，避免出现性早熟。必须应用时也以清膏为主。

3. 开方原则

（1）辨证论治，实证忌补：膏滋的开方原则和中药汤剂一样，都要遵循整体观念、辨证论治的原则。依据个体化原则，一人一方，辨证论治。一般情况下，膏滋方以扶正为主，兼以祛邪，但大都是针对正虚邪恋而言。邪实的患者忌补，一般不用膏滋，而是先用汤剂等祛邪。

（2）调理脾胃，补而勿过：膏滋方中的药物以补益药物居多，但在应用的过程中要注意补而勿过。"滋腻碍胃"，大量补益药物易阻碍脾胃运化功能，特别是对于脾胃虚弱的人来说，补益太过反而造成脾胃运化失常。因此，膏滋方中需注意配伍砂仁、陈皮、山楂等和胃导滞、助消化的药物。

（3）开路优先，定方在后：由于膏滋方一般用药量较大，服用时间较长，一旦用药不当，患者服用起来难以产生应有的效果，且浪费了药物。所以，服用膏滋一定要慎重。一般来讲，服用正式的膏滋前，往往需服用开路方。所谓开路方又称探路方，是指医生开具膏方前，先请患者服用一段时间的汤剂，通过开路方祛除病邪，使病情趋于和缓，调理脾胃功能，并借此了解患者对于辨证用药是否适应。经过服用开路方，能够让膏滋方辨证更准确，取得更好的治疗效果。

4. 膏滋的服用方法

膏滋一年四季均可服用，但以冬季最多。服用时间多在冬至前1周至立春前。

膏滋的服用方法可分为冲服、调服、噙化3种。冲服是取适量的膏滋（一般每次取1汤匙，约20~30ml）放入容器中，冲入白开水、搅匀，使膏滋溶化后服下；调服是把胶质黏稠的膏滋（一般含有阿胶、鹿角胶等胶体）放入容器中，加入黄酒或白开水，或者加入熬好的中药汤剂，隔水加热、炖化，调匀后服下；噙化，也称含化，是将膏滋含在口中溶化，缓慢咽下，治疗慢性咽喉炎的膏滋常用噙化法。临床需要根据具体膏滋的情况和患者的病情，决定选用哪种服用方法。

取膏滋的汤勺应固定专用，最好不要更换。盛取膏滋的时候，要先将取膏滋的汤勺洗净、消毒、烘干。如果汤勺带菌，或者带有水分，或者不注意清洁卫生，边吃边取，导致水分及细菌进入膏滋中，会使膏滋被污染，容易霉变。

5. 膏滋的服用时间

根据不同病情，膏滋的服用时间有所差别，一般可以分为空腹服、饭前服、饭后服、睡前服等几种。见表10-1。

表10-1	膏滋的服用时间	
服用时间	膏滋作用	具体时间
空腹服	治疗下焦虚损证	空腹
饭前服	治疗胃肠道疾病	饭前1小时
饭后服	治疗上焦心肺疾病	饭后30分钟
睡前服	养心安神	睡前

6. 膏滋的服用剂量

膏滋的服用剂量要根据患者病情、身体情况以及药物的具体性质决定。一般每天服用2次，每次服用膏滋1汤匙（约20~30ml）。根据不同情况，调整服用剂量。见表10-2。

表10-2   膏滋的服用剂量

具体情况	服用剂量	具体情况	服用剂量
病情较重	剂量稍大	病轻者	剂量稍小
体质较强	剂量稍大	老年人、妇女、儿童	剂量稍小
有滋补作用 药性较平和	剂量稍大	含有药性剧烈药物	剂量宜小，且应从小剂量开始， 逐步加量

服用膏滋期间，如遇伤风感冒、胃肠道疾病或其他急性病症时，应暂停服用，等上述急性疾病治愈后再继续服用。同时，在服用膏滋阶段，应注意忌口，生冷、油腻、辛辣刺激性食物均不宜食用。

7. 服用膏滋时常见问题处理

（1）由于膏滋方中常含有大量补益类药物，所以服用膏滋方后，常有患者出现腹胀、食欲减退等消化系统症状，这种情况常由患者脾胃虚弱或者存在湿邪中阻等导致。遇到这种情况，需要将服用的膏滋减量，同时配合服用运脾化湿的方剂，增强脾胃功能，以帮助消化。

（2）部分患者服用膏滋后会出现腹泻，应考虑所服膏滋方是否过于滋腻，方中是否含有泻下作用的药物等。此时可暂停或减量服用膏滋，同时配合服用健脾助运的中药进行调理。待患者消化功能恢复正常，不再腹泻后再继续服用。

（3）服用膏滋后如出现牙龈出血、鼻衄、面红目赤等"上火"情况，在排除其他因素后，应分析膏滋药物是否过于温燥，或者患者是否体质偏热。此时可减量服用膏滋，同时用清热泻火中药煎汤冲服膏滋，即与膏滋方共同组成复方。如有化燥伤阴的现象，应停止服用膏滋，并酌情给予养阴生津的药物进行调养。如属于过食辛辣造成的上火，需要叮嘱患者注意饮食清淡，可以配合服用梨汁、银耳百合羹等以清热养阴。

（4）膏滋中经常含有参茸类的药物，患者服用此类药物后可能出现兴奋、多汗、失眠等症状，此时可暂停服用此类膏滋，待上述症状消失后再继续服用。再次服用应先从小剂量服用开始，看患者是否适应，如可以适应，考虑逐渐加量服用；如果反复尝试后仍出现上述症状者应停服，说明此膏滋可能不适合该患者，或者患者虚不受补。并在未来开膏滋方的时候加以注意，先用开路方调理。

（5）如果服用膏滋方过程中出现过敏情况，例如皮肤瘙痒、荨麻疹等，应立即停止服用膏滋，给予抗过敏治疗。该膏滋不宜继续使用。

（6）服用膏滋方时突发急性疾病，或服用后舌苔厚腻者，应暂停服用膏滋。急性病症者待急性病症好转后再继续服用。舌苔厚腻者往往是由于膏滋过于滋腻造成，应配合服用中药汤剂调理气机，运脾化湿，待症状好转后再继续服用。如果反复出现舌苔厚腻等症，应考虑用理气运脾汤剂调服膏滋。

【实训要点】

1. 注意膏滋配料的用药安全

（1）以食物为主的膏滋可以长期服用。以药物为主的膏滋，在膏滋组成中如含有何首乌、补骨脂、川楝子、黄药子等，这些药物对一些特殊体质的患者容易导致肝功能异常，因此长期服用此类膏滋者应注意检查肝功能，一旦发生肝功能异常应立即停药，并进行保肝治疗。另外，关木通、青木香、木防己、马兜铃等药物对肾功能有损害，在开方的时候尽量少用或不用此类药物。

（2）荤膏在熬制过程中常要用到黄酒烊化胶类，对于不宜饮酒的高血压、肝病、中风等患者，应减少黄酒用量，或者减少膏滋每次的服用量，还可在膏滋服用的过程中加水稀释。另外，还要保证所应用的酒类含有的酒精为食用酒精。

（3）儿童不提倡服用膏滋方。即使服用膏滋方，也应准确辨证，尽量采用平补、清补之法，以清膏为主。慎用人参、鹿茸、紫河车、蛤蚧等药，以免误补导致化热或促使儿童性早熟。

（4）痛风患者及血尿酸增高者的膏滋方当中不宜含有鹿角胶、龟甲胶、鳖甲胶等，以免病情加重或痛风复发。

（5）糖尿病、糖耐量异常者膏滋当中忌用蔗糖类、蜂蜜等收膏，如需调味可用其他甜味剂如木糖醇等替代。肥胖症者亦应慎用蔗糖类及蜜蜂熬制膏滋。

2. 注意细料的熬制方式

细料是膏滋方中常用的药物，且价格较高，为了保证能够充分应用细料，使膏滋方能够达到理想的效果，在膏滋的熬制过程中要注意细料的熬制方式，如另煎、磨粉、烊化等，在收膏阶段加入细料。

3. 注意收膏

收膏是膏滋熬制是否成功的关键环节，在收膏过程中常把"挂旗"、"滴水成珠"作为收膏的标准。在实践操作过程中，收膏阶段要不断搅拌，注意火候，避免煳锅。

【实训小结】

本章主要介绍了如何熬制膏滋，其中重点介绍了如何熬制清膏、荤膏和素膏，并介绍了如何选择熬制膏滋的用具、如何进行细料处理、如何具体操作，以及服用膏滋的注意事项等。

【思考与练习】

1. 如何收膏？
2. 熬膏过程中细料如何处理？
3. 清膏、素膏、荤膏有什么区别？

（张聪）

第十一章　穴位敷贴的常用方法与技能

【实训内容】

学习中药穴位敷贴的不同操作方法与技巧。

【实训要求】

1. 掌握敷贴的基本操作方法。
2. 熟悉敷贴的不同药物类型和常用的敷贴方法。
3. 熟悉敷贴的机理和适应证。
4. 了解敷贴的注意事项。

【重点与难点】

1. 学生自己制作用于敷贴的药物。
2. 学生能按要求选择穴位，安全完成三伏贴的操作。

【学习方法】

1. 教师课堂讲授与学生实际操作相结合。
2. 学生分组互相选穴敷贴，教师予以具体指导。

【实训操作】

一、不同类型敷贴药物的制作与应用

（一）散剂

1. 制法

根据疾病性质确定敷药配方。制作前，先将配方中药物按要求炮制、混合研成细末，再用白开水或白酒、油料将药末均匀调拌成稀释状、黏稠状等，敷药调拌既不可太干也不可太稀，以便于敷贴为度。

2. 敷贴方法

选择敷贴部位或穴位后，先用酒精擦洗清洁局部，再进行药物敷贴，也可在进行推拿、刺血、拔罐之后敷药。把准备好的敷贴药物置于敷贴部位用纱布包扎好。如选择的部位是胸、腹或活动关节处，可用胶布贴在药物上固定，胶布上要扎小孔以便通气，一般隔 1~3 天要换药，敷贴的同时可配合熨法以增强疗效。

3. 疗效反应

不同液体调和出来的敷药作用特点不同。一般用水调拌的散剂，药性的渗透力较弱，敷贴之初反应不明显，在患处可出现冷凉之感。如果散剂中的中药是清热解毒药，敷贴当天即有疗效反应。对于陈旧性损伤、瘀血包块、内伤疼痛等，可使用白酒调拌，敷贴 1 天以后出现皮肤瘙痒为正常反应，敷药 3 天后可换药。如在拔罐、刺血等疗法之后使用敷贴，在局部出现水泡状或流水样反应，均为正常反应，可停用 1~2 天再进行敷贴。

4. 注意事项

（1）应用散剂时，一定要将药物研成细末，不能有粗粒存在。

（2）用散剂敷贴时，除常规用药外，一般应加入芳香开窍、渗透力强的药物以增强疗效。

（3）存放制作好的散剂，要注意防潮、防霉。敷料一般现用现配，不隔夜。

（4）选择穴位敷贴时用药量不宜过多；选择患处敷贴时，药物应分敷在需要治疗的患处及其四周，用药量可多些。

（5）皮肤有外伤出血、溃烂的患者，不宜直接应用散剂敷贴，可采用专治外伤出血、溃烂的敷药。

（二）膏剂

1. 制法

一般先用香油浸渍配方中的药物一段时间，然后放入锅内并加入植物油如香油或菜油等，用文火慢慢熬，待药物焦黄起锅，过滤除去药渣，将滤汁倒回锅中，继续熬炼，再放入一定量的丹药熬炼。待油脂呈棕黑时滴于纸上，呈珠状不散即软硬适度时，摊涂在一定规格尺寸的布、皮、纸（牛皮纸、软胶纸）上，即可使用。膏剂的药性保持时间较长，制作良好的膏剂可存放数年。膏药必用通经走络之品，药物之气味通过皮肤毛窍作用于人体，味辛性窜的药物具有行气活血、通经走络的作用，可引领其他药味较快进入人体。

2. 敷贴方法

使用前先将膏药烤软，然后搓揉，将四周药料调揉呈厚薄均匀。根据临床辨证，将膏药烤化后可加入一些丹药或散末药物，烤化揉搓拌匀后敷贴之，可提高药效。待膏药微凉后即可敷贴于患处或穴位。

3. 疗效反应

膏药的疗效反应有两种情况，一是局部出现红肿胀痛者见效快，药物敷贴后，1~3

天内就会有疗效；二是内科病人见效慢，敷贴后 1～2 周内才有反应，开始时会出现皮肤痒痛、发泡，而药性渗透入里一般要在 3 天以后。

4. 注意事项

（1）熬炼膏药要注意火候，用火不可太猛或太弱，防止膏药出现粘贴不牢，药性发挥效果差。

（2）敷贴膏药中根据病情需要，可适当加入少量镇痛、祛风、散寒或芳香类丹药，但用量不可太大，以防铅中毒。

（3）敷贴时，应掌握膏药的温度，忌过热，防烫伤皮肤。

（4）敷贴膏药后如皮肤出现水泡状，可用消过毒的针点破水泡，涂抹消炎药，隔数天后再敷贴膏药。

（5）脐中敷贴可根据临床需要延长敷贴时间，或用一张膏剂反复多次敷贴。

（三）糊剂

1. 制法

药物加工研成细末制成散剂，加入一定量的赋形剂，如酒、醋、姜汁、麻油、鸡蛋清等，或直接用凉白开水调拌药末成糊状；或将新鲜药物洗净后直接捣烂成糊状，民间常用新鲜草药。糊剂可延长药物有效成分释放时间，延长药效，缓和药物毒性。再加上赋形剂本身的作用，可提高疗效。糊剂多选用易溶解、易研细的药物。

2. 敷贴方法

先清洁消毒局部，再将药物敷贴于选择好的穴位或治疗局部。外盖消毒纱布，并用胶布固定。

3. 疗效反应

糊剂对热证、肿毒、损伤等疗效明显，用糊剂敷贴治疗一些实热性疾病，如高热、咽喉肿痛、中暑等，疗效反应快，3 小时内就有疗效反应；对于一些跌打损伤和内科疾患，一般要在 3 天以后见到疗效，疑难杂症一般要连续敷贴数次，才可略见疗效反应。

4. 注意事项

（1）糊剂中的药物要研细，新鲜的药物要捣烂。

（2）凡对脐部有刺激性或患者皮肤过敏的药物均不宜过久敷贴。

（3）在使用糊剂敷贴后，为加强药物渗透性，可以根据病情的需要，在包扎纱布的外面适当洒些白酒、醋或其他药液湿润药物。

（四）饼剂

1. 制法

首先将药物研成细末，再调拌好敷料，将调拌好的药物放入一个圆形的套圈，稍加挤压便可成形做成饼；还可将药物直接用水煎煮或将新鲜药物捣烂，加上面粉做成饼，放入锅内蒸熟。而捣烂新鲜药物或调拌油料类药物可直接捏饼敷贴，成形的饼可放在日光下晒干或用文火烘干，以不散为度。根据病情的不同，可在饼外层喷上一些药末或药汁，以增强饼剂的药性。饼的大小，应根据疾病轻重和治疗部位大小而定。在用饼剂敷贴时，可配合艾条温灸。

2. 敷贴方法

先清洁消毒局部，将制作好的饼剂加热后敷贴，然后外用纱布或胶布包扎固定。隔1~2天更换。个别患者不适应刺激性较强的新鲜药物，不宜过久敷贴，应在一次敷贴后，间隔数天后再敷贴。但在腰带或绷带中包扎在局部的敷药，可半月更换一次。

3. 疗效反应

使用新鲜药物配制的饼剂，对于急性病证疗效反应快，一般在30分钟~1小时内会有反应，慢性病证2~3天后会出现反应。饼剂敷贴初期，有冷凉感，中期有瘙痒感，后期有隐疹出现。

4. 注意事项

（1）多选用新鲜药物配制饼剂药物，以蒸熟为度，不能久蒸以免药性走失。

（2）凡有溃烂感染或外伤出血者等，不宜用饼剂敷贴。

（3）用饼剂敷贴者应少走动，以免饼剂散落。

（五）丸剂

1. 制法

将配方中的药物，研细成药末，加入辅料如蜂蜜、蜡、凡士林等调匀后做成丸粒，然后晒干或烘干。丸药颗粒的大小可根据患者病情的需要，制作不同大小。可制成如绿豆至黄豆大小之小型药丸，进行穴位敷贴。丸剂的特点是体积较小、药量不大。

2. 敷贴方法

制作好的丸剂可直接敷贴于一定部位或穴位上，用胶布固定。在人体鼻窍、耳窍、肛门等部位敷贴时，可先用麻油或蛋清等润滑局部，再将丸剂慢慢塞入其内，治疗结束后，慢慢滑动取出。

3. 疗效反应

疗效迅速、作用直接。一般药性可以维持3~4天。

4. 注意事项

（1）使用丸剂进行敷贴的药配方多药性强，有毒性，切不可内服。

（2）用丸剂敷贴窍部时，耳、鼻部可用稍大丸剂，肛门处可用稍小丸剂。

（3）小儿敷贴时要格外小心，因小儿配合度差，放入窍中的丸剂易滑脱。

二、常用敷贴方法

1. 敷贴法

此法较为常用，将膏药、生药剂或糊剂，直接敷在穴位上，敷药范围略大于穴区，用塑料薄膜盖之，再用消毒纱布、医用胶布固定。每次敷药时间宜据具体病症、所用药物而定，一般来说，在所敷药物干燥后予以换敷较宜。

2. 填法

仅用于神阙穴，将药膏或药粉填在脐中，填药量的多少根据病性、年龄及药物而定，隔天或隔2天填药1次。

3. 覆法

用药部位较大，多用于阿是穴。用较多量药物的生药剂、糊剂或药饼，覆盖于病变部位之上，加盖塑料薄膜，用消毒纱布、医用胶布固定。

4. 涂法

又称擦法，用药量少，多用于小儿或对皮肤有一定刺激性的药物敷涂。将药汁、药膏、药糊等涂擦在穴区。

5. 离子透入法

为加强敷贴的疗效，现代有敷贴配合电疗的方法，敷贴药物的同时，加上电极板，通以直流电，使药物离子透入体内，加强敷贴的治疗作用。

6. 熨敷法

将敷贴疗法与温热疗法配合，将治疗药物切粗末炒热，用布包，乘热外敷穴位，也可边敷贴边加热。

7. 掺法

指将药物研细，取少量掺在膏药（一般指硬膏药或膏药胶布）上，再贴敷穴位的一种方法。由于膏药或膏药胶布均系固定药方配制而成，通过掺加药物，有利于辨证施治，提高疗效。

8. 发泡法

应用刺激性的药物贴在穴位上，并配合艾灸的方法，使局部充血、起泡。

9. 敷脐法

将药膏、药饼、药末、药糊等不同类型的药物填在脐中，再用胶布固定。

10. 滴法

将药汁根据病情需要温热或置凉后，一滴滴徐徐滴入穴区，以达到治疗目的。此法多用于神阙穴。

11. 叩法

以特制的药棒，蘸药汁点叩穴区，可反复施行。具有敷贴药物和机械刺激的双重治疗作用。

三、三伏贴的操作方法

以白芥子一味药在穴位敷贴用于治疗咳喘的记载源于清代张璐《张氏医通》，时在夏季三伏。因古有"伏者，金气伏藏之日"之说。"伏者"指夏季三伏日，因肺在五行中属金，"金气"指肺脏之经气。三伏期间肺脏气血通畅，此时用药疗效易深达脏腑，是调治肺脏疾病的良机。三伏期间（三伏即农历夏至后第3个庚日起，到立秋后第2个庚日前止，前后约30~40天，庚属金，与肺相配），人体腠理开泄、气血趋于体表，利用此时机敷贴治疗，可刺激穴位、激发经气，使药物有效成分容易被吸收，进入血液循环发挥治疗作用，有助于根除体内宿痰伏饮、增强抗病能力、改善体质，预防冬季咳喘发作，体现了中医"春夏养阳"、"冬病夏治"的思想。

三伏贴能调整和治疗一些好发于冬季或在冬季加重的病变，如支气管炎、支气管哮喘、风湿及类风湿性关节炎等疾病。夏季自然界阳气旺盛，人体阳气浮越，此时阳虚者或内寒凝重者，可用助阳药、温里祛寒药，此时药物可更好发挥扶阳祛寒、扶助正气、祛除冬病病因的作用，并可为秋冬贮备阳气，阳气充足则冬季不易被严寒所伤。"冬病夏治"符合中医缓则治其本的治病原则。时间一般选择在每年夏季，农历三伏天初、中、末伏的第 1 天进行贴敷治疗（如果中伏为 20 天，间隔 10 天可加贴 1 次）。在三伏天期间也可进行贴敷，两次贴敷间隔 7～10 天。

（一）制备敷药

1. 药物组成

按照清代张璐《张氏医通》记载，以其治哮喘方为基础方，加用麝香。将白芥子、细辛、甘遂、延胡索按 4：4：1：1 比例配置，可以通过炒制或调整配伍比例减轻白芥子对皮肤的刺激，其余药物均用生药。

2. 制作方法

在无菌、清洁、常温环境下，将洁净的药材烘干粉碎，过 80～120 目筛，备用。将新鲜生姜用榨汁机榨取汁液，不宜榨取太多，一般现配现用（姜汁在 4℃～5℃低温下保存不超过 48 小时，暴露在常温空气中的姜汁有效使用时间不超过 2 小时）。把药末、姜汁按照一定比例调和，一般每 10g 药末兑入 10ml 姜汁，可根据经验和各地的气候适当调整比例，将调好的药物制成 1cm×3 cm 大小的药饼，药饼质地要干湿适中，再加入 2～3 颗麝香，用 5cm×2cm 的胶布贴在选好的穴位上。

（二）选穴

敷贴时，选择患者舒适、医生便于操作的体位，一般病人应背对医生，采用坐位或站位，充分暴露背部，要求背部皮肤干燥不湿润。根据患者病情选择相应的穴位，在初伏、中伏、末伏选择不同的穴位进行治疗。初伏可选择肺俞、胃俞、志室、膻中；中伏可选择脾俞、风门、膏肓、天突，为增强疗效可加选大杼、肝俞、三焦俞、大椎；末伏可选肾俞、定喘、心俞和中脘。

（三）敷贴方法

将已制备好的药物直接贴压在穴位上，然后以医用胶布固定；也可先将药物放在医用胶布粘面正中，再对准穴位粘贴。若用硬膏剂进行敷贴，可直接应用或温化后将硬膏中心对准穴位贴紧。

除贴法外，还可采用敷法、填法和熨贴法。

（四）施术后处理

若敷贴治疗部位无水泡、破溃者，可用消毒干棉球或棉签蘸温水、植物油等清洁皮肤上的药物，擦干并消毒。若贴敷局部出现水泡或破溃者，应待皮肤愈后再进行贴敷。若皮肤出现严重红肿、溃烂、疼痛，皮肤过敏，灼痛等明显不适，应停止敷贴，并外涂皮炎平霜、皮宝霜、皮康霜等。若出现小水泡不用特殊处理，让其自然吸收即可。若出现大水泡应用消毒针具挑破其底部，排尽液体，并消毒，外用无菌纱布包扎，以防感染。若局部出现水泡，应穿着柔软衣服，或外覆盖消毒纱布，避免摩擦水泡，防止破损。

（五）注意事项

1. 选择道地优质药材，因药材品种、加工、储存方法差异直接影响疗效。
2. 姜汁的制作、储存过程要严格把关，最好现做现用。
3. 背部穴位敷贴均取双侧穴位，1 次选择 1 组穴位，3 组交替使用。
4. 药物的调配宜按照严格比例，制作的敷药要干湿适中。
5. 若用膏剂贴敷，膏剂温度不应超过 45℃，以免烫伤。
6. 对胶布过敏者，可选用低过敏胶布或用绷带固定贴敷药物。
7. 对于残留在皮肤上的药膏，不宜用刺激性物质擦洗。
8. 贴药当日慎食生冷及辛辣食物，避免洗冷水澡，摘除贴药 1 小时内不宜洗澡。

（六）禁忌证

1. 贴敷部位有创伤、溃疡者禁用。
2. 孕妇、久病体弱、消瘦以及有严重心肝肾功能障碍者、糖尿病人慎用。
3. 哮喘持续状态或病情属重度、危重者慎用。
4. 出血、发热、皮肤对药物特别敏感者慎用。

【背景知识】

1. 概念

敷贴疗法属中医外治法之一，是在中医理论指导下，将丸、散、膏、糊、饼剂等敷贴在穴位或患处，外敷药物依靠皮肤吸收，通过经络进入人体，调节人体的阴阳，从而起到扶正祛邪，达到治疗疾病的目的。穴位敷贴是独具特色的养生保健方法，操作虽简单，但用之得法才能显效。合理选择用药，明确治疗穴位直接决定疗效。

上世纪 70 年代后，穴位敷贴疗法被正式列为针灸诸多疗法之一。因敷贴疗法毒副作用较小，疗效明显，现已广泛应用于多种疾病的防治，如慢性支气管炎、支气管哮喘、咯血、肺结核病、面神经炎等。目前，敷药剂型不断改良，利用现代工艺技术，使敷贴方法更为简便，效果更好。

2. 治病机理

穴位敷贴疗法是在中医整体观念指导下，通过穴位和药物的共同作用，利用自然界阴阳变化规律达到防治疾病目的。药物通过刺激穴位激发经气，发挥对脏腑的调节作用。敷贴药物通过皮肤组织对药物有效成分的吸收，发挥明显药理效应。皮肤既是人体的外屏障，又是感气之通道，经皮肤吸收的药物直接进入血液循环，既可防止药物在消化道内被分解破坏，又避免了药物对胃肠产生的刺激及不良反应。尤其适用于衰老体弱、病药格拒、药入即吐者。

但是，贴敷法只是外治法之一，临床应用时要消除"百病一贴"的误区，将贴敷疗法与其他疗法配合应用，才能提高治疗效果。

【实训要点】

用药前，医生要详细询问病史，皮肤过敏史者严禁使用，对于有可能有过敏史的患者，要从小量开始，并且敷贴治疗时间要短，以后可逐渐增加药物用量和延长用药时间。具体敷药步骤如下。

1. 制作药物，密封保存

敷药的制备，是获取疗效的重要环节。在中医辨证论治的基础上选择药物，药以味少、量小、力宏为佳。根据药物特点和病情，制成不同剂型的敷贴药物。敷贴药物多为辛香之品，为防止气味挥发，药粉配制好后，宜装入玻璃瓶或瓷瓶，密封保存备用。

2. 注意体位，选准穴位

穴位敷贴疗法是以穴位为治疗靶点，选准穴位十分重要。选穴要少而精，可根据病情确定，选穴要准，尽量避免选择在关节等活动度较大的部位，防止敷药时脱落。敷药时，患者的体位可选择平卧、正坐、俯首、平肩等姿势，以便敷贴稳妥，防止药物流失，且方便医生治疗。每个穴位用药要少，单个穴位不可连续贴药 10 次以上，避免长时间刺激引起不良反应。

3. 局部清洁消毒

敷贴治疗前，用 75% 酒精消毒穴区局部和施术者的手掌。这样既可以避免交叉感染，又能使敷贴药物牢固，不易脱落。凡局部有感染或破损均不宜贴敷，如果在贴敷后出现过敏反应者，应查清原因，分清是药物原因还是胶布过敏导致。

4. 固定药物

将不同剂型的药物贴敷于选好的穴位，固定方法十分重要，固定不当，易导致药物流失。不同剂型选择不同的材料固定，生药类、糊类或软膏类，要先盖一层油纸片或塑料薄膜，再加盖消毒纱布和胶布；硬膏药或膏药可直接贴压在穴区；药饼、药丸等剂型，加盖消毒纱布和胶布固定。固定不稳的部位可用绷带固定。敷贴时间视药物刺激程度而定，小儿穴位敷贴时间不可过长，过敏患者不宜过长时间敷贴。

【实训小结】

本章主要介绍了敷贴疗法的制作方法、操作方法及敷贴疗法的治病机理等内容，重点掌握敷贴疗法的操作方法及注意事项。

【思考与练习】

1. 敷贴疗法使用的药物有哪些类型？

2. 敷贴疗法的治病机理是什么？

3. 三伏贴适用的病症有哪些？

4. 敷贴疗法的注意事项有哪些？

（张玉苹）

第十二章　小儿推拿的常用方法与技能

【实训内容】

学习小儿推拿手法的常用操作方法、动作要领、注意事项及小儿推拿的特定穴位。

【实训要求】

1. 熟悉小儿推拿常用手法的基本操作方法及动作要领。
2. 熟悉不同部位的小儿推拿手法和注意事项，并与成人推拿手法比较互参。
3. 掌握小儿推拿常用穴位的分布和作用。

【重点与难点】

1. 重点掌握单式手法中的推、揉、按、摩、掐、捏、运法。
2. 结合穴位进行手法按摩。
3. 临床中根据不同的病情，能正确运用小儿推拿常用手法。
4. 了解小儿推拿与成人推拿手法的异同点。

【学习方法】

1. 教师课堂讲授与学生实际操作相结合，以实际操作示范为主，配合图表、录像。
2. 请学生志愿者模拟小儿，教师操作，学生学习。
3. 让学生分组练习，教师予以具体指导。

【实训操作】

一、操作前的准备

（一）操作环境

保持室内空气流通，室温不宜过凉、过热，室温较低时，医生应先将手暖热再按摩。另外，还应保持室内环境整洁与安静。

（二）接诊病人

按摩前，医生的手指甲应先剪修圆润，以免触痛患儿皮肤；医生和蔼地与患儿做好沟通，以便其能主动配合医生按摩。

（三）推拿介质

按摩时可使用一些推拿介质以润滑患儿皮肤，提高疗效。根据不同病证，可选择汁剂、乳剂、水剂、粉剂、膏剂、油剂等介质。病在表可选用葱汁、姜汁、薄荷汁，寒证可选择大蒜汁，热证可选择猪胆汁、鸡蛋清。无适当介质时，无论寒热虚实均可选择医用滑石粉和婴儿爽身粉。

（四）体位选择

适宜的体位既便于操作者运用手法，患儿也感觉舒适。推拿时，根据患儿的病证和所取穴位，采取坐位、俯卧位、仰卧位、侧卧位等不同体位。

二、小儿推拿常用手法

（一）基本手法

1. 推法

推法是最常用的手法之一，临床运用最多，运用范围也广，可用于任何部位。推法较其他手法速度快，用力柔和均匀，推动的方向和速度与补泻作用有关。一般向心方向直推及慢推法为补法；离心方向直推及快推为泻法，双向直推、速度均匀为平补平泻。

（1）直推法：最常用的手法之一，常用于手、臂、前额、胸背部等处的线状穴位。有疏通经络、益气活血、调理脾胃、清热利尿等作用，主要用于消化不良、腹泻、便秘、食欲不振、腹胀、发热、头痛、咳嗽等。

动作要点：用拇指桡侧或指腹或用食、中指末节指腹，在一定的穴位或经络上，做直线推动 100～300 次。操作时手法宜轻快柔和，连续均匀，平稳着实，不能用力按压穴位。

（2）分推法：有调整阴阳、升降肺胃之气、止头痛等作用。

动作要点：用两手拇指桡侧或指腹，从穴位向两旁做分向推动或做"∧"形推动，50～100 次。

（3）合推法：有化痰散结、宣肺理气等作用。

动作要点：此手法的操作方向与分推法相反，即两拇指指腹或桡侧自穴位两旁向穴位中间推，50～100 次。

（4）旋推法：主要用于手足、胸腹部，有通经活络、调和气血、健脾和胃、消积导滞的作用。

动作要点：用单手或双手的拇指或中指指腹面，吸定在一定部位或穴位上，做顺时针或逆时针的旋转推摩运动。常用顺时针方向，要求动作均匀有力、轻柔和缓，旋推时沉肩、屈肘、悬腕，以臂带腕，旋转自如，以患者局部有温热感为度。一般操作 15 分钟左右。

2. 拿法

拿法主要用于头、颈项、肩、四肢部位，有祛风散寒、舒筋通络、行气活血、开窍止痛等作用。

动作要点：用拇指指端和食指指腹，或拇指与食、中指，或拇指与其余四指，或五指指腹，在患者一定部位或穴位上相对用力提捏筋腱，进行有规律的提捏动作。拇指与其余指用力应协调，动作要连续，由轻到重。本法刺激性较强，用力不能太猛，要刚柔结合。每个部位拿 3~5 次即可。

3. 揉法

揉法是小儿推拿的常用手法之一，应用范围广，用手指罗纹面或手掌大鱼际、小鱼际、掌根按摩，可分为指揉法、大鱼际揉法、掌根揉法等。压力要轻柔均匀，手要吸定穴位，不能离开接触的皮肤。一般而言，顺时针及快速揉为泻法，逆时针及慢速揉为补法，双向揉、快慢适中为平补平泻。

（1）指揉法：有祛风解表、理气消食、舒筋活络、活血止痛等作用。可分为拇指揉法和中指揉法。

动作要点：用中指指端揉或拇指指端揉穴位。操作时用力宜轻柔，均匀着实，指腕各关节固定，以肩、肘关节带动指端顺时针或逆时针方向做轻柔、小幅度的旋转运动，操作时可感到皮肤的温热感。一般操作每分钟 200~300 次。

（2）大鱼际揉法：有理气、消食化滞、活血祛瘀、消肿止痛等作用。

动作要点：用手掌大鱼际附着一定部位或穴位上，做轻柔缓和的旋揉运动，称为大鱼际揉法。操作时指腕充分放松，腕关节的摆动带动大鱼际的运动。操作时间 2 分钟。

（3）掌根揉法：常用于腰背及下肢部。本法有舒筋活血、通络止痛、放松、解除疲劳等作用。

动作要点：用掌根吸着于一定部位或穴位上，以腕关节连同前臂做小幅度的回旋运动。操作时腕关节放松，以肘为支点，腕部做主动摆动，用力先轻后重。一般操作 5 分钟。

4. 按法

按法是小儿推拿的基本手法之一，属刺激性较强的手法，常与揉法配合应用，具有镇静安神、通经活络、开通闭塞的作用。可分为指按法和掌按法，如三指按法、拇指按法、屈指按法、掌根按法、鱼际按法、全掌按法。按法的强度与补泻作用有关，一般重按为泻，轻按为补；不轻不重为平补平泻。

动作要点：用拇指或掌根在一定部位或穴位上按压，逐渐向下用力。操作时着力的部位要紧贴体表，徐徐用力，稳而持续，不可突然用猛力按压。见表 12-1。

表 12-1   小儿推拿按法基本手法

名称	指法	应用部位
三指按法	用食指、中指、无名指三指腹按压局部，力量由轻到重	胸腹部
拇指按法	拇指指端、罗纹面按压局部，刺激强弱可以调节	接触面较小处
屈指按法	拇指或食指或中指第1指间关节屈曲突起部位	关节骨缝处
掌根按法	用掌根按压局部，刺激缓和	腰背腹部
鱼际按法	用大、小鱼际按压局部，作用柔和	头面、胸腹
全掌按法	用全掌用力按压局部	腹部

5. 摩法

摩法是小儿推拿的常用手法之一，有宽胸理气、清热化痰、健脾和胃、消积导滞的作用。属缓和刺激，用于胸腹、腰背部。"缓摩为补，急摩为泻"，一般情况下，顺时针及快速摩为泻，逆时针及慢速摩为补。

动作要点：用手掌掌面或食、中、无名指罗纹面附着于一定的部位和穴位上，做环形移动。用手掌抚摩者称为掌摩法，用指抚摩者称指摩法。操作时沉肩垂肘，手法要轻柔、速度均匀、压力适当。指摩时要指实掌虚，掌摩时要全手掌接触皮肤。

6. 运法

运法为小儿推拿特有手法。有和中健脾、清热除烦的作用。

动作要点：用拇指指端或罗纹面，或以食指、中指着力于一定的部位，做弧形或环行移动。动作轻柔，在体表轻柔推摩，不带动深层肌肉组织，"宜轻不宜重，宜缓不宜急"，运80~120次。运法较推法幅度大，但力度较轻。

7. 掐法

掐法属强刺激手法之一，多用于急救。有开窍醒神、定惊等作用。

动作要点：用拇指指甲重刺穴位。手握空拳，伸直拇指，以拇指指甲逐渐用力，用力方向为垂直方向，用力适宜，深浅适度，注意不要掐破皮肤。掐后可配合揉法，可轻揉局部，以缓和刺激、减少不适。掐3~5下，力量要深透。

8. 捣法

捣法属镇惊安神手法之一，有开导闭塞等作用。

动作要点：用中指指端，或屈曲的食、中指的第一指间关节突起的部位，在局部有节奏地叩击穴位。以腕关节为活动中心，腕关节要放松灵活，捣击时指端富有弹性，击后立即抬起，用力柔和。捣5~20次。要求节律均匀，始终如一。

9. 搓法

搓法属常用的辅助手法之一，多用于推拿治疗的结束手法。有调和气血、舒筋通络、放松肌肉的作用，用于四肢、腰背、胁肋部。

动作要点：用双手掌面夹住患儿的一定部位，相对用力做快速旋转搓揉，同时上下往返移动。揉搓时双手用力对称均匀，搓动要快，移动要慢。揉搓1~2遍，由上至下不间歇。

10. 捏法

捏法为小儿常用的保健手法之一，包括捏脊法和捏穴法，刺激较重，适用于年龄较大及体质较壮的小儿。具有健脾胃、消积滞、调阴阳、强壮等作用，日常保健可配合按揉足三里、摩腹、补脾经。捏穴法有清热解毒、止痛等作用。

动作要点：①捏脊法：用拇指指面顶住皮肤，食指、中指指面前按，自下而上提拿脊柱皮肤。或食指屈曲，食指中节桡侧顶住皮肤，拇指的指面向前按，两手相对用力轻提起皮肤，并交替上下捻动，自下尾骨向上大椎穴缓慢移动，每交替捻动3次，用力上提1次。②捏穴法：用三指（拇指、食指、中指）同时相对用力提拿皮肤，直至穴位发红。操作时捏起皮肤多少、提拿用力大小要适当，不可拧转。捏得太少，不易提起皮肤，捏多了则不易向前捻动推进。要直线前移，不可歪斜。捏3～5遍。

11. 摇法

摇法多用于颈项、四肢关节部位。一般在关节酸痛、扭伤、功能障碍时使用。关节附近骨折脱位、筋肉撕裂伤等都禁用此法。

动作要点：用一手握住或扶住关节近端的肢体，另一手握住关节远端的肢体，进行缓和回旋的转动。动作要柔和、用力要平稳。

12. 捻法

捻法有滑利关节、消肿止痛、舒筋活络的作用。主要用于手（足）指（趾）小关节。

动作要点：用拇、食指螺纹面捏住指、趾部位，稍用力对称、来回快速搓揉。操作时拇、食指指腹相对用力，捻动时要灵活，用力不可呆滞。操作5～8次。

此外，还有分筋法、刮法、震颤法等手法。

（二）复式手法

小儿推拿除上述基本手法外，还有一些复式手法，这是小儿推拿手法与成人推拿手法的最大区别。据文献记载，约有八九十种复式手法，目前临床应用传统复式手法者不多，下面介绍4种较有影响者。

1. 黄峰入洞法

具有发汗通窍、祛风散寒的作用，多用于风寒鼻塞，可配合推攒竹、推坎宫、揉风池穴。

动作要点：用左手扶患儿头部，右手的食、中两指指端轻揉患儿两鼻孔位置，次数一般30～50次。

2. 猿猴摘果法

具有温补脾胃、行气化痰、消积、镇惊安神的作用。

动作要点：以两手食、中两指夹持患儿两侧耳尖并向上提拉10～20次，然后再夹持两耳垂向下牵拉10～20次。

3. 引水上天河法

具有清热泻火之功，可用于小儿热病、发热等。

动作要点：先在患儿左手腕横纹处滴冷水，操作者用并拢的右手食、中、无名、小四指，自腕横纹中点拍打至肘横纹中点，边拍打边对之吹冷风，做 30 次。

4. 取天河水法

具有清热退烧的作用。用于小儿热病、发热、汗出不解等病症，常与清天河水、打马过天河、揉风池穴同用。

动作要点：用拇指或食、中两指指腹蘸冷水，在患儿左前臂肘横纹中点由洪池穴推至内手心劳宫穴，推 100～300 次。

三、小儿推拿分部操作

（一）头面部

1. 推拿天门（攒竹）

（1）动作要点：用两手拇指罗纹面，自眉心向上推至前发际，两拇指交替直推，30～150 次，此手法称为开天门，又称"推攒竹"。若从眉心间按至前发际，称"按天门"。

（2）功效主治：具有疏风解表、镇静安神，开窍醒脑的作用。可用于外感风邪引起的发热、头痛等，还可用于精神萎靡、惊烦不安等，多可与清肝经、按揉百会等配用。古人将开天门、推坎宫、运太阳、揉耳后高骨合用称为外感表证常规"四大手法"。

2. 推拿坎宫（眉弓）

（1）动作要点：用两拇指自眉心向眉梢直线推，30～150 次。

（2）功效主治：疏风解表，醒脑明目，止头痛。多用于外感头痛，为外感表证的常用手法，还可用于惊风、近视、流泪等。

3. 掐推眉心

（1）动作要点：可掐眉心 5～10 次，也可用拇指推眉心 20～30 次，还可用指端揉眉心 30～50 次。

（2）功效主治：具有开窍醒神、止抽搐的作用，多用于惊风、鼻塞流涕等，为治疗惊风的常用手法。

4. 掐山根

（1）动作要点：用拇指指甲掐 5～7 次，不能推。

（2）功效主治：开窍醒脑、退热定痉，多用于惊风、抽搐，常与掐人中、揉百会、清肝经等合用。此穴还可助临床诊断，山根青黑主惊风、脾胃虚寒、乳食所伤。

5. 掐推年寿

（1）动作要点：用拇指指甲掐 5～7 次或用拇指罗纹面自年寿向鼻翼分推 30～50 次。

（2）功效主治：通鼻窍、安神定惊。多用于感受风寒鼻塞或鼻腔干燥等，可与按揉迎香、清肺经、黄蜂入洞等配合应用。望诊时若年寿穴凹陷发黑为危症。

6. 掐揉准头

（1）动作要点：先用拇指或食指掐 3～5 次，再用中指指端揉 10～20 次。

（2）**功效主治**：健脾定喘，清热祛风。用于鼻衄、鼻息肉等。望诊时准头微黄为正常，深黄为内热便结，发青为有寒。

7. 按揉颊车（牙关）

（1）**动作要点**：拇指按或中指揉，5～10次。

（2）**功效主治**：用于牙关紧闭、口眼歪斜。

8. 揉运太阳

（1）**动作要点**：用拇指指端揉或运，称揉太阳或运太阳。两拇指桡侧自前向后直推，称推太阳，向眼方向揉运为补，向耳方向揉运为泻。30～50次。

（2）**功效主治**：疏风解表，清热明目，安神止痛。

9. 推揉囟门（泥丸穴）

（1）**动作要点**：两拇指自前发际向上交替推至泥丸穴（囟门未合者，仅推至边缘），30～50次，或自囟门向两旁分推，20～30次，称推囟门；拇指端轻揉囟门，50～100次，称揉囟门。一般情况前囟在12至18个月闭合，未闭合者不可用力按压。

（2）**功效主治**：镇静安神、通窍，多于头痛、惊风、鼻塞等症。

10. 按揉耳后高骨

（1）**动作要点**：用两拇指或中指指端按揉耳后高骨，30～50次。

（2）**功效主治**：疏风解表、安神除烦。用于外感风邪头痛、恶寒无汗或惊风、烦躁不安。可配合推攒竹、推坎宫、推太阳等。

11. 推天柱骨（颈骨）

（1）**动作要点**：用拇指或食、中指从上向下直推，推至大椎穴，称推天柱。100～500次。还可配合刮拭，用瓷汤匙的边蘸水或用刮痧板自上而下刮。

（2）**功效主治**：降逆止呕、祛风散寒。用于恶心呕吐、项强、发热、惊风、咽痛等症。

（二）胸腹部

1. 掐揉乳旁

（1）**动作要点**：用两拇指轻轻掐3～5次，或用拇指指端揉20～30次。

（2）**功效主治**：宽胸理气、降逆止呕。用于胸闷、痰鸣、咳嗽及呕吐。

2. 搓摩胁肋

（1）**动作要点**：用两掌从腋下搓摩至天枢处，称搓摩胁肋或按弦走搓摩。50～100次。

（2）**功效主治**：顺气化痰、除胸闷、开积聚。可用于小儿食积、痰壅、气逆所致胸闷腹胀。

3. 推摩腹部

（1）**动作要点**：沿肋弓边缘向两旁分推，为分推腹阴阳，推50～300次；或用手掌或食、中、无名三指面摩腹部3～5分钟。

（2）**功效主治**：理气消食、降逆止呕、健运脾胃。用于消化不良、食积、腹痛、腹胀、恶心、呕吐等。用于小儿消化不良者可配合捏脊，按揉足三里。

4. 揉摩脐部

（1）动作要点：用食、中、无名三指指端或掌根揉为"揉脐"，揉100～300次；用食、中、无名三指指面或掌心摩为"摩脐"，5分钟；用中指指端或手掌心震肚脐为"震脐"，2～3分钟。

（2）功效主治：揉脐、摩脐、震脐有温阳散寒、补益气血、健脾和胃、消食导滞的作用。多用于食积、便秘、腹痛、肠鸣、吐泻等症。

5. 揉摩丹田

（1）动作要点：用食、中、无名三指指腹揉或摩，为揉丹田或摩丹田，揉30～50次，摩3～5分钟。用拇指罗纹面或掌根向下推为推丹田，30～50次。

（2）功效主治：培肾固本，温补下元。多用于小儿先天不足，寒凝少腹及腹痛、腹泻、脱肛、疝气、遗尿、尿潴留等症。

6. 拿按肚角

（1）动作要点：用拇、食、中三指向深处拿3～5次，称拿肚角；用拇指指端按，称按肚角。

（2）功效主治：祛除寒热，止痛散结。按拿肚角是止腹痛要法，可用于各种原因引起的腹痛、腹泻及便秘，寒证疗效尤佳。本法刺激较强，一般拿3～5次，多在其他手法后应用本法。

7. 推七节骨

（1）动作要点：用拇指或食、中二指从龟尾向上直推，为"推上七节骨"；用拇指或食、中二指从第4腰椎棘突向下推至尾骨，为"推下七节骨"，100～300次。

（2）功效主治：推上七节骨能温阳止泻，多用于虚寒性的腹泻、久痢等。推下七节骨能泻热通便，多用于实热性病证如肠热便秘或湿热型痢疾等。

（三）上肢部

1. 清补脾经

（1）动作要点：推脾经可分为补脾经、清脾经、清补脾经。补脾经是将患儿拇指屈曲，自指尖推向指根（或旋推拇指罗纹面）。清脾经是自指根推向指尖。清补脾经是在指根与指尖间来回推。100～500次。

（2）功效主治：补脾经能健脾胃、补气血。清脾经能清热除湿、消食积。用于体虚消瘦、食欲不振、精神萎靡、腹泻、便秘、恶心呕吐、消化不良等。在一般情况下，脾经穴多用补法，仅体壮邪实者方能用清法，或清后加补。

2. 清补肝经

（1）动作要点：推肝经可分为清肝经、补肝经。清肝经，由指端向指根方向直推为清；补肝经，旋推为补。100～500次。

（2）功效主治：清肝经能平肝泻火，息风镇惊，解郁除烦。用于烦躁不安、惊风抽搐、五心烦热、目赤、口苦咽干等。肝经宜清而不宜补，做滋补肝肾，应补后加清。

3. 清补心经

（1）动作要点：推心经分为清心经、补心经。将患儿中指伸直，由指端向指根方向直推为清，称清心经；旋推为补，称补心经。100~500 次。

（2）功效主治：清心经能清心火，补心经能补益心血，养心安神。用于高热神昏、五心烦热，口舌生疮、小便赤涩及心血不足、惊惕不安等。临床以清心经为主，可配合清天河水、清小肠等。

4. 清补肺经

（1）动作要点：推肺经包括补肺经和清肺经。由指端向指根方向直推为清，称清肺经；旋推为补，称补肺经。100~500 次。

（2）功效主治：清肺经有宣肺清热、疏风解表、化痰止咳的作用，可与推膻中、揉风门等合用。可用于感冒、发热、咳嗽、胸闷、气喘。补肺经有补益肺气的作用，可与推膻中、揉风门等合用。可用于肺气虚损，面白、虚汗出、畏寒等。

5. 清补肾经

（1）动作要点：推肾经包括补肾经和清肾经。由指端向指根方向直推为清，称清肾经；由指根向指端方向直推为补，或旋推，称补肾经。100~500 次。

（2）功效主治：清肾经有清利下焦湿热的作用，补肾经能补肾益髓，温养下元。可用于先天不足、久病体虚及膀胱湿热所致小便淋沥刺痛等。

6. 清补大肠

（1）动作要点：推大肠分为补大肠、清大肠、清补大肠。由食指端直推向虎口为补，自虎口推向指端为清，来回推动为清补。100~300 次。

（2）功效主治：补大肠能涩肠固脱，温中止泻。清大肠能清利肠腑，除湿导滞。可用于痢疾、腹泻、脱肛、便秘等。

7. 清补小肠

（1）动作要点：推小肠分为补小肠、清小肠。由指端向指根方向直推为补，称补小肠；由指根向指端方向直推为清，称清小肠。100~300 次。

（2）功效主治：清小肠能清利湿热、泌别清浊，用于小便赤涩、口舌生疮，可与清天河水合用。补小肠可用于遗尿、多尿，可与揉丹田、揉肾俞等合用。

8. 掐揉推四横纹（四缝穴）

（1）动作要点：从食指依次掐至小指，再以拇指指端揉之，掐 3 次，揉 3 次，为掐揉四横纹。或从食指横纹推向小指横纹，称推四横纹。推 100~300 次，也可选用毫针或三棱针点刺四横纹出血。

（2）功效主治：开胸利膈、消食化痰。用于腹胀、疳积、消化不良等。可与补脾经、揉中脘等合用。

9. 揉推板门

（1）动作要点：可揉可推。用指端揉板门，50~300 次。板门推向横纹：自板门推向腕横纹，100~300 次。横纹推向板门：自腕横纹推向拇指根，50~300 次。

（2）功效主治：健运脾胃、消食导滞、止泻、止呕。用于饮食积滞、腹胀、食欲不振、呕吐、泄泻等。板门推向横纹有止泻作用，横纹推向板门有止呕作用。

10. 掐揉内劳宫

（1）动作要点：可掐、揉内劳宫，也可用中指点揉，50～100 次。

（2）功效主治：清热除烦。可用于一切实热证，用于睡卧不安、高热抽搐、口舌生疮、发热烦渴、齿龈糜烂、虚烦内热等。可与清心经、清天河水等合用。

11. 揉掐小天心（鱼际交）

（1）动作要点：用中指揉、指甲掐。揉 100～300 次；掐 5～20 次。

（2）功效主治：清心安神、镇惊明目。用于心经有热所致烦躁不安、惊风抽搐、夜啼、目赤痛、小便赤涩等。

12. 揉掐总筋

（1）动作要点：以指按揉，或以指甲掐。揉 100～300 次；掐 3～5 次。

（2）功效主治：揉总筋能清心经热，散结止痛，通调周身气机，用于口舌生疮、夜啼、潮热等。掐总筋能定痉止抽，用于惊风抽搐，可与捣小天心合用。

13. 分（合）推大横纹（手阴阳）

（1）动作要点：包括分推大横纹（分手阴阳）和合推横纹（合手阴阳）。两拇指自掌侧腕横纹中央（总筋穴）向两旁分推，称分推大横纹；自两旁（阳池、阴池）向中央（总筋）合推，称合推大横纹。30～50 次。

（2）功效主治：平衡阴阳，调和脏腑，豁痰散结。分阴阳能平衡阴阳，调和气血，合阴阳能行痰散结，可与清天河水等合用。可用于寒热往来、腹胀、腹泻、呕吐、食积及烦躁不安。

14. 掐十宣（十王）

（1）动作要点：用掐法，各掐 5 次，或醒后即止。

（2）功效主治：清热开窍、醒神救急。用于高热昏厥。可与掐老龙、掐人中、掐小天心等合用。

15. 揉掐二扇门

（1）动作要点：食、中二指揉或用拇指指甲掐。揉 100～300 次；掐 3～5 次。

（2）功效主治：发汗透表，退热平喘。用于身热无汗，按揉 1～2 分钟，即可见汗出。平素体虚外感的患儿可先固表（用补脾经、补肾经等），再用揉掐二扇门使之发汗。

16. 揉掐二马

（1）动作要点：拇指指端揉，或拇指指甲掐。揉 100～500 次；掐 3～5 次。多用揉法。

（2）功效主治：滋阴补肾、引火归元、行气散结。可用于虚热喘咳、小便赤涩淋沥、牙痛、睡觉磨牙。

17. 掐揉外劳宫

（1）动作要点：先用拇指掐 3～5 次，再用拇指或中指揉 200～300 次。

（2）功效主治：温阳散寒，升阳举陷，兼能发汗解表。多用于治疗腹痛腹泻、完谷不化、风寒感冒等。

18. 推三关

（1）动作要点：自大横纹阳池推向肘部曲池，100～300次。

（2）功效主治：温阳散寒，发汗解表，益气行血。用于一切虚寒的疾病，如风寒感冒、腹痛腹泻、四肢不温、食欲不振等。

19. 推六腑

（1）动作要点：用食、中指面自肘推向腕部，100～300次。

（2）功效主治：清热，凉血，解毒。可用于一切实热病证，如高热、烦渴、惊风、咽痛、腮腺炎和大便秘结等。可与推三关合用，防止寒凉太过，伤人正气。

20. 推天河水

（1）动作要点：用食、中二指指腹自腕向上推至肘部洪池，100～300次。

（2）功效主治：清热解表，泻火除烦，可用于一切热证，如外感发热、潮热、烦渴等。此法清热不伤阴。

（四）下肢部

1. 推箕门

（1）动作要点：用食、中二指从膝盖内上缘直推至腹股沟，100～300次。

（2）功效主治：清热、利尿，用于尿闭、小便短赤等。用于尿闭，多与揉丹田、揉三阴交合用；用于小便赤涩不利，多与清小肠合用；用于水泻无尿，有利小便实大便的作用。

2. 拿揉血海（百虫）

（1）动作要点：拿百虫：用拇指和食、中二指对称提拿，3～5次。揉百虫：用拇指指端按揉，10～20次。

（2）功效主治：拿、揉百虫能通经络、止抽搐，多用于下肢瘫痪及痹痛等症。

3. 按揉膝眼

（1）动作要点：用拇、食指分别在两侧膝眼上按揉，50～100次。

（2）功效主治：通经活络。用于下肢痿软无力，惊风抽搐。

4. 按揉足三里

（1）动作要点：用拇指按揉，20～50次。

（2）功效主治：健脾和胃，调中理气。用于腹胀、腹痛、呕吐、泄泻等症。

5. 按揉三阴交

（1）动作要点：用拇指或中指指端按揉，20～30次。

（2）功效主治：通血脉，活经络，清利湿热。用于遗尿、尿闭、小便短赤涩痛、消化不良等症。

6. 掐揉解溪

（1）动作要点：用拇指指甲掐3～5次，揉20次。

（2）功效主治：解痉，止吐泻。用于惊风、吐泻、踝关节屈伸不利及踝关节功能障碍。

7. 掐大敦

（1）*动作要点*：用拇指指甲掐，称掐大敦，5~10次。

（2）*功效主治*：解痉息风。用于惊风、四肢抽搐。

8. 揉丰隆

（1）*动作要点*：用拇指或中指指端按揉，称揉丰隆，20~30次。

（2）*功效主治*：和胃气、化痰平喘。用于痰鸣气喘、痰涎壅盛。

9. 拿委中

（1）*动作要点*：用拇、食指拿筋腱，拿3~5次。

（2）*功效主治*：疏通经络、息风止痉。用于惊风抽搐、下肢痿软无力。

10. 拿后承山（鱼肚）

（1）*动作要点*：用拿法，3~5次。

（2）*功效主治*：通经活络、止痉息风。用于腿痛转筋、下肢痿软无力。

11. 揉推涌泉

（1）*动作要点*：用拇指指端按揉，30~50次，或用两拇指面轮流自足根推向足尖，推100~300次。

（2）*功效主治*：引火归元，退虚热。用于烦躁不安、发热、呕吐等。

（五）小儿推拿常用手法组合

1. 小儿外感四大手法

推攒竹、推坎宫、揉太阳、揉耳后高骨，30~50次，此四大手法一起应用能疏风解表、止头痛。

2. 发汗四大手法

掐心经、内劳宫3~5次，再重揉太阳50~100次，后掐揉二扇门200~400次。

3. 常用固表手法

补脾经、补肾经、揉肾顶等，100~500次，能益气固表。

4. 小儿泄泻四大手法

揉脐、摩腹、推上七节骨、揉龟尾，100~300次，能涩肠止泻。

5. 小儿保健四大手法

补脾经、摩腹、揉足三里、捏脊。捏脊3~6次，其他100~500次。

【背景知识】

1. 小儿的生理特点

（1）*脏腑娇嫩，形气未充*：脏腑即五脏六腑。形是指形体结构，即四肢百骸，筋肉骨骼，精血津液等。气指的是生理功能活动，如肺气、脾气等。小儿时期机体各器官的形态发育和生理功能都是不成熟和不完善的，五脏六腑的形和气都相对不足，尤其以肺、脾、肾三脏更为突出。历代医家把这种现象称为脏腑娇嫩，形气未充或"稚阳未充，稚阴未长"。这里的"阴"指体内精、血、津液等物质；"阳"是指体内脏腑各种功能活动。故"稚阴稚阳"的观点更充分说明了小儿无论在物质基础与生理功能上，都是不完善的。

（2）生机蓬勃，发育迅速：小儿处在不断的生长发育过程中，从体格、智力以至脏腑功能，均逐渐向完善、成熟方面发展。年龄愈小，生长发育的速度也愈快。古代医家把小儿的这种生理现象称为"纯阳"，所谓"纯阳"，是指小儿在生长的过程中，表现为生机旺盛，蓬勃发展，好比旭日之初生、草木之方萌，蒸蒸日上、欣欣向荣，并非说正常小儿是有阳无阴或阳亢阴亏之体。

"稚阴稚阳"和"纯阳之体"的两个理论观点，分别概括了小儿生理特点的两个不同方面。"稚阴稚阳"是指小儿机体柔弱，阴阳二气均较不足；后者则是指小儿生长发育迅速、生机蓬勃。

2. 小儿的病理特点

由于小儿自身特殊的生理特点，导致其病因与成人有所不同，以外感、食伤和先天因素居多，还和情志、意外伤害等因素相关。年龄越小越易感受六淫、疫疠邪气和乳食内伤。小儿心怯神弱，常见惊恐所伤。禀赋不健也是小儿常见病因。

（1）发病容易，传变迅速：由于小儿脏腑娇嫩、形气未充，加上寒暖不能自调，乳食不知自节，一旦调护失宜，则外易为六淫所侵，内易为饮食所伤。小儿运化功能尚未健全，而生长发育所需水谷精气，却较成人更为迫切，故常易为饮食所伤，出现积滞、呕吐、泄泻等证。患病后发展迅速，易出现高热惊风等证，疾病的寒热虚实非常容易互相转化，邪气易实而正气易虚。小儿寒热虚实的变化，比成人更为迅速而错综复杂。

（2）脏气清灵，易趋康复：虽然小儿在病情发展、转归过程中，有传变迅速，病情易转恶化的一面，但小儿为"纯阳之体"，生机蓬勃，活力充沛，脏气清灵，反应敏捷，且病因单纯，较少惊恐之外的情志伤害。患病以后，经过及时恰当的治疗及护理，病情好转比成人快，容易恢复健康。

3. 小儿推拿常用穴位

（1）头面部穴位：小儿头面部推拿常用穴位的定位见表12－2。

表12－2　　　　　　　　　　　小儿头面部推拿常用穴位

序号	穴位名称	位置
1	天门（攒竹）	二眉之间至前发际成一直线
2	坎宫（眉弓）	自眉头起沿眉与眉梢成一横线
3	眉心	两眉中间
4	山根	两目内眦之间
5	年寿	山根穴下，准头穴上，鼻上高骨处
6	准头	鼻子尖
7	颊车（牙关）	耳下1寸，下颌骨凹陷上方的咬肌中

续表

序号	穴位名称	位置
8	太阳	眉梢与眼外眦向后约1寸凹陷处
9	囟门（泥丸穴）	前发际正中直向上2寸，百会穴前凹陷中
10	耳后高骨	耳后入发际，高骨下凹陷中
11	天柱骨（颈骨）	颈后发际正中至大椎穴，沿着颈椎棘突成一直线

（2）胸腹部穴位：小儿胸腹部推拿常用穴位的定位见表12-3。

表12-3　　　　　　　　　　小儿胸腹部推拿常用穴位/部位

序号	穴位/部位名称	位置
1	乳旁	乳头外旁开0.2寸
2	胁肋	腋中线上，自腋窝正中向下至肚脐天枢
3	腹	肋弓下缘，肚脐之上
4	脐	肚脐
5	丹田	小腹正中脐下2~3寸
6	肚角	两肋直下，脐旁开2寸大筋
7	七节骨	第4腰椎棘突至尾骨端成一直线

（3）上肢部穴位：小儿上肢部推拿常用穴位的定位见表12-4。

表12-4　　　　　　　　　　小儿上肢部推拿常用穴位/部位

序号	穴位/部位名称	位置
1	脾经	拇指桡侧自指尖至指根（另一说法在拇指末节罗纹面），属面状、线状相结合穴位
2	肝经	食指末节罗纹面
3	心经	中指末节罗纹面
4	肺经	无名指末节罗纹面
5	肾经	无名指末节罗纹面
6	大肠	食指桡侧缘，自食指端至虎口成一直线
7	小肠	在小指尺侧边缘，自指端到指根，成一直线
8	四横纹（四缝）	掌侧食、中、无名、小指近节指间关节横纹处
9	板门	掌侧大鱼际肌腹中央。属面状穴位
10	内劳宫	掌心中央，屈指时中指、无名指之间中点
11	小天心（鱼际交）	在掌根、大、小鱼际交接之凹陷中
12	总筋	掌后腕横纹中点
13	大横纹（手阴阳）	掌侧腕横纹桡侧纹头尽端称阳池，尺侧纹头尽端称阴池
14	十宣	两手十指指尖，指甲与白肉际处
15	二扇门	手背部，中指掌指关节两侧凹陷处
16	二马	手背部，无名指与小指掌指关节之间

序号	穴位/部位名称	位置
17	外劳宫	在手背部中央、与内劳宫穴相对
18	三关	前臂桡侧，阳池至曲池成一直线
19	六腑	前臂尺侧，自阴池至肘部少海成一直线
20	天河水	前臂正中，总筋至洪池（曲泽）成一直线

（4）下肢部穴位：小儿下肢部推拿常用穴位的定位见表 12-5。

表 12-5   小儿下肢部推拿常用穴位/部位

序号	穴位/部位名称	位置
1	箕门	大腿内侧、膝盖上缘至腹股沟成一直线
2	血海（百虫）	膝上内侧，肌肉丰厚处
3	膝眼	膝盖两旁凹陷中
4	足三里	外侧膝眼下 3 寸，股骨外侧约一横指处
5	三阴交	内踝尖直上 3 寸处
6	解溪	踝关节前横纹中点，两筋之间凹陷处
7	大敦	足大趾外侧爪甲根与趾关节之间
8	丰隆	外踝尖上 8 寸，股骨前缘外侧 1.5 寸，胫腓骨之间
9	委中	腘窝中央，两大筋间
10	后承山（鱼肚）	腓肠肌腹下陷中
11	涌泉	足掌心前 1/3 凹陷处

【实训要点】

1. 小儿推拿的适用对象

年龄越小的小儿治疗疗效越好，传统小儿推拿主要用于 6 岁以下的儿童，6~12 岁的儿童可配合脏腑点穴法，也可参照成人推拿手法进行推拿。

2. 小儿推拿的特定穴位及分布

（1）小儿推拿的特定穴位：呈点、线、面分布。小儿推拿特定穴位不仅有如孔穴点状的特点，还有线状（如三关，六腑）和面状（如腹，五指节）等穴位分布。

（2）小儿推拿常用的特定穴位大多数分布在头面和四肢，以两手居多，这样便于取穴和进行手法治疗。

3. 小儿推拿的手法特点

（1）手法要点：小儿推拿动作宜深透有力、均匀柔和、平稳着实、轻重适宜。临床上强度、时间（次数）要根据患儿的性别、年龄、病情以及手法和穴位的特点，灵活运用。强刺激的手法只需 3~5 次，弱刺激手法每穴在 300 次左右。

（2）在进行小儿推拿时，常根据病情需要，配合不同的介质，目的是润滑患儿皮肤，防止擦伤，并提高疗效。

（3）推拿顺序：①先推头面部穴位，再依次推上肢、胸腹、背腰、下肢部穴位；②先推主穴，后推配穴。若应用刺激手法，如掐、拿、捏等，应在最后进行操作以防患儿哭闹不予配合，影响治疗与操作。若选取手及前臂穴、部位，可选任何一侧手臂进行操作，前人有男左女右的说法，但临床证明并无明显差别，故在应用时以操作方便为原则。一般习惯推左侧，如五经穴、八卦穴、脾经穴，其他部位可取双侧穴位，如太阳、迎香、脾俞、胃俞、足三里等。

（4）小儿推拿的手法补泻：小儿推拿手法有补泻和平补平泻之法，手法的补泻主要与用力的轻重、操作的速度、方向有关。一般认为，用力轻、速度慢、顺经方向（有些特定穴有它独特的补泻方向）的手法为补法；反之，用力重、速度快、逆经方向的手法为泻法。若用力和速度在以上两者之间，往返方向的手法为平补平泻。一般小儿推拿的速度以每分钟150~200次为宜。

（5）小儿推拿的特有手法：小儿推拿特有的手法是掐法与运法，与成人手法不同的手法是推法、掐法、捏法、运法，其中同名不同操作的是推法、捏法。

（6）小儿推拿的时间和间隔：应依据患儿病情轻重、年龄大小、体质强弱灵活掌握。一般婴幼儿推拿治疗的时间稍短，每次治疗时间是5~10分钟，稍大的小儿按摩1次的时间为10~20分钟，若治疗慢性疾病如佝偻病、小儿麻痹后遗症等，时间可适当延长到20~30分钟，可每日或隔日进行治疗1次。若患儿患急性病如高热、腹泻严重者，每日可推拿3~5次。慢性病一般10次为1个疗程。

4. 小儿推拿的注意事项

（1）小儿推拿处方：小儿推拿治病，要辨证选穴，只要辨证选用穴位与手法准确，一般较少发生不良反应。

（2）小儿疾病发展迅速，要尽早明确诊断，防止贻误病机，病情发生传变，若将推拿手法配合食疗、药物等方法，可提高治疗效果。

（3）因小儿"脾常不足"，故在选穴推拿时要兼顾脾胃，脾胃之气旺盛，疾病则易于康复。

【实训小结】

本章主要介绍了小儿的生理病理特点，小儿推拿常用的单式手法、复式手法及不同推拿手法的操作要点与动作要领，还介绍了小儿推拿的常用治疗与保健穴位。

【思考与练习】

1. 试述捏脊疗法的作用及操作方法。
2. 小儿外感常用的手法有哪些？
3. 试举出2~3个小儿推拿特有的穴位。

（张玉苹）

第十三章　部位保健按摩的常用方法与技能

【实训内容】

学习身体不同部位的保健按摩方法。

【实训要求】

要求掌握头面部、上下肢、躯干等部位的保健按摩。

【重点与难点】

涉及的具体穴位要求腧穴定位准确，手法要求熟练运用。

【学习方法】

教师演示，学生在自己身体相应部位实践操作。

【实训操作】

一、本章涉及的推拿按摩手法

1. 搓法

用双手的掌面夹住身体的一定部位，相对用力作快速搓揉，同时上下往返的方法称为搓法。

2. 擦法

用手掌紧贴皮肤，稍用力下压并作上下或左右直线往返摩擦，使之产生一定的热量，称为擦法。

3. 摩法

用食、中、无名指末节罗纹面或以手掌面附着在体表的一定部位上，作环形而有节律的抚摩，称为摩法。其中以指面摩动的称指摩法，用掌面摩动的称掌摩法。

4. 按法

用手指或手掌面着力于体表一定部位或穴位上，逐渐用力下压，称为按法。在临床上有指按法和掌按法之分。

5. 揉法

用大鱼际、掌根，或手指罗纹面吸附于一定的治疗部位，作轻柔缓和的环旋运动，并带动该部位的皮下组织，称之为揉法。以大鱼际为力点，称鱼际揉法；以掌根为力点，称掌根揉法；以手指罗纹面为力点，称指揉法。

6. 叩法

用虚拳、合掌或侧掌轻轻叩击体表，称为叩法。叩法力量较击法为轻，分虚拳叩、合掌叩、侧掌叩三种。

7. 抹法

用拇指指腹或手掌面紧贴皮肤，略用力作上下或左右缓慢的往返移动。常用于头部、颈项及胸腹部。

8. 拿法

用拇指和食、中二指或其余四指相对用力提捏或揉捏某一部位或穴位，称为拿法。

9. 点法

以屈曲的指间关节突起部分为力点，按压于某一穴位上，称为点法。它由按法演化而成，可属于按法的范畴。

10. 捻法

用拇指的罗纹面与食指的罗纹面或食指桡侧缘相对捏住所需治疗部位，稍用力作对称的如捻线状的快速捻动，称为捻法。

11. 拍法

用手指指腹或手掌着力，五指自然并拢，掌指关节微屈，使掌心空虚，然后以虚掌有节律地拍击治疗部位，称为拍法。

二、头面部推拿按摩

（一）浴面

1. 操作方法

双手对掌，快速反复摩擦约30秒，令手掌发热。将搓热的双手从面部下方由下向上、由中间向外周按摩面部，在按摩到上方外侧的时候，手掌不要过度将皮肤向下搓，以防止面部皮肤下垂。按摩频率可每分钟20～30次，以面部自觉微热、面色微红为度。在按摩的过程中，如果手掌的温热程度明显降低，此时可再次摩掌，令其发热后再摩面。一般每次可按摩3～5分钟。注意：面部按摩施力要轻柔。如面部有炎症、外伤、溃疡和其他一些病变时，不要轻易按摩，防止感染扩散，加重病情。为达到更好的按摩效果，建议在实施面部按摩前先做洁面。

2. 作用

面部自我按摩是颜面保健美容的重要方法，可增强皮肤和皮下组织的血液循环，促进面部皮肤的新陈代谢，有助于消除衰老的上皮细胞，改善皮肤的营养状态，保持面部皮肤的弹性和张力。长时间应用可行气活血，濡养面部肌肤，能够使面部皮肤润泽，减少皱纹出现，促进已有的皱纹舒展，有预防、延缓颜面皮肤老化的作用。

（二）眼睛

1. 操作方法

（1）按揉眼眶：以双手中指的指腹分别按揉双侧丝竹空、瞳子髎、四白、承泣、睛明等眼部周围穴位，以出现局部酸胀感为佳，每个穴位按揉 1 分钟。

（2）刮目：双手握空心拳，按压在上眼眶，虎口张开，大拇指指腹按压在太阳穴处。用双手食指中节的桡侧缘沿着眼眶的上、下缘轻刮，要覆盖到上下眼睑。注意：按压上眼眶时不可用力按压眼球，否则会出现视物模糊等症。

（3）熨目：对掌，快速摩擦双掌令掌心发热。两眼微闭，将两手的劳宫穴覆盖到双侧眼球上热熨双目。如掌心温度降低，可再摩掌，再熨目。注意：不要用力按压眼球，以免睁眼后视物模糊。

（4）运目：①全身放松，两眼微闭。双眼沿着顺时针方向转动 9 次，再沿着逆时针方向转动 9 次。转动眼球的速度不宜过快，应匀速，转动充分。运目后睁开双眼向远处眺望。②先闭目，眼球沿着水平方向先从左向右，再从右向左，各水平滑动 10 次，速度不宜过快，保持匀速；睁眼，双眼球依次看左上角→左下角→右上角→右下角，按此顺序反复 10 次。极目远眺自然界物体，以绿色、蓝色等为佳，一般 1～2 分钟。

眼部按摩可在早晚睡觉前进行，也可在白天工作、学习等长时间用眼后做，以缓解眼疲劳。一般每用眼 1 小时应做眼球的相关活动，以保护视力。

2. 作用

通过按摩眼部及眼球自身的运动，能够促进眼部的血液循环，增强眼部肌肉的力量，保持眼球的灵活性，调节眼球功能，改善眼周的营养状态，缓解眼部疲劳。对于保护视力、纠正近视和远视、防治眼部疾患均具有一定作用。

（三）耳朵

1. 操作方法

（1）搓耳：将双手掌心快速摩擦搓热，将掌心按于两侧耳郭，上下反复摩擦耳郭，然后转到耳郭背面，上下摩擦耳根、乳突部位。按摩到两耳潮红、发热为度。

（2）咽鼓管吹张法：先将鼻腔内的涕液清除。用一只手的拇指和食指、中指捏住鼻孔，闭口，腹部微用力，鼓动气体进入鼻咽部，通过内压的改变，迫使空气窜入咽鼓管并向外运动，在听见"轰"的一声之后觉得耳内发胀即可。此法能通畅咽鼓管，活动鼓膜，对于鼓膜塌陷的患者尤为适宜，常用于治疗耳胀、耳闭等。注意：咽鼓管吹张法禁用于急性上呼吸道感染患者，鼻炎患者应谨慎应用，避免涕液流窜入耳，造成感染。

（3）按摩鼓膜：①将双手的中指或食指插入外耳道，手指向各方向轻轻摇动，排出外耳道内的空气，然后突然向外拔出手指，反复 3～5 次；②用两手中指或食指按压耳屏，盖住外耳道口，并反复地一按一放，重复数十次。注意：按摩鼓膜时要保持手指清洁，如果耳道内生疖肿时则不适用本方法。按摩鼓膜对于防治耳胀、耳闭、鼓膜内陷、耳鸣、耳聋都有一定作用。

（4）鸣天鼓：又称为"击探天鼓"和"抱耳弹枕"。全身放松，双眼微闭，肘部弯曲，双臂抬起。将两手掌心紧贴两耳，将双手的食指、中指、无名指、小指对称横按在头的枕部，两中指指尖相碰触，拇指自然贴在耳后部。将食指翘起叠放在同侧的中指上，然后双手的食指从中指上用力向下滑动，重重地叩击在枕部。做此动作时，耳内可听见洪亮、清晰、状如击鼓的声音。先左手叩击左侧枕部 24 次，再右手叩击右侧枕部 24 次，然后两手同时叩击双侧枕部 48 次。叩击力度由轻到重。长期坚持本法有助于聪耳明目、醒脑强志、强壮元气。

（5）按压耳穴：①用双手食指指腹按压耳穴，耳穴部位可参照第四章"耳穴压籽"的相关内容。每个耳穴每日按压 3～5 次，每次每部位 10 下。②用双手的拇指和食指指腹对捏耳穴，部位同上，每日对按 3～5 次，每次 10 下。本法如配合耳穴压籽，效果更佳。

2. 作用

耳为宗脉之所聚，由于全身经脉直接或间接循行交汇于耳，使耳与全身脏腑、组织、器官有着密切的联系，并在耳郭上有与脏腑、器官相应的敏感点。通过耳部按摩，能够通畅经络，促进耳部的血液循环，改善全身脏腑、器官的机能状态，对于防治耳膜塌陷、耳聋、耳鸣、耳胀、耳闭等病证，以及聪耳明目、健脑等都有一定作用。

（四）鼻子

1. 操作方法

（1）拉鼻：清除鼻腔内涕液。用一手的拇指与食指夹住鼻根两侧，从上向下用力下拉，每次 10 下。注意：下拉部位是鼻根部而非鼻翼两侧，否则容易造成呼吸困难。

（2）擦鼻：①将双手大鱼际互相摩擦至发热，按压于鼻的两侧，从鼻根至鼻翼旁边的迎香穴，上下反复快速摩擦，至鼻部皮肤微红、发热为度；②用两手大拇指的指背中间关节按压于鼻部，沿着鼻梁两侧上下摩擦，至鼻部皮肤微红、发热为度；③将一手食指中节置于鼻梁上，用手指中节从上向下刮鼻梁，每次 10 下；④一手的食指、中指、无名指三指并拢放置于鼻尖上，反复快速摩擦鼻尖至皮肤微红、发热为度，每次约 2～3 分钟。

（3）按摩鼻内：将一手的拇指和食指分别伸入左右两侧鼻孔，夹住鼻中隔软骨，轻轻向下拉 10 次。注意：保持手指清洁，如鼻腔内有涕液宜先清除。

2. 作用

鼻部按摩可增强鼻部气血运行，提高鼻部皮肤弹性，增加皮肤的光泽度，提高鼻内黏膜的抗病能力。对于防治感冒、鼻炎，增强鼻部耐寒能力等具有一定作用。

（五）头部

1. 操作方法

（1）按揉百会：用手指中指的指腹先对着百会穴点按约 1 分钟，然后按揉百会穴 3 分钟。

（2）摩顶：双手对掌快速摩擦，令手掌发热为度。用一手的手掌心对着头顶摩顶 3 分钟。注意：速度不宜过快，不要用力按压，摩顶的时候颈椎要保持正直、放松状态，头不要转动。

（3）叩击头部：用十指指端在头部进行轻轻地、有节律的叩击，叩击部位既可随意选择，又可按照头部经络循行路线叩击，时间约 2 分钟。

2. 作用

头部按摩可以改善头部血液循环，通一身之阳气，令人神清气爽，精力充沛。对于防治头痛、头晕等头部疾患，以及健脑益智、乌发、防治脱发等具有一定作用。

三、上下肢推拿按摩

（一）上肢

1. 操作方法

（1）揉拿上肢：以拇指和其余四指分别揉拿对侧上肢的内侧、前侧、外侧和后侧，从上向下，循上肢经脉循行路线揉拿效果更佳。使用的力量应柔和，速度均匀，不能用力过度，避免出现不适感。每侧上肢揉拿 5 遍。

（2）擦上肢：用手掌摩擦对侧上肢，按照外侧、前侧、内侧、后侧的顺序，从上到下反复摩擦，令局部皮肤微红、发热为度。每个部位按摩约 3 分钟。

（3）叩上肢：先用左手握空拳，叩击右上肢，按照外侧、前侧、内侧、后侧的顺序，由上到下叩击。再用右手叩击左侧上肢。每侧上肢叩击 3 遍。

（4）揉穴位：先以左手拇指或食指、中指指腹依次点揉右上肢肩井、肩髃、曲池、手三里、内关、外关、合谷、劳宫等穴位，再用右手点揉左上肢。每个穴位点揉 1 分钟。

（5）理五指：以拇指、食指、中指揉捻对侧手指，从近端向远端揉捻，先揉捻手指两侧，再揉捻背侧和掌侧。每手指揉捻 3~5 遍后，拔伸五指 3 遍。

（6）运肩：全身放松，两手叉腰，两侧肩关节先一耸一沉活动 20 次，然后向前旋肩 10 次，再向后旋肩 10 次。可站立进行，也可坐位进行。

（7）摇腕：双手十指交叉互握，做腕关节环旋摇动 3 分钟。旋转要充分。

（8）点按劳宫：双手握拳，中指对着劳宫穴，双拳一握一松，中指对着劳宫穴进行点按。不拘时、不限次数，一般可每次进行 3 分钟。

2. 作用

按摩上肢可促进上肢及手部末梢血液循环，改善上肢肌肉、韧带及关节囊的血液供应，增强上肢肌肉力量和关节灵活性。且手三阴经三阳经循行经过上肢，通过推拿按摩，可以促进经脉气血运行，对于调节脏腑功能，改善经脉循行部位疾患有一定作用。

另外，通过对穴位的点按，对于身体的某些疾病具有一定的防治作用。上肢功能障碍的患者经常做此类按摩，对于改善功能障碍十分重要。

（二）下肢

1. 操作方法

（1）揉拿下肢：患者坐位，下肢自然弯曲。用揉法按揉下肢的前侧，用拿法拿下肢的后侧。力量应柔和，速度均匀，每侧下肢揉拿3遍。

（2）搓下肢：患者坐位，俯身，用两手抱住一侧大腿根部，向足踝方向实施搓法，速度宜快。每侧下肢做3遍。

（3）擦下肢：患者坐位，下肢自然弯曲。两手搓热，抱住一侧大腿，擦外侧、内侧、前侧、后侧和足背，上下反复摩擦，令局部皮肤微红、发热为度。做此按摩时可将下肢分节段进行，不必每次都从大腿根部进行到足，但不要忽视了节段间衔接部位的按摩。

（4）叩下肢：用两手手掌的尺侧轻轻叩击双侧下肢的外侧、前侧、内侧、后侧。每侧下肢叩击3遍。

（5）揉穴位：以两手拇指或食指、中指二指点揉下肢双侧风市、伏兔、血海、阳陵泉、内外膝眼、足三里、三阴交、太溪、昆仑。每穴大约1分钟。

（6）摩髌骨：将两手掌搓热，分别按压在两侧髌骨上，先顺时针后逆时针方向按摩髌骨，每个方向按摩50次。以局部产生温热感为佳。

（7）擦涌泉：双手搓热，用手掌推擦一侧涌泉穴，令局部产生温热为度。然后进行另一侧。于每晚温水泡脚后按摩，效果更佳。摩擦的同时也可配合涌泉穴的点压。

（8）捻足趾：用拇指、食指和中指揉捻足趾，从近端向远端揉捻，先揉捻两侧，再揉捻背侧和掌侧。每个足趾揉捻3~5遍。揉捻结束后拔伸足趾3遍。

2. 作用

下肢是足三阳经和三阴经循行的地方，推拿按摩下肢可以改善下肢经脉气血运行，调节脏腑功能；能够促进下肢血液循环，促进静脉回流，预防下肢静脉血栓形成；能够增强下肢肌肉的力量，使髋、膝、踝关节强健有力，对于防治某些疾病具有一定作用。坚持对下肢进行推拿按摩，可改善关节活动范围，避免关节僵硬，使人步履灵活、矫健。对于骨性关节炎、风湿、下肢肌肉萎缩、中风偏瘫等症均有一定治疗作用。

四、躯干部推拿按摩

（一）胸胁部

1. 操作方法

（1）擦胁肋：将双手搓热，沿着胁肋两侧上下摩擦3分钟，速度宜快，以局部发热为宜。再自上向下搓两胁3分钟。

（2）揉擦胸部：①将双手搓热，用双手掌自上而下揉擦胸部数遍，以局部发热为宜，时间大约3分钟；②单掌自胸骨柄向下至剑突部，从上至下平擦，以局部发热为度，时间大约 3 分钟。做此按摩时以卧位为佳，便于施术。

（3）拍胸：用虚掌自锁骨下缘，沿着乳中线至第七肋骨上缘拍击胸部。左右两侧各拍击 20 次。注意：拍胸的力度不宜过大。

2. 作用

按摩胸胁部可令百脉通畅，五脏安和。对于情志郁结、胸胁满闷、胁肋疼痛、消化不良等症有一定的防治效果。

（二）腹部

1. 操作方法

（1）点揉腹穴：用中指指端点揉中脘、下脘、天枢、气海、关元各 1 分钟。要有一定力度。

（2）摩全腹：将双手搓热，然后双手上下重叠置于腹部，男性左手在下，女性右手在下。用掌心绕脐周按顺时针方向由小到大转摩 36 周，再逆时针方向由大到小绕脐周转摩 36 周。以局部透热为佳。

（3）摩小腹：将双手搓热，然后双手上下重叠置于关元穴，男性左手在下，女性右手在下。以关元穴为中心，按照顺时针方向与逆时针方向各摩小腹 36 周。

（4）推抹任脉：将双手搓热，用一手的大鱼际或全掌沿着胸骨柄向下沿着任脉推抹至中极穴。体型较肥胖者，可将两手重叠并稍施加压力，向下推抹。以局部发热为度。

（5）擦少腹：将双手搓热，用双手的小鱼际由两侧的髂前上棘向耻骨联合方向快速摩擦，以局部透热为度。时间约 3 分钟。

2. 作用

按摩腹部可培补元气，调整脏腑功能，增强脏腑机能，增强脾胃运化，调畅腹部气机，并能增强胃肠蠕动，促进消化吸收，通调二便。经常按摩腹部，对于治疗消化系统、妇科、男科疾病以及减肥均有一定辅助作用。

（三）背部

1. 操作方法

捶背：一手握空拳，至背后，自上而下沿脊背轻轻捶打至腰骶部，捶打时，身体可稍前倾。连续捶打 5 次。

2. 作用

通过敲击背部，能够促进背部经脉气血运行，帮助背部肌肉放松，可以缓解背部肌肉紧张、酸痛、僵硬，对于防治肩背部疼痛具有一定作用。

（四）腰部

1. 操作方法

（1）轻叩命门：手握空拳，拳眼对准命门穴，以拳眼处轻叩命门穴 3 分钟。注意：叩打时力量不要过大。

（2）按揉命门：两手拇指屈曲，用指间关节突起部位按揉肾俞、命门、腰阳关各 1 分钟。

（3）擦腰骶：将两手搓热，以两手掌沿着两侧腰骶部的膀胱经第一侧线从上到下摩擦，以局部透热为度。一般摩擦 3 分钟。摩擦速度宜快。

（4）擦尾闾：两手搓热，将其中一手手掌置于脊柱正中腰骶部位置，上下快速沿着腰骶部摩擦至尾闾，以局部透热为度。一般摩擦 3 分钟。摩擦速度宜快。

2. 作用

此法主要刺激督脉、膀胱经，具有温补肾阳、强健腰膝、固精止带、舒筋活血的功效。对腰部冷痛、遗精、阳痿、带下、腰膝酸软等均有良好的治疗效果，对腰部有良好的日常保健作用。

【背景知识】

本章涉及穴位见表 13 - 1。

表 13 - 1　　　　　　　　　　　　　保健按摩常用穴位

部位	序号	穴位	位置
头面	1	丝竹空	眉梢外侧凹陷处
	2	瞳子髎	目外眦旁，当眶外侧缘处
	3	四白	瞳孔直下，当眶下孔凹陷中
	4	承泣	瞳孔直下，当眼球与眶下缘之间
	5	睛明	目内眦角稍上方凹陷处
	6	百会	头顶正中线与两耳尖连线的交点处
上肢	1	肩井	肩上，前直乳中，当大椎穴与肩峰端连线的中点上
	2	肩髃	臂外展或平举时，当肩峰前下方凹陷处
	3	曲池	屈肘，当肘横纹外端与肱骨外上髁连线的中点
	4	手三里	前臂背面桡侧，当阳溪与曲池连线上，肘横纹下 2 寸
	5	内关	前臂正中腕横纹上 2 寸，桡侧屈腕肌腱同掌长肌腱之间
	6	外关	前臂背侧，当阳池与肘尖的连线上，腕背横纹上 2 寸，尺骨与桡骨之间
	7	合谷	手背第 1、2 掌骨间，当第 2 掌骨桡侧的中点处
	8	劳宫	手掌心，当第 2、3 掌骨之间偏于第 3 掌骨，握拳屈指的中指尖处
下肢	1	风市	大腿外侧部的中线上，当腘横纹水平线上 7 寸。简便定位法：直立，手自然下垂于体侧，中指尖所处处即是
	2	伏兔	大腿前，髂前上棘与髌底外侧端的连线上，髌底上 6 寸
	3	血海	屈膝时位于大腿内侧，髌底内侧端上 2 寸
	3	阳陵泉	腓骨小头前下方凹陷处
	4	内膝眼	屈膝，在髌韧带内侧凹陷处
	5	外膝眼	即犊鼻穴。屈膝，在膝部，髌骨与髌韧带外侧凹陷中

续表

部位	序号	穴位	位置
下肢	6	足三里	外膝眼下3寸，胫骨外侧约1横指处
	7	三阴交	小腿内侧，足内踝尖上3寸，胫骨内侧缘后方
	8	太溪	足内侧，内踝后方，当内踝尖与跟腱之间的凹陷处
	9	昆仑	外踝后方，当外踝尖与跟腱之间的凹陷处
	10	涌泉	卷足时足前部凹陷处，约当足底第2、3趾缝纹头端与足跟连线前1/3与后2/3交点处
躯干	1	中脘	上腹部，前正中线上，当脐中上4寸
	2	下脘	上腹部，前正中线上，当脐中上2寸
	3	天枢	中腹部，肚脐水平线向左或右2寸处
	4	气海	下腹部，前正中线上，当脐中下1.5寸
	5	关元	下腹部，前正中线上，当脐中下3寸
	6	中极	下腹部，前正中线上，当脐下4寸
	7	命门	腰部后正中线上，在第2腰椎棘突下凹陷处
	8	肾俞	腰部当第2腰椎棘突下，旁开1.5寸处
	9	腰阳关	腰部后正中线上，在第4腰椎棘突下凹陷处
	10	尾闾	位于尾骨端与肛门连线的中点处

【实训要点】

1. 部位推拿按摩的注意事项

（1）过饥、过饱、极度疲劳、精神紧张、醉酒时不宜立即推拿。

（2）孕妇的腰骶部、腹部及臀部等均禁用手法。妇女月经期间的腰骶部、腹部穴位应慎用。

（3）年老体弱、久病体虚之人不宜进行强刺激。

（4）推拿按摩前应根据个体具体情况选择最适当的体位。

（5）手法要尽量轻柔，避免损伤。

（6）要经常修指甲，以免操作时损伤皮肤。

（7）适当选用推拿介质，如按摩膏等。

（8）皮肤有破损、溃疡等处禁止推拿按摩。

2. 特殊情况的处理

（1）在进行推拿按摩的过程中，如出现头晕、心悸、汗出等症状，应立即停止按摩，平卧或坐下休息，并分析造成这种情况的原因，对因处理。

（2）有心脑血管疾病的患者，每次推拿按摩的时间不宜过长，避免劳累诱发或加重病情。如在进行过程中出现心悸、胸闷、憋气、心前区疼痛等情况，应立即停止推拿，给予口服扩冠药物，并及时就诊。

【实训小结】

本章讲授了常用的推拿按摩手法，对机体进行分部位推拿按摩的保健方法，这些方法既可以让患者学会后自己进行操作，又可以由医生对患者进行操作，方法简便易行，经济、方便。同时又介绍了本章所涉及的常用穴位的定位及操作注意事项等。

【思考与练习】

1. 如何利用推拿按摩进行耳部保健？
2. 如何利用推拿按摩进行下肢保健？
3. 常用的保健要穴都有哪些？如何定位？

（张聪　舒秀明）

第十四章　徒手肌力评定的常用方法与技能

【实训内容】

以徒手肌力测定法为对象，学习肌肉力量评定的方法。

【实训要求】

1. 要求掌握肩、肘、腕、髋、膝、踝六大关节活动时相关肌肉力量评定的方法。

2. 掌握徒手肌力测定时的注意事项。

【重点与难点】

掌握关节全范围活动时的肌力测定是学习的重点，关节活动时具体需要哪些肌肉和神经参与是学习的难点。

【学习方法】

教师找学生做模特进行现场演示，让学生彼此间进行肌肉力量评定的练习。

【实训操作】

徒手肌力测定（manual muscle testing，MMT）及其分级方法是由美国矫形外科医生 Robert Lovett 于 1916 年提出的，以后经逐步修改完善，并广泛应用于临床外周神经损伤所致的各种肌力减退。检查时，要求受试者在特定的体位下完成标准动作，测试者同时通过触摸肌腹，观察肌肉的运动情况及对抗阻力的能力，来决定肌力的大小。

操作的一般程序是先将肢体置于适当体位，当待测的肌肉收缩时，使远端肢体在垂直面上做对抗自身重力的关节全范围运动。如能完成，则肌力为 3 级或 3 级以上；徒手在运动关节的远端施加阻力，根据其对抗阻力的大小来判定肌力为 4 级或 5 级；不能承受外加阻力者则仍为 3 级。如果不能对抗重力做关节全范围运动，则调整体位使肢体在水平面上运动，以消除重力的作用，在此条件下，能完成关节全范围运动者为 2 级肌力；如仅能看到或触摸到肌肉收缩，但不能引起关节运动，则为 1 级肌力；触不到肌肉收缩者为 0 级。

一、上肢肌肉力量评定

（一）肩关节

1. 肩关节屈曲

见表 14 - 1、图 14 - 1。

表 14 - 1　　　　　　　　　　　肩关节屈曲肌力检查

肌力等级	姿位	操作	评定
5 级	患者坐位，上肢自然下垂，前臂旋前	医生一只手固定患者肩胛骨，另一只手在肘关节处并向下施加阻力，嘱患者完成肩关节屈曲运动	能对抗充分阻力完成肩关节屈曲全关节活动范围运动
4 级	同上	同上	能对抗一定阻力完成以上运动
3 级	同上	同上	不能对抗阻力，但能对抗重力完成以上运动
2 级	侧卧位，被测肢体在上，腋下置一光滑平板	嘱患者肩关节在光滑平板上做水平位的屈曲运动	在排除自身重力的影响下，可完成肩关节屈曲全关节活动范围运动
1 级	仰卧位	嘱患者做肩关节屈曲运动，当患者试图屈曲肩关节时，医生触诊其上肢近端 1/3 处的三角肌前部纤维及喙肱肌	触诊部位有肌肉收缩
0 级	同上	同上	触诊部位无肌肉收缩

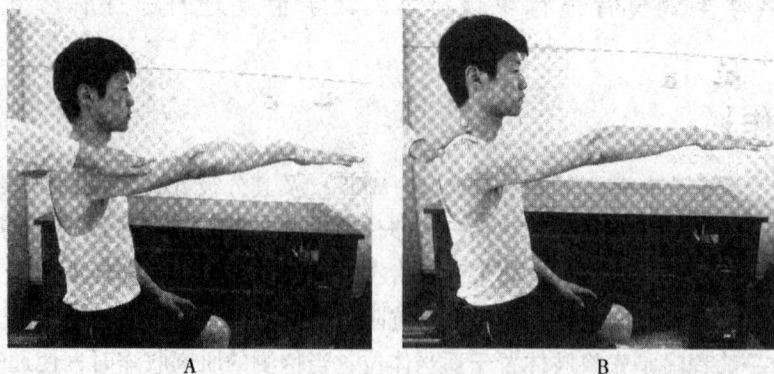

图 14 - 1　肩关节屈曲肌力检查

2. 肩关节伸展

见表 14 - 2、图 14 - 2。

表 14 - 2　　　　　　　　　　　肩关节伸展肌力检查

肌力等级	姿位	操作	评定
5 级	患者俯卧位，双上肢自然置于身体两侧，前臂旋前	医生一只手固定患者被检一侧的肩胛骨，另一只手于同侧肘关节处向下施加阻力，嘱患者完成肩关节伸展运动	能对抗充分阻力完成肩关节伸展全关节活动范围运动
4 级	同上	同上	能对抗一定阻力完成以上运动
3 级	同上	同上	不能对抗阻力，但能对抗重力完成以上运动
2 级	患者侧卧位，被测肢体在上，腋下置一光滑平板	嘱患者在光滑平板上做水平方向的肩关节伸展运动	在排除重力的影响下，可完成肩关节伸展全关节活动范围运动
1 级	患者俯卧位	嘱患者做肩关节伸展运动，当患者试图伸展肩关节时，触诊肩胛骨下缘的大圆肌、稍下方的背阔肌以及上臂后方的三角肌后部纤维	触诊部位有肌肉收缩
0 级	同上	同上	触诊部位无肌肉收缩

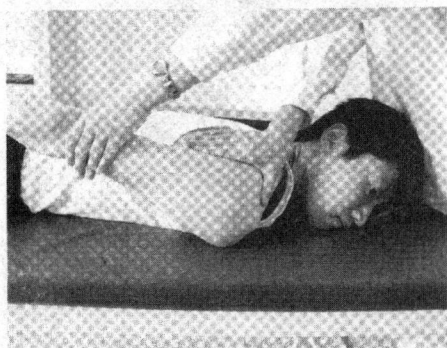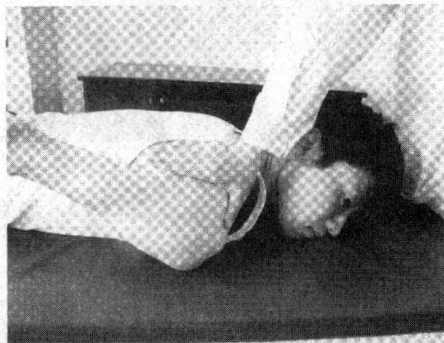

A　　　　　　　　　　　　　　B

图 14 - 2　肩关节伸展肌力检查

3. 肩关节外展

见表 14 - 3、图 14 - 3。

表 14 - 3　　　　　　　　　　　肩关节外展肌力检查

肌力等级	姿位	操作	评定
5 级	患者坐位，上肢自然下垂于身体两侧	医生一只手固定患者被检侧的肩胛骨，另一只手于肘关节处向下施加阻力，嘱其完成肩关节外展运动	能对抗充分阻力完成肩关节外展 90°
4 级	同上	同上	能对抗一定阻力完成以上运动

续表

肌力等级	姿位	操作	评定
3级	同上	同上	不能对抗阻力，但能对抗重力完成以上运动
2级	患者仰卧位	医生固定患者被检侧的肩胛骨，嘱其在光滑的水平台面上做肩关节外展运动	被检上肢能沿光滑的水平台面滑动完成肩关节外展90°
1级	同上	嘱患者做肩关节外展运动，当患者试图外展肩关节时，医生触诊三角肌中部（肱骨上 1/3 外侧面）、肩胛冈上窝处的冈上肌	触诊部位有肌肉收缩
0级	同上	同上	触诊部位无肌肉收缩

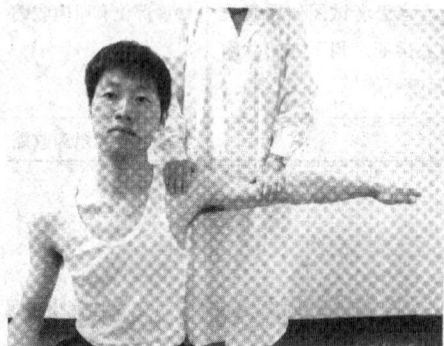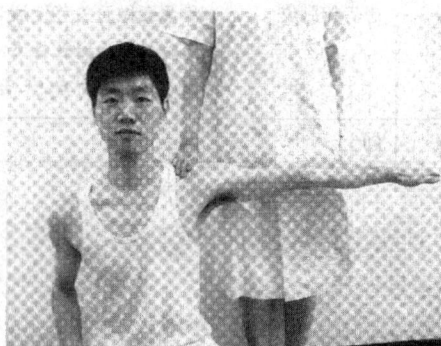

图 14 - 3　肩关节外展肌力检查

4. 肩关节水平外展

见表 14 - 4、图 14 - 4。

表 14 - 4　　　　　　　　　　　肩关节水平外展肌力检查

肌力等级	姿位	操作	评定
5级	患者俯卧位，肩关节外展 90°，上臂置于检查的水平台面上，前臂在台面边缘自然下垂	医生一只手固定患者被检侧的肩胛骨，另一只手于肘关节近端施加阻力，嘱其上臂尽力上抬做水平外展运动	能对抗充分阻力完成肩关节水平外展全关节活动范围运动
4级	同上	同上	能对抗一定阻力完成以上运动
3级	同上	同上	不能对抗阻力，但能对抗重力完成以上运动

续表

肌力等级	姿位	操作	评定
2级	患者坐位，肩关节外展90°，置于与腋窝同高的水平台面上，肘关节轻度屈曲	医生固定患者被检侧的肩胛骨，嘱其完成沿水平台面滑动的肩关节水平外展运动	能够达到肩关节水平外展全关节活动范围
1级	同上	嘱患者做肩关节水平外展运动，当患者试图水平外展肩关节时，医生触诊三角肌后部纤维	触诊部位有肌肉收缩
0级	同上	同上	触诊部位无肌肉收缩

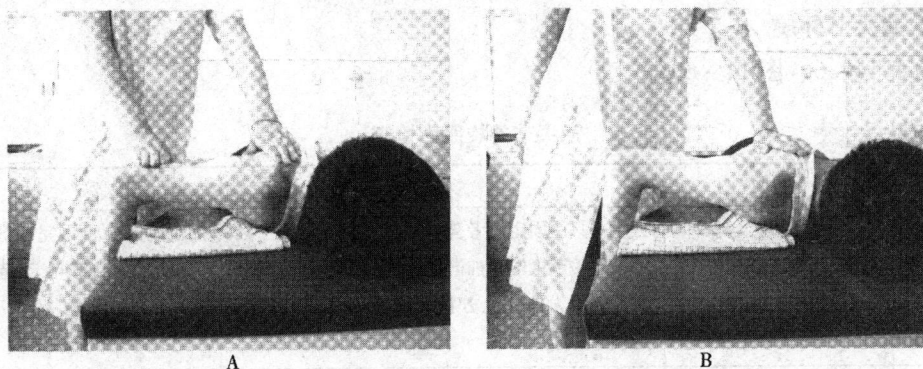

图 14 - 4　肩关节水平外展肌力检查

5. 肩关节水平内收

见表 14 - 5、图 14 - 5。

表 14 - 5　　　　　　　　　　肩关节水平内收肌力检查

肌力等级	姿位	操作	评定
5级	患者仰卧位，肩关节外展90°，肘关节屈曲90°	医生一只手固定患者被检侧的肩胛骨，另一只手于肘关节内侧施加阻力，嘱其以被检侧的上肢尽量做水平内收运动	能对抗充分阻力完成肩关节水平内收全关节活动范围运动
4级	同上	同上	能对抗一定阻力完成以上运动
3级	同上	同上	不能对抗阻力，但能对抗重力完成以上运动
2级	患者坐位，肩关节外展90°，置于与腋窝同高的水平台面上，肘关节屈曲90°	医生固定患者被检侧的肩胛骨，嘱其完成沿水平台面滑动的肩关节水平内收运动	能够达到肩关节水平内收全关节活动范围
1级	同上	嘱患者做肩关节水平内收运动，当患者试图水平内收肩关节时，医生触诊胸大肌	触诊部位有肌肉收缩
0级	同上	同上	触诊部位无肌肉收缩

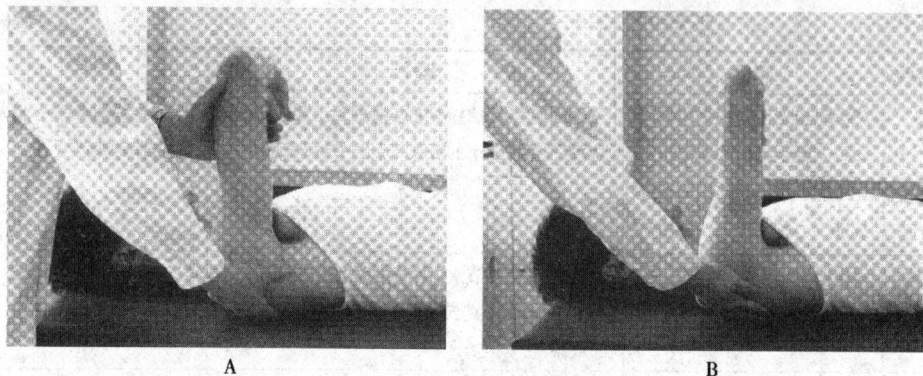

图14-5 肩关节水平内收肌力检查

6. 肩关节外旋

见表14-6、图14-6。

表14-6 肩关节外旋肌力检查

肌力等级	姿位	操作	评定
5级	患者俯卧位,肩关节外展90°,上臂置于检查的水平台面上,前臂在台面边缘自然下垂	医生一只手固定患者被检侧的肩胛骨,另一只手于腕关节近端施加向下的阻力,嘱其将被检侧前臂用力向前上方抬起以完成肩关节外旋运动	能对抗充分阻力完成肩关节外旋全关节活动范围运动
4级	同上	同上	能对抗一定阻力完成以上运动
3级	同上	同上	不能对抗阻力,但能对抗重力完成以上运动
2级	患者俯卧位,上肢在台边自然下垂,取内旋位	医生固定患者被检侧的肩胛骨,嘱患者做肩关节外旋运动	能完成肩关节外旋全关节活动范围运动
1级	同上	嘱患者做肩关节外旋运动,当患者试图外旋肩关节时,医生触诊肩胛骨外侧缘的小圆肌及冈下窝中的冈下肌	触诊部位有肌肉收缩
0级	同上	同上	触诊部位无肌肉收缩

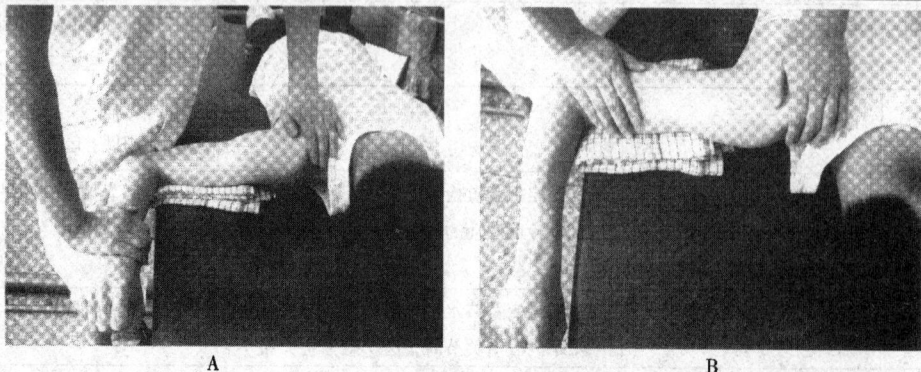

图14-6 肩关节外旋肌力检查

7. 肩关节内旋

见表 14 - 7、图 14 - 7。

表 14 -7 肩关节内旋肌力检查

肌力等级	姿位	操作	评定
5级	患者俯卧位，肩关节外展90°，上臂置于检查的水平台面上，前臂在台面边缘自然下垂	医生一只手固定患者被检侧的肩胛骨，另一只手于腕关节近端施加阻力，嘱其将被检侧前臂用力向后上方抬起以完成肩关节内旋	能对抗充分阻力完成肩关节内旋全关节活动范围运动
4级	同上	同上	能对抗一定阻力完成以上运动
3级	同上	同上	不能对抗阻力，但能对抗重力完成以上运动
2级	患者俯卧位，上肢在台边自然下垂，取外旋位	医生固定患者被检侧的肩胛骨，嘱患者完成肩关节内旋运动	能完成肩关节内旋全关节活动范围运动
1级	同上	嘱患者做肩关节内旋运动，当患者试图内旋肩关节时，医生触诊腋窝深部的肩胛下肌或胸大肌	触诊部位有肌肉收缩
0级	同上	同上	触诊部位无肌肉收缩

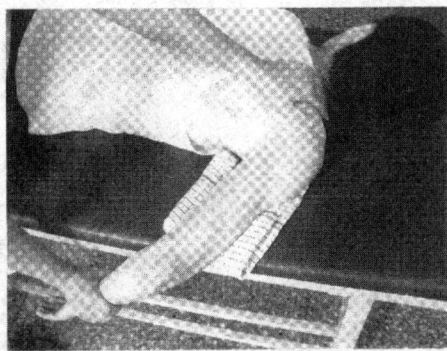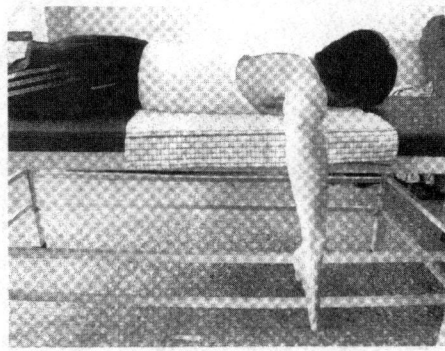

图 14 -7 肩关节内旋肌力检查

（二）肘关节

1. 肘关节屈曲

见表 14 - 8、图 14 - 8。

表 14 – 8　　　　　　　　　　　　　　　肘关节屈曲肌力检查

肌力等级	姿位	操作	评定
5级	患者坐位，上肢自然下垂于身体两侧，检查肱二头肌时前臂旋后，检查肱肌时前臂旋前，检查肱桡肌时前臂处于中立位	医生一只手固定患者被检侧的上臂，另一只手于腕关节近端施加阻力	能对抗充分阻力完成肘关节屈曲全关节活动范围运动
4级	同上	同上	能对抗一定阻力完成以上运动
3级	同上	同上	不能对抗阻力，但能对抗重力完成以上运动
2级	患者仰卧位，肩关节外展90°并外旋	医生固定患者被检侧的上臂，嘱其前臂在检查的水平台面上滑动完成肘关节屈曲运动	能完成肘关节屈曲全关节活动范围运动
1级	同上	嘱患者做肘关节屈曲运动，当患者试图屈曲肘关节时，医生于肘关节上方触诊肱二头肌，于肱二头肌下方内侧触诊肱肌，于肘下方前臂前外侧触诊肱桡肌	触诊部位有肌肉收缩
0级	同上	同上	触诊部位无肌肉收缩

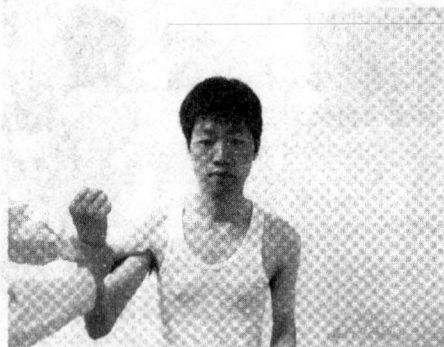
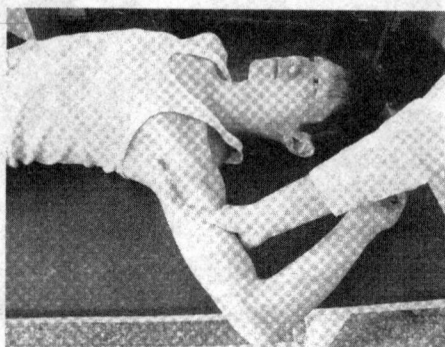

A　　　　　　　　　　　　　　　　　　　B

图 14 – 8　肘关节屈曲肌力检查

2. 肘关节伸展

见表 14 – 9、图 14 – 9。

表 14 – 9　　　　　　　　　　　　　　　肘关节伸展肌力检查

肌力等级	姿位	操作	评定
5级	患者坐位或仰卧位，肩关节屈曲90°，肘关节屈曲	医生一只手固定患者被检侧的上臂，另一只手于腕关节近端施加阻力，嘱患者尽力伸肘以完成肘关节伸展运动	能对抗充分阻力完成肘关节伸展全关节活动范围运动

续表

肌力等级	姿位	操作	评定
4 级	同上	同上	能对抗一定阻力完成以上运动
3 级	同上	同上	不能对抗阻力，但能对抗重力完成以上运动
2 级	患者坐位，肩关节外展90°，肘关节屈曲约45°，置于与腋窝同高的水平台面上	医生固定患者被检侧的上臂，嘱其前臂在水平台面上滑动完成肘关节伸展运动	能完成肘关节伸展全关节活动范围运动
1 级	同上	嘱患者做肘关节伸展运动，当患者试图伸展肘关节时，医生于鹰嘴近端触诊肱三头肌	触诊部位有肌肉收缩
0 级	同上	同上	触诊部位无肌肉收缩

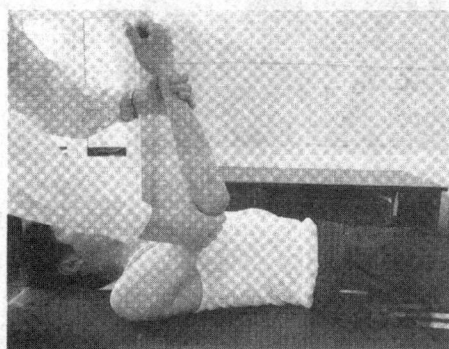 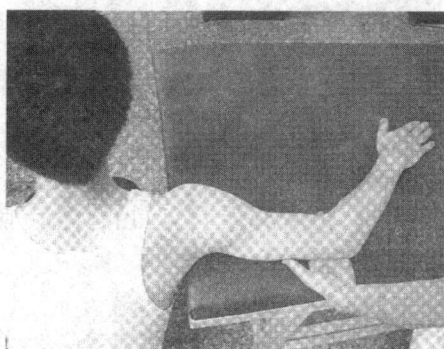

图 14-9　肘关节伸展肌力检查

3. 前臂旋后

见表 14-10、图 14-10。

表 14-10　　　　　　　　　前臂旋后肌力检查

肌力等级	姿位	操作	评定
5 级	患者坐位，上肢自然下垂于身体两侧，肘关节屈曲90°，前臂置于旋前位，手指放松握拳	医生一只手固定患者被检侧的上臂，另一只手于其前臂远端桡骨背侧及尺骨掌侧施加阻力，嘱其完成掌心向上的旋转运动	能对抗充分阻力完成前臂旋后全关节活动范围运动
4 级	同上	同上	能对抗一定阻力完成以上运动
3 级	同上	同上	不能对抗阻力，但能对抗重力完成以上运动

续表

肌力等级	姿位	操作	评定
2级	患者坐位，上肢自然下垂于身体两侧，肘关节伸直，前臂旋前	医生固定患者被检侧的上臂，嘱患者完成前臂旋后运动	能完成前臂旋后全关节活动范围运动
1级	同上	嘱患者做前臂旋后运动，当患者试图后旋前臂时，医生于前臂背侧的桡骨头下方触诊旋后肌，在肘关节前下方触诊肱二头肌	触诊部位有肌肉收缩
0级	同上	同上	触诊部位无肌肉收缩

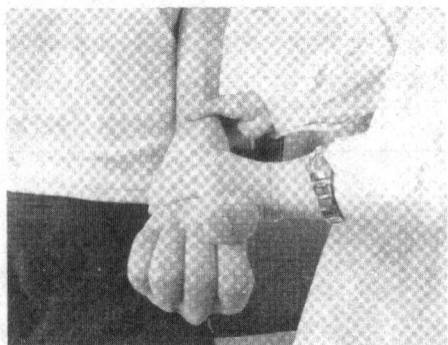 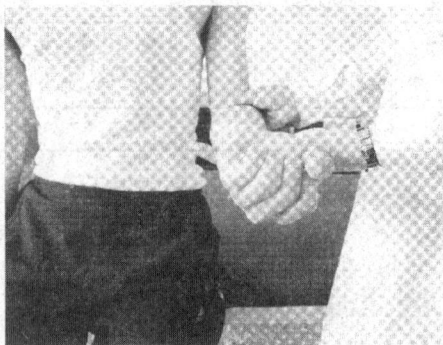

图14-10　前臂旋后肌力检查

4. 前臂旋前

见表14-11、图14-11。

表14-11　　　　　　　　　　　　前臂旋前肌力检查

肌力等级	姿位	操作	评定
5级	患者坐位，上肢自然下垂于身体两侧，肘关节屈曲90°，前臂旋后位，手指放松握拳	医生一只手固定患者被检侧的上臂，另一只手于其前臂远端桡骨掌侧及尺骨背侧施加阻力，嘱其完成掌心向下的旋转运动	能对抗充分阻力完成前臂旋前全关节活动范围运动
4级	同上	同上	能对抗一定阻力完成以上运动
3级	同上	同上	不能对抗阻力，但能对抗重力完成以上运动
2级	患者坐位，上肢自然下垂于身体两侧，肘关节伸直，前臂旋后	医生固定患者被检侧的上臂，嘱其做前臂旋前运动	能完成前臂旋前全关节活动范围运动
1级	同上	嘱患者做前臂旋前运动，当患者试图前旋前臂时，医生于前臂掌侧远端1/3处肱骨内上髁至桡骨外缘触诊旋前圆肌	触诊部位有肌肉收缩
0级	同上	同上	触诊部位无肌肉收缩

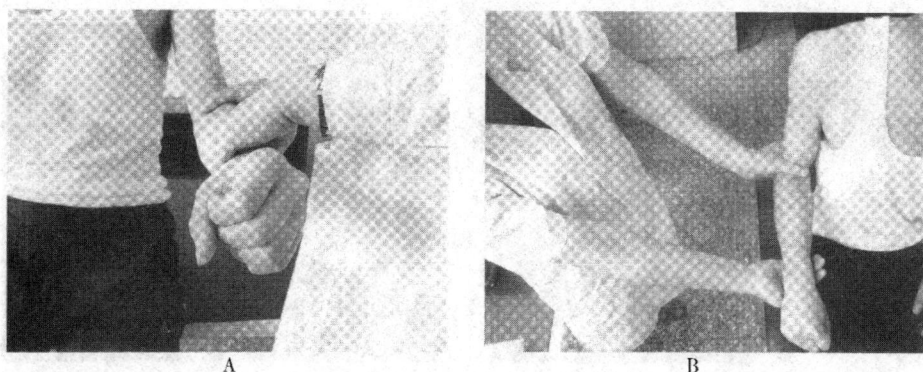

图 14 - 11 前臂旋前肌力检查

（三）腕关节

1. 腕关节屈曲

见表 14 - 12、图 14 - 12。

表 14 - 12 腕关节屈曲肌力检查

肌力等级	姿位	操作	评定
5 级	患者坐位、仰卧位均可，前臂旋后位，手指放松	医生固定患者被检侧的前臂，检查桡侧腕屈肌时，阻力施加于第 2 掌骨底部（向背侧、尺侧用力），检查尺侧腕屈肌时，阻力施加于第 5 掌骨底部（向背侧、桡侧用力），嘱其腕关节屈曲	能对抗充分阻力完成腕关节屈曲全关节活动范围运动
4 级	同上	同上	能对抗一定阻力完成以上运动
3 级	同上	同上	不能对抗阻力，但能对抗重力完成以上运动
2 级	患者坐位、仰卧位均可，前臂中立位，手尺侧缘置于检查的水平台面上	医生固定患者被检侧的前臂，嘱其在水平台面上滑动完成腕关节屈曲运动	能完成腕关节屈曲全关节活动范围运动
1 级	同上	嘱患者做腕关节屈曲运动，当患者试图屈曲腕关节时，医生触诊腕关节掌面桡侧的桡侧腕屈肌或关节掌面尺侧的尺侧腕屈肌	触诊部位有肌肉收缩
0 级	同上	同上	触诊部位无肌肉收缩

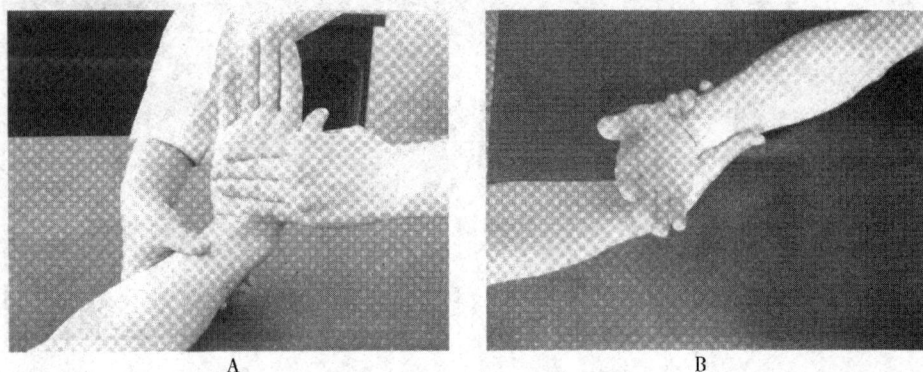

图 14 – 12　腕关节屈曲肌力检查

2. 腕关节伸展

见表 14 – 13、图 14 – 13。

表 14 – 13　　　　　　　　　　　　腕关节伸展肌力检查

肌力等级	姿位	操作	评定
5 级	患者坐位、仰卧位均可，前臂置于旋前位，手指放松	医生固定患者被检侧的前臂，检查桡侧腕长、短伸肌时，阻力施加于第 2、3 掌骨背侧、尺侧；检查尺侧腕伸肌时，阻力施加于第 5 掌骨背侧、桡侧，嘱其腕关节伸展	能对抗充分阻力完成腕关节伸展全关节活动范围运动
4 级	同上	同上	能对抗一定阻力完成以上运动
3 级	同上	同上	不能对抗阻力，但能对抗重力完成以上运动
2 级	患者坐位、仰卧位均可，前臂中立位，手尺侧缘置于检查水平台面上	医生固定患者被检侧的前臂，嘱其在水平台面上滑动完成腕关节伸展运动	能完成腕关节伸展全关节活动范围运动
1 级	同上	嘱患者完成腕关节伸展运动，当患者试图伸展腕关节时，医生于第 2、3 掌骨腕关节桡侧背面触诊桡侧腕长、短伸肌，于第 5 掌骨近端尺侧背面触诊尺侧腕伸肌	触诊部位有肌肉收缩
0 级	同上	同上	触诊部位无肌肉收缩

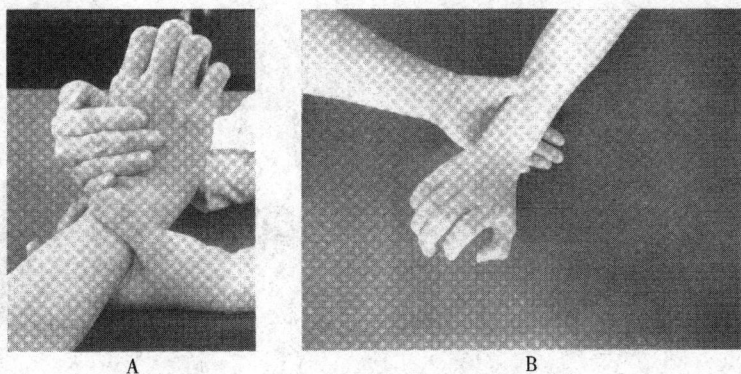

图 14 - 13 腕关节伸展肌力检查

二、下肢肌肉力量评定

（一）髋关节

1. 髋关节屈曲

见表 14 - 14、图 14 - 14。

表 14 - 14 髋关节屈曲肌力检查

肌力等级	姿位	操作	评定
5级	患者坐位，双侧大腿置于台面上，双小腿自然下垂，两手把持检查台边缘以固定躯干	医生一只手固定患者被检侧的骨盆，另一只手于膝关节上方施加阻力，嘱患者最大限度地屈曲髋关节	能对抗充分阻力完成髋关节屈曲全关节活动范围运动
4级	同上	同上	能对抗一定阻力完成以上运动
3级	同上	同上	不能对抗阻力，但能对抗重力完成以上运动
2级	患者侧卧位，双下肢间放一光滑平板，被检侧的下肢置于平板上并伸直，位于下方的下肢呈屈曲位	医生固定患者骨盆，嘱被检侧的下肢完成屈髋屈膝运动	在排除重力的影响下，能完成髋关节屈曲全关节活动范围运动
1级	同上	嘱患者做髋关节屈曲运动，当患者试图屈髋时，医生触诊缝匠肌内侧、腹股沟下方的腰大肌	触诊部位有肌肉收缩
0级	同上	同上	触诊部位无肌肉收缩

2. 髋关节伸展

见表 14 - 15、图 14 - 15。

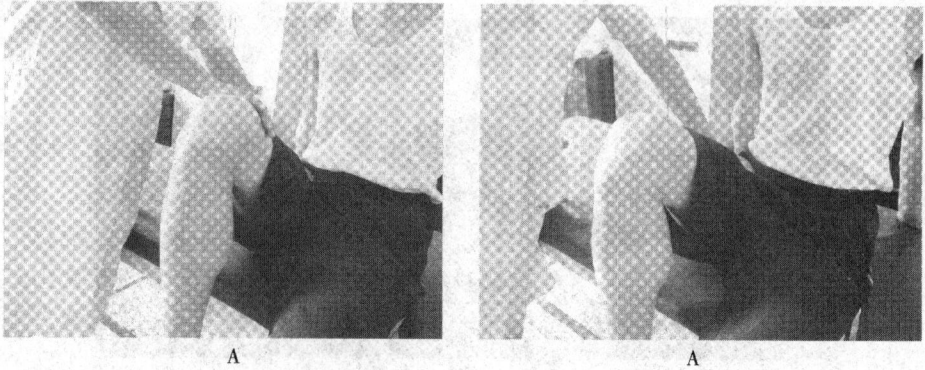

图 14 - 14　髋关节屈曲肌力检查

表 14 - 15　　　　　　　　　　　髋关节伸展肌力检查

肌力等级	姿位	操作	评定
5级	患者俯卧位	医生一只手固定患者被检侧的骨盆，另一只手在患者膝关节后方施加向下的阻力，嘱患者尽力伸展髋关节（单独检查臀大肌肌力时应保持膝关节屈曲位）	能对抗充分阻力完成髋关节伸展全关节活动范围运动
4级	同上	同上	能对抗一定阻力完成以上运动
3级	同上	同上	不能对抗阻力，但能对抗重力完成以上运动
2级	患者侧卧位，双下肢间放一光滑平板。被检下肢置于平板上并伸直，位于下方的下肢呈屈曲位	医生固定患者骨盆，嘱被检下肢完成髋关节伸展运动	在排除重力的影响下，能完成髋关节伸展全关节活动范围运动
1级	同上	嘱患者做髋关节伸展运动，当患者试图伸展髋关节时，医生触诊臀大肌	触诊部位有肌肉收缩
0级	同上	同上	触诊部位无肌肉收缩

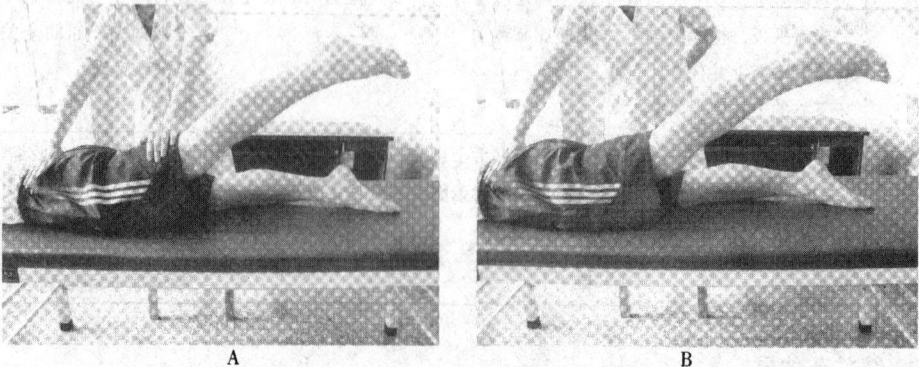

图 14 - 15　髋关节伸展肌力检查

3. 髋关节外展

见表 14-16、图 14-16。

表 14-16 髋关节外展肌力检查

肌力等级	姿位	操作	评定
5级	患者侧卧位，被检侧下肢位于上方，髋关节轻度伸展，位于下方的下肢呈屈曲位	医生一只手固定骨盆，另一只手在被检侧的膝关节外侧向下施加阻力，嘱患者将被检侧的髋关节外展	能对抗充分阻力完成髋关节外展全关节活动范围运动
4级	同上	同上	能对抗一定阻力完成以上运动
3级	同上	同上	不能对抗阻力，但能对抗重力完成以上运动
2级	患者仰卧于光滑的检查水平台面上	医生固定患者骨盆，嘱患者做髋关节外展运动	在排除重力的影响下，能完成髋关节外展全关节活动范围运动
1级	同上	嘱患者做髋关节外展运动，当患者试图完成以上动作时，医生触诊股骨大转子上方及髂骨外侧臀中肌	触诊部位有肌肉收缩
0级	同上	同上	触诊部位无肌肉收缩

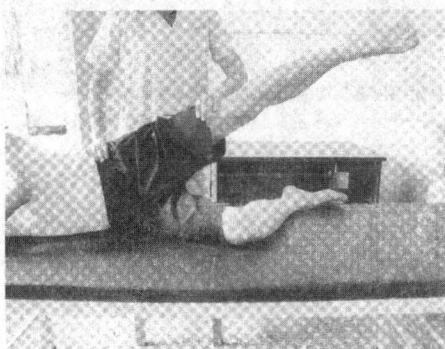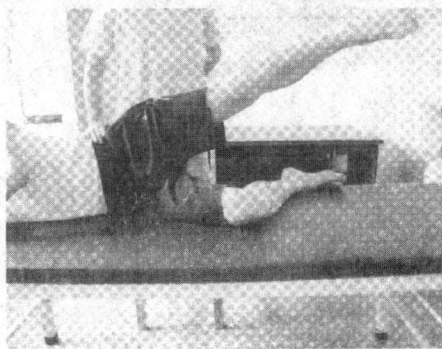

A B

图 14-16 髋关节外展肌力检查

4. 髋关节内收

见表 14-17、图 14-17。

表 14-17 髋关节内收肌力检查

肌力等级	姿位	操作	评定
5级	患者侧卧位，双下肢自然伸直，被检侧的下肢位于下方	医生一只手抬起非检侧下肢约呈25°外展，另一只手在被检侧下肢膝关节内侧施加向下的阻力，嘱被检侧下肢内收，向对侧下肢靠拢	能对抗充分阻力完成髋关节内收全关节活动范围运动

续表

肌力等级	姿位	操作	评定
4级	同上	同上	能对抗一定阻力完成以上运动
3级	同上	同上	不能对抗阻力,但能对抗重力完成以上运动
2级	患者仰卧于光滑的检查水平台面上,被检侧的下肢外展约45°	医生固定患者骨盆,嘱患者做髋关节内收运动	在排除重力的影响下,能完成髋关节内收全关节活动范围运动、髋关节不出现旋转
1级	同上	嘱患者做髋关节内收运动,当患者试图内收髋关节时,医生于大腿内侧及耻骨附近触诊内收肌群	触诊部位有肌肉收缩
0级	同上	同上	触诊部位无肌肉收缩

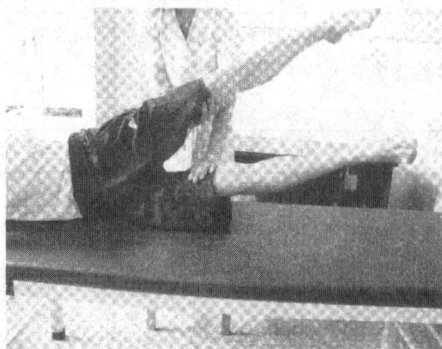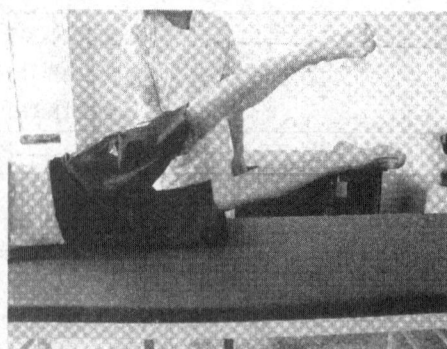

图14-17　髋关节内收肌力检查

5. 髋关节外旋

见表14-18、图14-18。

表14-18　　　　　　　　　髋关节外旋肌力检查

肌力等级	姿位	操作	评定
5级	患者坐位,大腿置于水平台面上,双小腿自然下垂,双手把持检查台边缘以固定骨盆	医生一只手固定被检侧膝关节上方的外侧,并向内侧施加阻力,另一只手握住踝关节上方内侧,向外侧施加阻力,嘱患者大腿外旋	能对抗充分阻力完成髋关节外旋全关节活动范围运动
4级	同上	同上	能对抗一定阻力完成以上运动
3级	同上	同上	不能对抗阻力,但能对抗重力完成以上运动

续表

肌力等级	姿位	操作	评定
2级	患者仰卧位，髋关节置于内旋位	医生固定患者骨盆，嘱患者做髋关节外旋运动	能完成髋关节外旋全关节活动范围
1级	同上	嘱患者做髋关节外旋运动，当患者试图外旋髋关节时，医生触诊股骨大转子后方皮下深部肌肉	触诊部位有肌肉收缩
0级	同上	同上	触诊部位无肌肉收缩

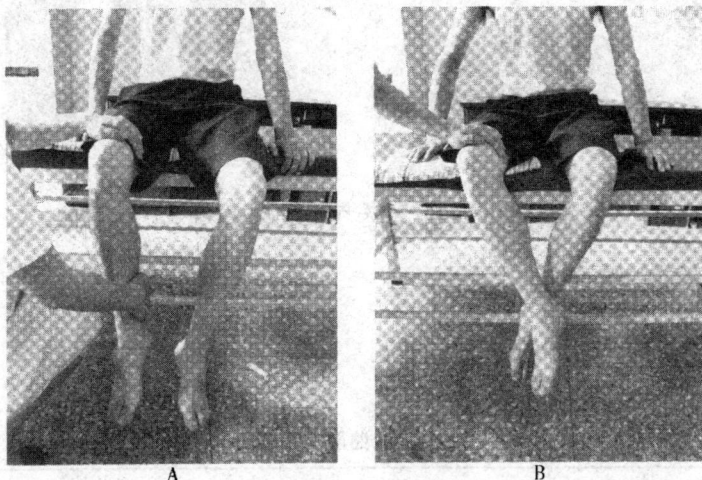

图 14 - 18　髋关节外旋肌力检查

6. 髋关节内旋

见表 14 - 19、图 14 - 19。

表 14 - 19　　　　　　　　　　髋关节内旋肌力检查

肌力等级	姿位	操作	评定
5级	患者坐位，大腿置于水平台面上，双小腿自然下垂，双手把持检查台边缘以固定骨盆	医生一只手固定被检侧的膝关节上方并向外侧施加阻力，另一只手握住踝关节上方外侧，向内侧施加阻力，嘱患者髋关节内旋	能对抗充分阻力完成髋关节内旋全关节活动范围运动
4级	同上	同上	能对抗一定阻力完成以上运动
3级	同上	同上	不能对抗阻力，但能对抗重力完成以上运动
2级	患者仰卧位，髋关节置于外旋位	医生固定患者骨盆，嘱患者做髋关节内旋运动	能完成髋关节内旋并超过中线
1级	同上	嘱患者做髋关节内旋运动，当患者试图内旋髋关节时，医生于髂前上棘的后方及下方、阔筋膜张肌起始部附近触诊	触诊部位有肌肉收缩
0级	同上	同上	触诊部位无肌肉收缩

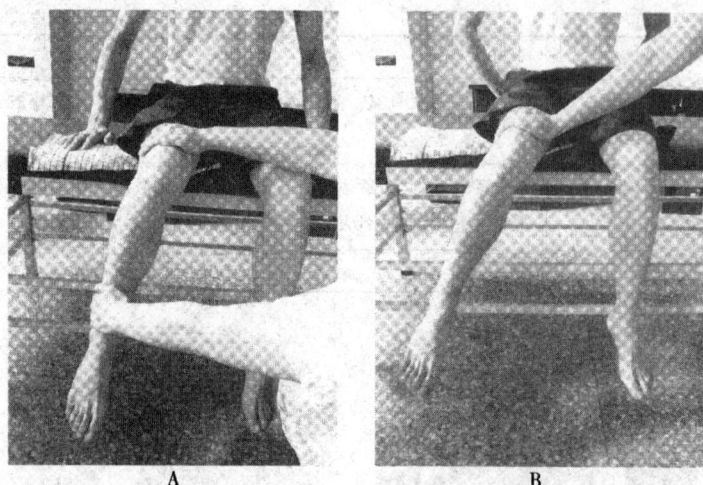

A   B

图 14 - 19　髋关节内旋肌力检查

（二）膝关节

1. 膝关节屈曲

见表 14 - 20、图 14 - 20。

表 14 - 20　　　　　　　　　　膝关节屈曲肌力检查

肌力等级	姿位	操作	评定
5 级	患者俯卧位，双下肢伸展，双足伸出检查台外	医生一只手固定患者被检侧的大腿，另一只手于踝关节处施加阻力，检查股二头肌时应使小腿外旋；检查半腱肌、半膜肌时应使小腿内旋，嘱患者完成膝关节屈曲运动	能对抗充分阻力完成膝关节屈曲全关节活动范围运动
4 级	同上	同上	能对抗一定阻力完成以上运动
3 级	同上	同上	不能对抗阻力，但能对抗重力完成以上运动
2 级	患者侧卧位，双下肢间放一光滑平板，被检测下肢置于平板上并伸直，位于下方的下肢呈屈曲位	医生固定被检侧的大腿，嘱患者被检侧下肢完成膝关节屈曲运动	在排除重力的影响下，能完成膝关节屈曲全关节活动范围运动
1 级	同上	嘱患者做膝关节屈曲运动，当患者试图屈膝时，医生于大腿后侧膝关节附近触诊	触诊部位有肌肉收缩
0 级	同上	同上	触诊部位无肌肉收缩

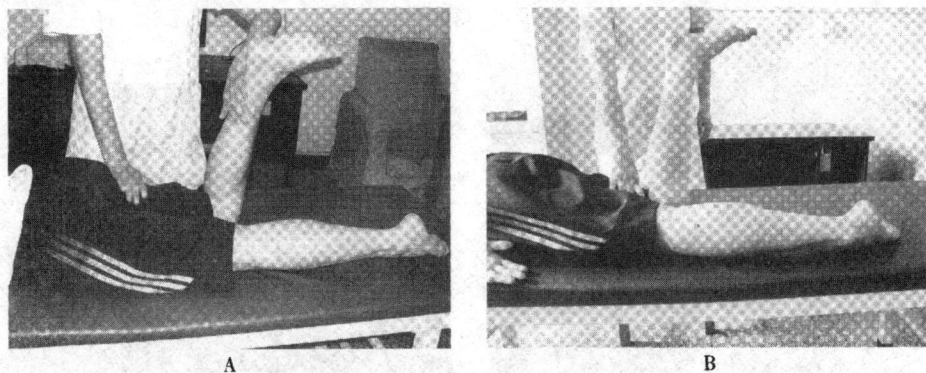

图 14 - 20　膝关节屈曲肌力检查

2. 膝关节伸展

见表 14 - 21、图 14 - 21。

表 14 - 21　　　　　　　　　　膝关节伸展肌力检查

肌力等级	姿位	操作	评定
5 级	患者坐位，大腿置于水平台面上，双小腿自然下垂，两手把持检查台边缘以固定躯干，身体稍后倾	医生一只手固定患者被检侧的大腿，另一只手在踝关节上方向下施加阻力，嘱其完成膝关节伸展运动	能对抗充分阻力完成膝关节伸展全关节活动范围运动
4 级	同上	同上	能对抗一定阻力完成以上运动
3 级	同上	同上	不能对抗阻力，但能对抗重力完成以上运动
2 级	患者侧卧位，双下肢间放一光滑平板，被检侧的下肢置于平板上并屈曲，位于下方的下肢呈屈曲位	医生固定被检侧的大腿，嘱患者完成膝关节伸展运动	在排除重力的影响下，能完成膝关节伸展全关节活动范围运动
1 级	同上	嘱患者做膝关节伸展运动，当患者试图伸展膝关节时，于髌韧带上方触诊股四头肌	触诊部位有肌肉收缩
0 级	同上	同上	触诊部位无肌肉收缩

（三）踝关节

1. 踝关节跖屈

见表 14 - 22、图 14 - 22。

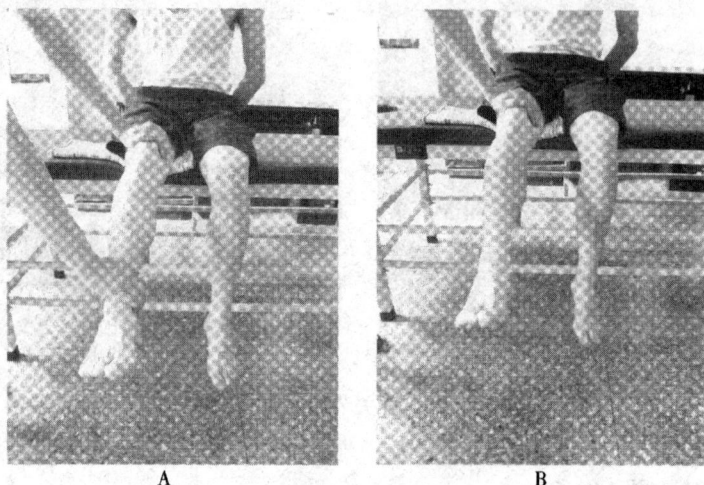

A   B

图 14 - 21 膝关节伸展肌力检查

表 14 - 22   踝关节跖屈肌力检查

肌力等级	姿位	操作	评定
5级	患者立位	被检侧下肢单腿站立，必要时可以用1或2个手指按在检查台上以辅助平衡，膝关节伸展，足趾着地，足跟抬起，然后全脚掌着地	连续完成抬足20次并无疲劳感觉
4级	同上	同上	仅能完成抬足10~19次，动作中间不休息，未表现出疲劳感
3级	同上	同上	只能完成1~9次正确的抬足跟动作
2级	患者侧卧位，被检侧下肢位于下方	医生固定被检侧的小腿，嘱其做踝关节跖屈运动	能完成踝关节跖屈全关节活动范围运动
1级	同上	嘱患者做踝关节跖屈运动，当患者试图跖屈踝关节时，医生于腓肠肌、比目鱼肌及跟腱处触诊	触诊部位有肌肉收缩
0级	同上	同上	触诊部位无肌肉收缩

2. 足内翻

见表 14 - 23、图 14 - 23。

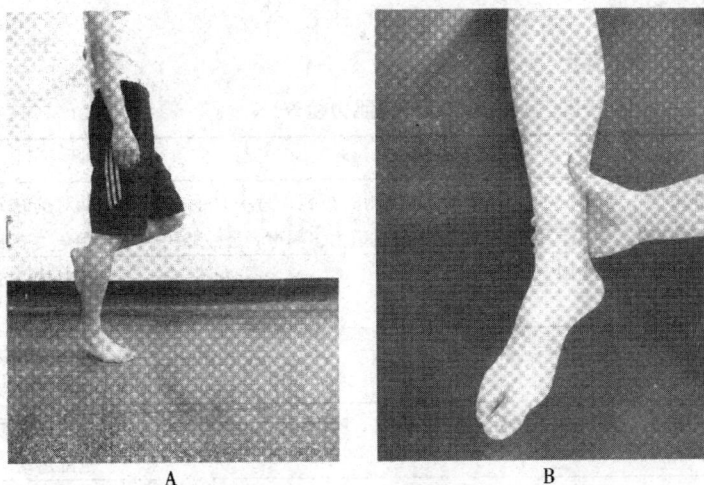

图 14-22 踝关节跖屈肌力检查

表 14-23　　　　　　　　　　足内翻肌力检查

肌力等级	姿位	操作	评定
5 级	患者侧卧位，踝关节轻度跖屈	医生一只手固定被检侧的小腿，另一只手在足背内侧施加阻力，嘱患者足内翻	能对抗充分阻力完成足内翻全关节活动范围运动
4 级	同上	同上	能对抗一定阻力完成以上运动
3 级	同上	同上	不能对抗阻力，但能对抗重力完成以上运动
2 级	患者仰卧位，踝关节轻度跖屈	医生固定被检侧的小腿，嘱患者做足内翻运动	能完成足内翻全关节活动范围运动
1 级	同上	嘱患者做足内翻运动，当患者试图足内翻时，医生于内踝与舟骨之间胫骨后肌处触诊	触诊部位有肌肉收缩
0 级	同上	同上	触诊部位无肌肉收缩

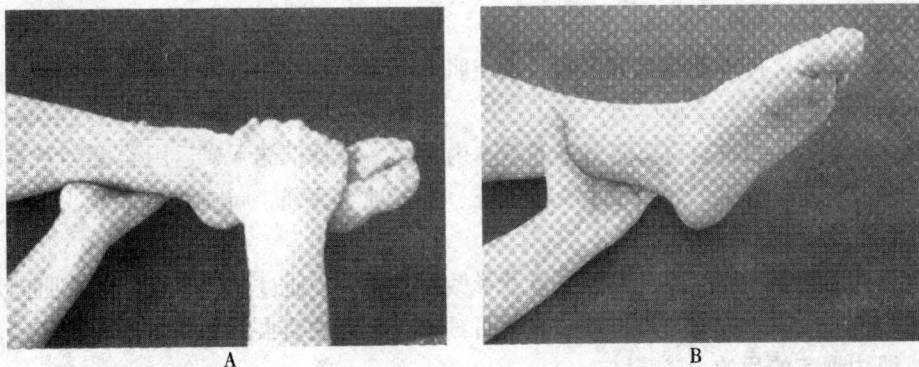

图 14-23　足内翻肌力检查

3. 足外翻

见表 14 – 24、图 14 – 24。

表 14 – 24 足外翻肌力检查

肌力等级	姿位	操作	评定
5 级	患者侧卧位，踝关节呈中立位	医生一只手固定被检侧的小腿，另一只手在足外缘和第 1 跖骨跖面施加阻力，嘱患者足外翻	能对抗充分阻力完成足外翻全关节活动范围运动
4 级	同上	同上	能对抗一定阻力完成以上运动
3 级	同上	同上	不能对抗阻力，但能对抗重力完成以上运动
2 级	患者仰卧位，踝关节中立位	医生固定被检侧的小腿，嘱患者做足外翻运动	能完成足外翻全关节活动范围运动
1 级	同上	嘱患者足外翻，当患者试图足外翻时，医生于第 5 跖骨底、腓骨头远端触诊	触诊部位有肌肉收缩
0 级	同上	同上	触诊部位无肌肉收缩

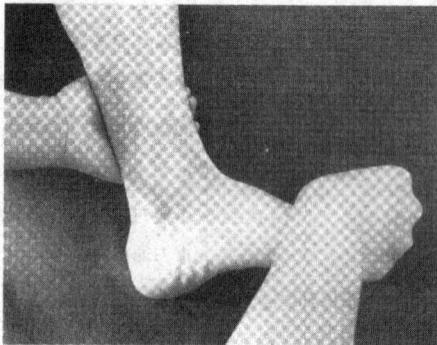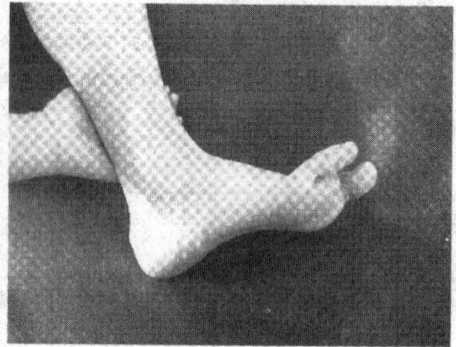

图 14 – 24 足外翻肌力检查

【背景知识】

1. 定义

肌力：肌力又叫做肌肉力量功能，是与肌肉或肌群收缩产生力量有关的功能，是肌肉主动收缩时产生的力量。

肌力评定：是肢体运动功能检查的基本内容之一，是指徒手或运用器械对患者肌肉主动收缩功能进行评定。常用于骨关节系统、中枢神经系统、周围神经系统、肌肉系统等系统疾病的评定。

徒手肌力评定：是在特定体位下让患者做标准动作，通过触摸肌腹、观察肌肉对抗自身重力或对抗阻力完成动作的能力，从而对患者肌肉主动收缩的能力进行评定。

2. 肌力评定的目的

通过肌力评定，能够判断被测肌肉是否存在肌力下降，以及肌力下降的程度、范围；能够检验神经肌肉病变的恢复程度和速度，检验康复训练的效果，为制订、修改治疗和康复计划提供依据。

3. Lovett 肌力分级标准

Lovett 肌力分级标准见表 14 – 25。

表 14 – 25　　　　　　　　　　Lovett 肌力分级标准表

肌力分级	代号	标准	相当于正常肌力的%
0	零 Z（Zero）	测不到肌肉收缩	0
1	微缩 T（Trace）	仅有轻微收缩，不能使相应关节活动	10
2	差 P（Poor）	在减重状态下可使相应关节做全范围活动	25
3	尚可 F（Fair）	能抗重力，使相应关节做全范围活动，但不能抗阻力	50
4	良好 G（Good）	能抗重力并能抗一定阻力	75
5	正常 N（Normal）	能抗重力并能抗充分阻力	100

4. 肌力下降的原因分析

肌力下降的原因主要可分为肌肉病变、失用性肌萎缩和神经性肌萎缩。具体应将肌力下降测出的结果结合病因进行具体分析评定。

5. 主要被测肌肉及支配神经

主要被测肌肉及支配神经见表 14 – 26。

表 14 – 26　　　　　　　　　主要被测肌肉及支配神经

部位	关节运动	主要检测肌肉	支配神经
肩关节	屈曲	三角肌（前部纤维）、喙肱肌	腋神经 $C_5 \sim C_7$、肌皮神经 $C_5 \sim C_7$
	伸展	背阔肌、大圆肌、三角肌后部纤维	胸背神经 $C_6 \sim C_8$、肩胛下神经 $C_5 \sim C_6$
	外展	三角肌（中部纤维）、冈上肌	腋神经 $C_5 \sim C_7$、肩胛上神经 $C_5 \sim C_6$
	水平外展	三角肌后部	腋神经 $C_5 \sim C_7$
	水平内收	胸大肌	胸外侧神经 $C_5 \sim T_1$、胸内侧神经 $C_7 \sim T_1$
	外旋	冈下肌、小圆肌	肩胛上神经 $C_5 \sim C_6$、腋神经 $C_5 \sim C_7$
	内旋	肩胛下肌、胸大肌、背阔肌、大圆肌	肩胛下神经 $C_5 \sim C_6$、胸外侧神经 $C_7 \sim T_1$、胸内侧神经 $C_7 \sim T_1$、胸背神经 $C_6 \sim C_8$
肘关节	屈曲	肱二头肌、肱肌、肱桡肌、旋前圆肌	肌皮神经 $C_5 \sim C_7$、桡神经 $C_5 \sim T_1$、正中神经 $C_6 \sim C_7$
	伸展	肱三头肌	桡神经 $C_5 \sim T_1$
	前臂旋后	肱二头肌、旋后肌	肌皮神经 $C_5 \sim C_7$、桡神经 $C_5 \sim T_1$
	前臂旋前	旋前圆肌、旋前方肌	正中神经 $C_5 \sim T_1$
腕关节	屈曲	桡侧腕屈肌、尺侧腕屈肌	正中神经 $C_5 \sim T_1$、尺神经 $C_8 \sim T_1$
	伸展	桡侧腕长伸肌、桡侧腕短伸肌、尺侧腕伸肌、指伸肌	桡神经 $C_5 \sim T_1$

续表

部位	关节运动	主要检测肌肉	支配神经
髋关节	屈曲	腰大肌、髂肌	腰丛神经分支 $L_1 \sim L_4$
	伸展	臀大肌、半腱肌、半膜肌、股二头肌长头	臀下神经 $L_5 \sim S_2$、胫神经 $L_4 \sim S_3$
	外展	臀中肌	臀上神经 $L_4 \sim S_1$
	内收	大收肌、短收肌、长收肌、耻骨肌、股薄肌	闭孔神经 $L_2 \sim L_4$、坐骨神经的分支 $L_4 \sim L_5$
	外旋	闭孔外肌、闭孔内肌、股方肌、梨状肌、上孖肌、下孖肌、臀大肌	闭孔神经后支 $L_2 \sim S_4$、骶丛分支
	内旋	臀小肌、阔筋膜张肌	臀上神经 $L_4 \sim S_1$
膝关节	屈曲	股二头肌、半腱肌、半膜肌、腘肌	胫神经 $L_4 \sim S_3$、腓总神经 $L_4 \sim S_2$
	伸展	股四头肌	股神经 $L_2 \sim L_4$
踝关节	跖屈	腓肠肌、比目鱼肌	胫神经 $L_5 \sim S_2$
	足内翻	胫骨后肌	胫后神经 $L_5 \sim S_1$
	足外翻	腓骨长肌、腓骨短肌	腓浅神经 $L_4 \sim S_1$

【实训要点】

操作注意事项如下：

（1）医生应事先做好解释说明工作并做简单的预试活动，以便使患者充分理解，但要避免患者主观努力程度变化对测出值产生影响。

（2）疲劳、饱餐时不宜进行评定，评定的地点要保持安静，避免患者被外界环境干扰。

（3）应采取正确的姿势和体位，固定可能产生代偿动作的部位，避免操作过程中出现关节代偿。评定时一般先从 3 级检查开始，能够完成 3 级的动作再继续做 4 级以及 5 级检查；不能达到 3 级则做 2 级检查，不能达到 2 级再逐级下降检查。不必所有级别均进行检查评定。

（4）在评定过程中，阻力应施加于肌肉附着的远端部位，方向应与肌肉牵拉力方向相反，阻力施加应持续而平稳。

（5）测试时应先检查健侧，后检查患侧，并注意患侧和健侧的对比。

（6）评定过程中始终要密切观察患者的反应，如出现不适应立即中止评定。

（7）中枢神经系统疾病和损伤所致的痉挛性瘫痪不宜进行徒手肌力评定。因为中枢神经系统疾病，如偏瘫、脑瘫所致的运动障碍虽然也存在肌力低下，但由于反射活动和整个肌肉的协同运动发生变化，除非完全迟缓阶段或肌肉功能已恢复至能够自主随意收缩，否则不宜进行徒手肌力评定，应当综合考虑肌张力、关节活动范围等因素。

【实训小结】

本章以肩、肘、腕、髋、膝、踝六大关节的主要运动为研究对象，介绍了如何对肌肉力量进行徒手测定，并介绍了肌力相关概念、徒手肌力测定过程中的注意事项、关节运动过程中主要参与的肌肉及神经支配等。

【思考与练习】

1. 徒手肌力测定法对于肌力是如何进行分级的？
2. 肌力评定过程中需要注意些什么？
3. 肩关节外展时的肌力应如何评定？

（张聪）

第十五章　关节活动范围的测量与评价

【实训内容】

学习关节活动范围测定的操作和评价，分上肢、下肢和脊柱三部分。

【实训要求】

1. 掌握人体基本运动平面、运动轴和关节的生理运动。
2. 掌握正常人体关节活动范围（range of motion，ROM）。
3. 重点掌握肩关节、腕关节、髋关节和膝关节的测定方法。

【重点与难点】

重点是关节活动范围测定的操作和评价。难点是关节活动范围检查时操作的注意事项和关节异常活动的原因。

【学习方法】

1. 利用多媒体演示正常人体关节活动范围 ROM。
2. 找志愿者示教关节活动范围的操作方法。
3. 利用关节活动范围的测量工具，安排学生自行分组练习。

【实训操作】

一、上肢关节

（一）肩关节活动范围

1. 肩关节前屈

（1）测量姿位：坐、立位或仰卧位，臂置于体侧，肘伸直，手掌朝向内侧，如图 15 – 1。

（2）量角器放置方法：①轴心：位于肱骨侧面的肩峰；②固定臂：与躯干平行；

③移动臂：与肱骨纵轴平行。

（3）正常活动范围：0°~180°。

（4）注意事项：在患者屈肩的同时，轴心逐渐移向肩的后部，因此当测量终末位的角度时，轴心应置于三角肌群所形成的皱褶末端。同时检查时应固定肩胛骨，避免出现躯干伸展和肩关节外展等代偿动作。

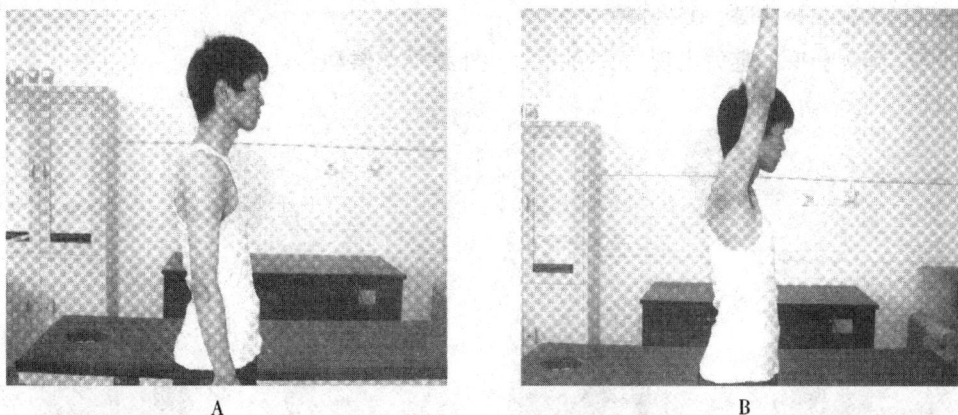

图 15 - 1 肩关节前屈

2. 肩关节后伸

（1）测量姿位：坐、立位或俯卧位，臂置于体侧，肘伸直，手掌朝向内侧，如图 15 - 2。

（2）量角器放置方法：①轴心：位于肱骨侧面的肩峰；②固定臂：与躯干（腋中线）平行；③移动臂：与肱骨纵轴平行。

（3）正常活动范围：0°~50°。

（4）注意事项：患者肩后伸时轴心的位置不变；运动时伴随有肩胛骨的轻微向上倾斜，避免肩胛骨的过度运动。同时应避免出现肩胛骨前倾、上抬、外展等代偿动作。

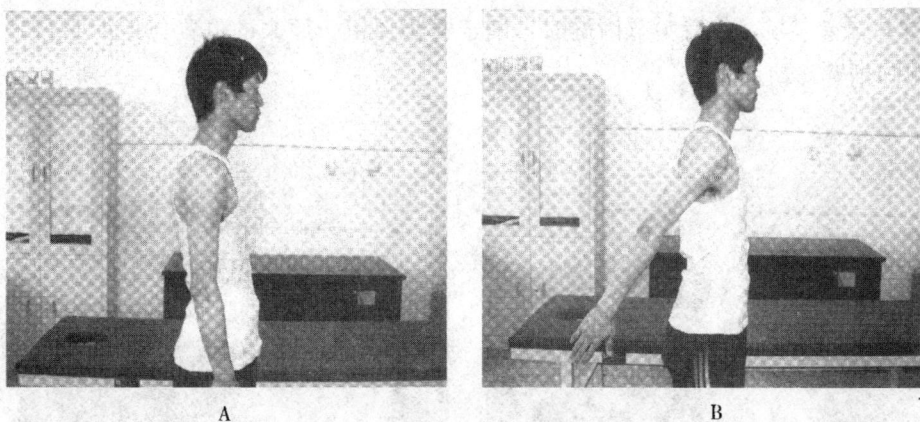

图 15 - 2 肩关节后伸

3. 肩关节外展

（1）测量姿位：坐、立位或俯卧位，臂置于体侧，肘伸直，手掌朝向体侧，如图 15 - 3。

（2）量角器放置方法：①轴心：位于肩峰的后部；②固定臂：与身体中线（脊柱）平行；③移动臂：与肱骨纵轴平行。

（3）正常活动范围：0°～180°。

（4）注意事项：避免出现肩关节上抬、外旋等代偿动作。

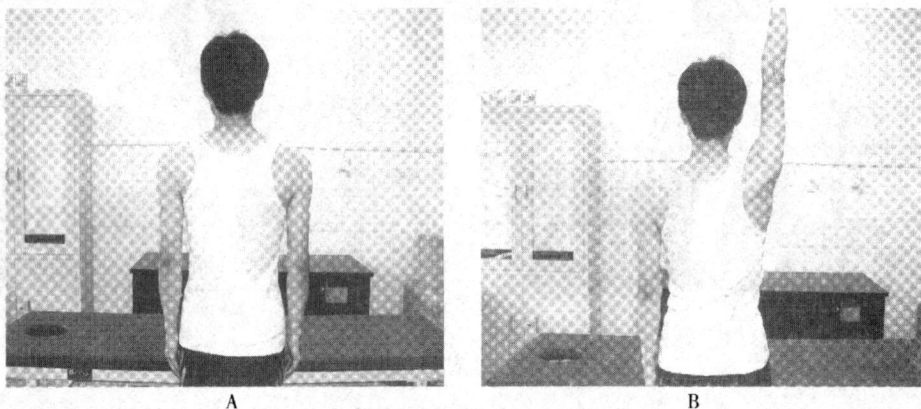

图 15 - 3　肩关节外展

4. 肩关节内收、内旋

（1）测量姿位：站位或坐位，肱骨紧靠躯干，肘关节屈曲90°，前臂中立位并与身体的冠状面垂直，如图 15 - 4。

（2）量角器放置方法：①轴心：位于肘关节的鹰嘴；②固定臂：与前臂平行；③移动臂：与前臂平行。

（3）正常活动范围：0°～60°。

（4）注意事项：当肩关节内旋时，固定臂仍保留于原来的位置与地面平行，移动臂则跟随前臂移动。

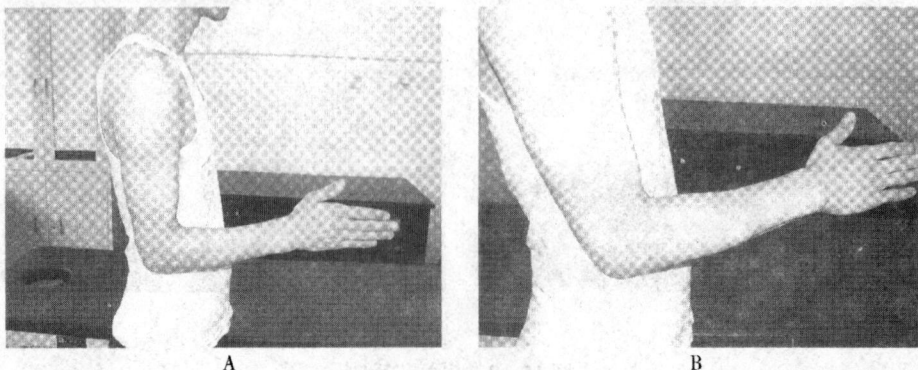

图 15 - 4　肩关节内收、内旋

5. 肩关节内旋

（1）测量姿位：仰卧位，臂外展至 90°，肘关节屈曲 90°且手心向下，臂垂直于地面，如图 15 - 5。

（2）量角器放置方法：①轴心：通过肱骨的垂直轴；②固定臂：垂直于地面；③移动臂：与前臂中心平行。

（3）正常活动范围：0°~90°。

（4）注意事项：当肩关节内旋时，固定臂仍保留于原来的位置与地面垂直，移动臂则跟随前臂移动。避免以下连带动作：伸展肩关节；旋转躯干；改变肩肘关节初始角度。

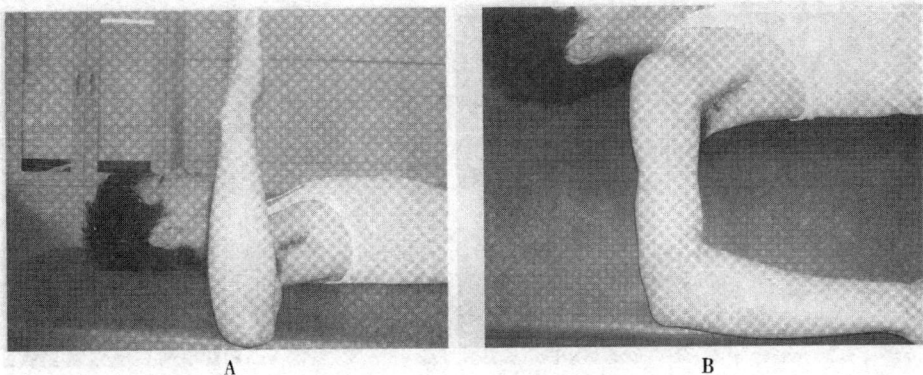

图 15 - 5　肩关节内旋

6. 肩关节外旋

（1）测量姿位：仰卧位，臂外展至 90°，肘关节屈曲 90°且手心向下，臂垂直于地面，如图 15 - 6。

（2）量角器放置方法：①轴心：通过肱骨的垂直轴；②固定臂：垂直于地面；③移动臂：与前臂中心平行。

（3）正常活动范围：0°~90°。

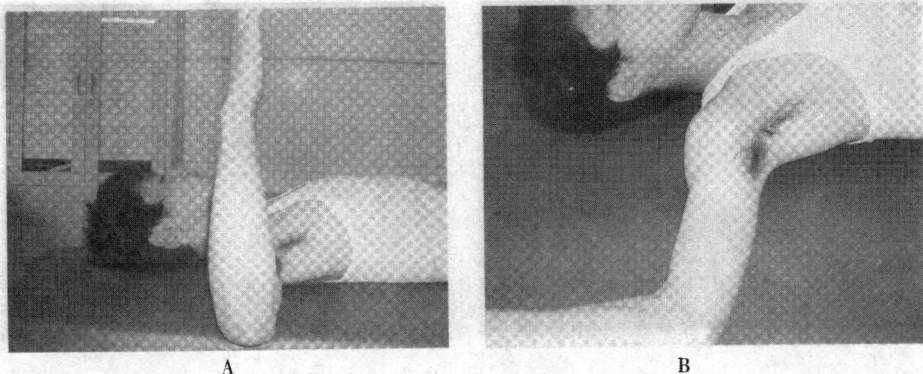

图 15 - 6　肩关节外旋

（4）注意事项：当肩关节外旋时，固定臂仍保留于原来的位置与地面垂直，移动臂则跟随前臂移动。避免以下连带动作：伸展肩关节；旋转躯干；改变肩肘关节初始角度。

7. 肩关节水平外展

（1）测量姿位：坐位，肩关节外展90°，肘关节伸展，掌心朝下，如图15-7。

（2）量角器放置方法：①轴心：以肩峰为中心；②固定臂：与肩峰至头颈连线平行；③移动臂：与肱骨长轴平行。

（3）正常活动范围：0°~30°。

（4）注意事项：应避免躯干旋转或屈曲的代偿动作。

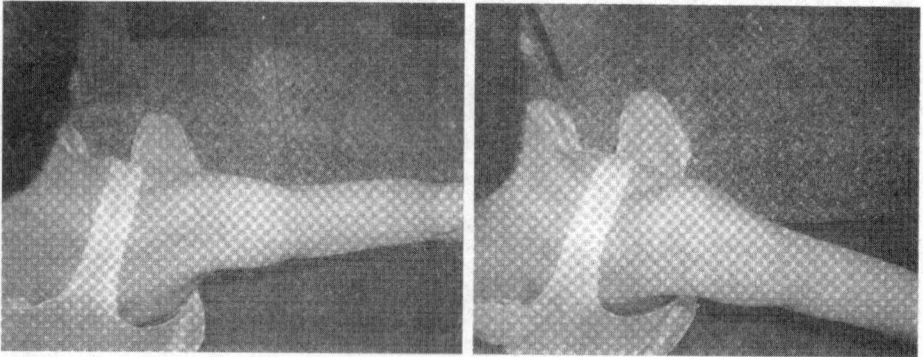

图15-7 肩关节水平外展

8. 肩关节水平内收

（1）测量姿位：坐位，肩关节外展90°，肘关节伸展，掌心朝下，如图15-8。

（2）量角器放置方法：①轴心：以肩峰突为中心；②固定臂：与肩峰至头颈连线平行；③移动臂：与肱骨长轴平行。

（3）正常活动范围：0°~130°。

（4）注意事项：应避免躯干旋转的代偿运动。

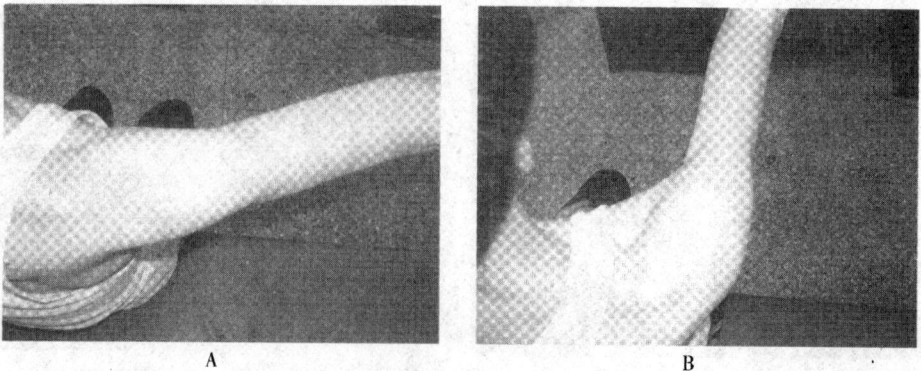

A   B

图15-8 肩关节水平内收

9. 肩关节水平屈曲

（1）测量姿位：坐位，肩关节90°外展，肘伸展，掌心向下，如图15-9。

（2）量角器放置方法：①轴心：以肩峰为中心；②固定臂：通过肩峰的冠状轴线；③移动臂：与肱骨纵轴平行。

（3）正常活动范围：水平屈曲0°~135°。

（4）注意事项：应避免躯干旋转的代偿运动。

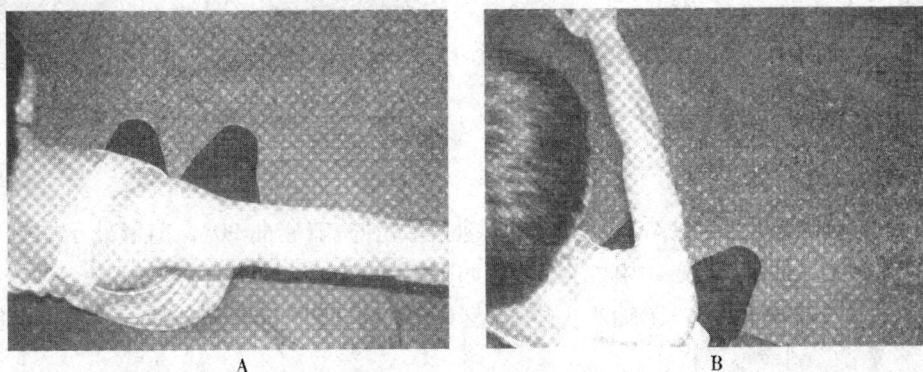

图15-9 肩关节水平屈曲

（二）肘关节活动范围

1. 肘关节屈曲

（1）测量姿位：站位、坐位或仰卧位，上肢紧靠躯干，前臂解剖中立位，如图15-10。

（2）量角器放置方法：①轴心：位于肱骨外上髁；②固定臂：与肱骨纵轴平行，指向尺骨鹰嘴；③移动臂：与肱骨纵轴平行，指向桡骨茎突。

（3）正常活动范围：0°~145°。

（4）注意事项：应避免肩关节屈曲代偿运动。

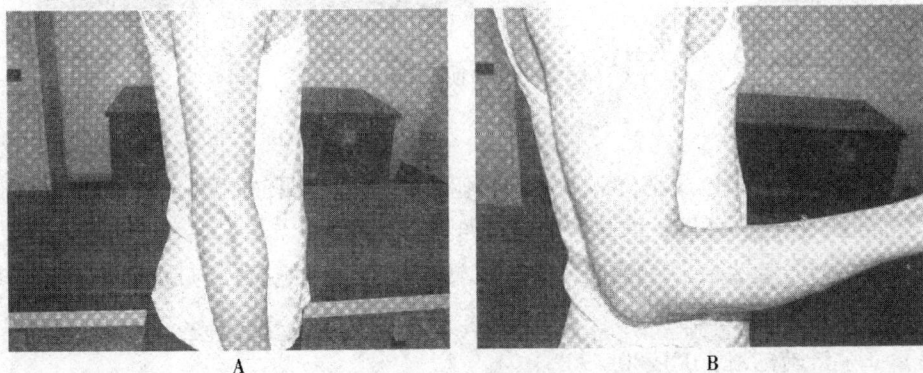

图15-10 肘关节屈曲

2. 肘关节伸展

（1）测量姿位：站位、坐位或仰卧位，上肢紧靠躯干，前臂解剖中立位，如图15－11。

（2）量角器放置方法：①轴心：位于肱骨外上髁；②固定臂：与肱骨纵轴平行，指向尺骨鹰嘴；③移动臂：与桡骨纵轴平行，指向桡骨茎突。

（3）正常活动范围：0°～5°。

（4）注意事项：应避免肩关节屈曲代偿运动。

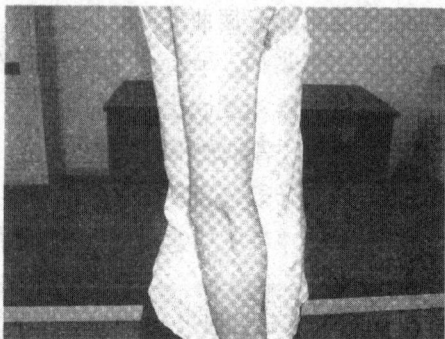

图15－11　肘关节伸展

（三）前臂活动范围

1. 前臂旋后

（1）测量姿位：坐位或站位，上臂紧靠躯干，肘关节屈曲90°，前臂处于中立位，肩关节无屈曲、伸展、外展、内收、旋转，如图15－12。

（2）量角器放置方法：①轴心：位于尺骨茎突；②固定臂：与地面垂直；③移动臂：与腕关节掌侧横纹平行。

（3）正常活动范围：0°～80°/90°。

（4）注意事项：在前臂旋后完成后，量角器需重新放置以确保移动臂通过前臂远端的中心。应避免出现肩关节内收和外旋的代偿运动。

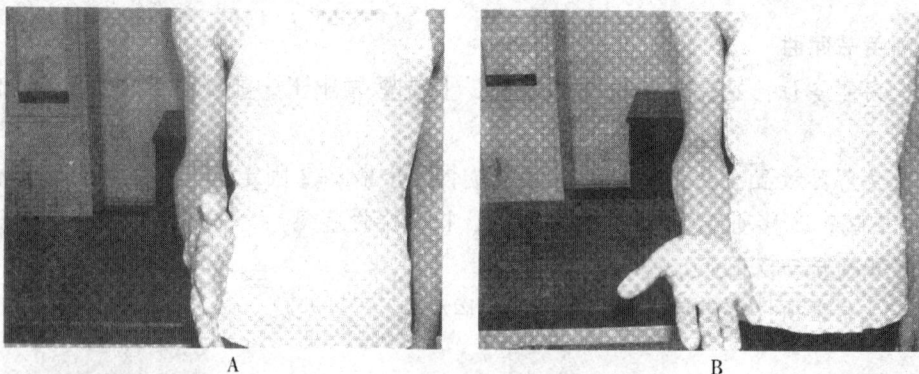

图15－12　前臂旋后

2. 前臂旋前

（1）测量姿位：坐位或站位，上臂紧靠躯干，肘关节屈曲90°，前臂处于中立位，肩关节无屈曲、伸展、外展、内收、旋转，如图15－13。

（2）量角器放置方法：①轴心：位于尺骨茎突；②固定臂：与地面垂直；③移动臂：与腕关节掌侧横纹平行。

（3）正常活动范围：0°～80°/90°。

（4）注意事项：当前臂旋前完成后，量角器需重新放置以确保移动臂通过前臂远端背侧的中心。应避免出现肩关节外展和内旋的代偿运动。

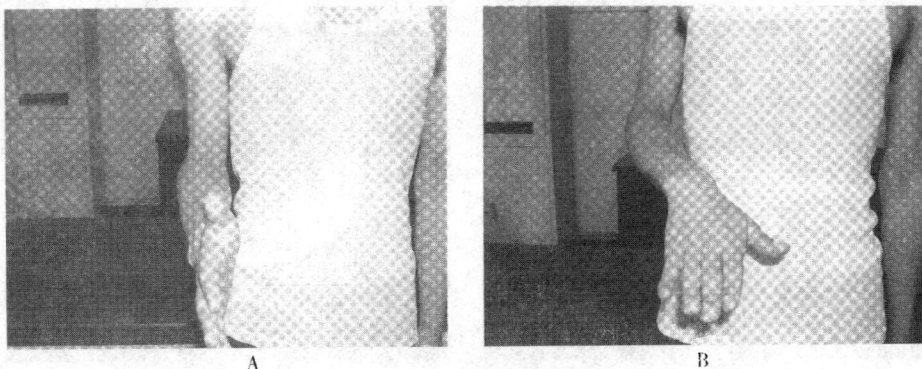

图 15 – 13　前臂旋前

（四）腕关节活动范围

1. 腕关节掌屈

（1）测量姿位：坐位，肩关节外展 90°，肘关节屈曲 90°，前臂和手的尺侧面置于桌面上，手指轻度伸展，如图 15 – 14。

（2）量角器放置方法：①轴心：位于腕关节桡侧的桡骨茎突；②固定臂：与桡骨平行；③移动臂：与食指掌骨平行。

（3）正常活动范围：0°~90°。

（4）注意事项：腕关节避免出现桡、尺偏及手指屈曲，以免影响腕关节活动。

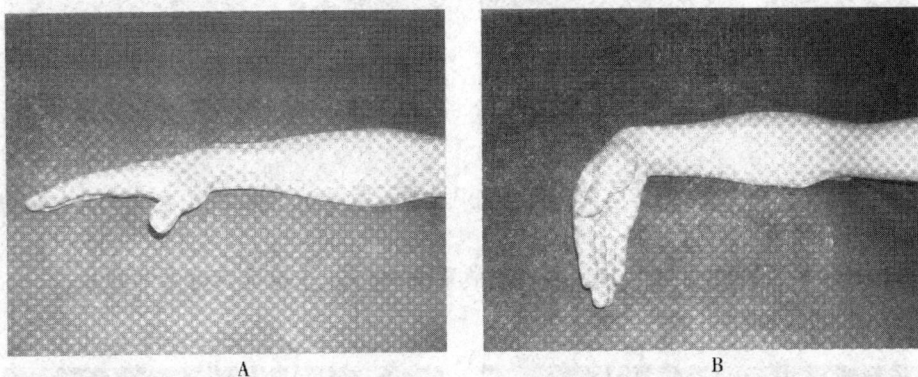

图 15 – 14　腕关节掌屈

2. 腕关节背伸

（1）测量姿位：如图 15 – 15，量角器放置方法、注意事项同腕关节掌屈。

（2）正常活动范围：0°~70°。

3. 腕关节尺偏

（1）测量姿位：坐位，前臂旋前，掌心朝下置于桌面上，如图 15 – 16。

（2）量角器放置方法：①轴心：位于腕关节背侧第三掌骨的根部；②固定臂：与第三掌骨平行；③移动臂：前臂背侧中线。

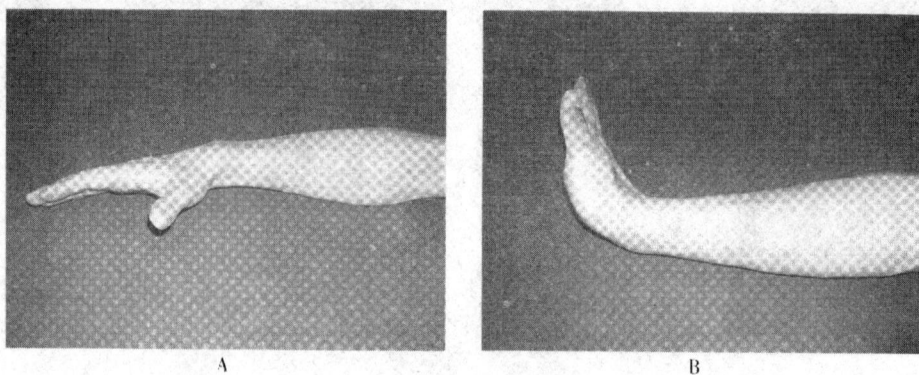

图 15 - 15　腕关节背伸

（3）正常活动范围：0°～55°。

（4）注意事项：检查者一只手固定前臂维持肘关节90°屈曲，另一只手握被检者的第二、三掌骨，防止腕关节出现掌屈或背屈。

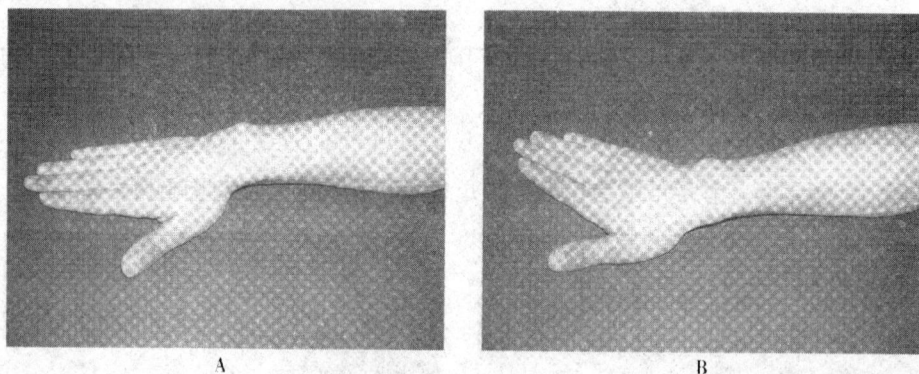

图 15 - 16　腕关节尺偏

4. 腕关节桡偏

（1）测量姿位：如图15-17，量角器放置方法、注意事项同腕关节尺偏。

（2）正常活动范围：0°～25°。

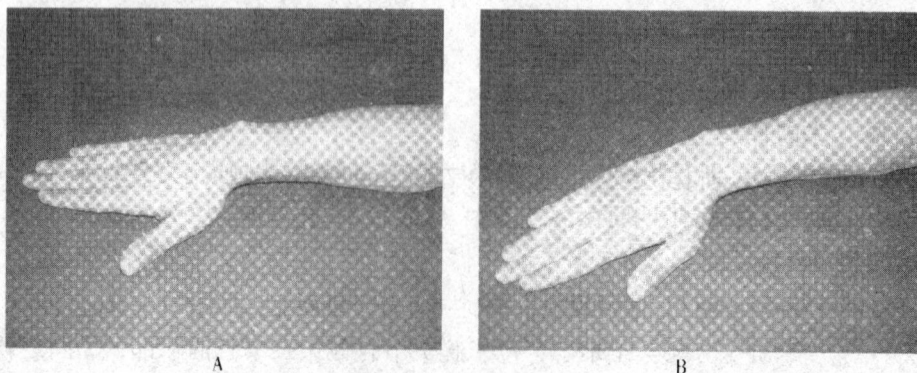

图 15 - 17　腕关节桡偏

二、下肢关节

（一）髋关节活动范围

1. 髋关节屈曲

（1）测量姿位：仰卧位，躯干无侧弯，髋关节无内收、外展、内旋、外旋，如图 15 - 18。

（2）量角器放置方法：①轴心：位于股骨大转子侧面；②固定臂：通过大转子，与躯干腋中线平行；③移动臂：与股骨长轴平行，在测量过程中膝关节屈曲。

（3）正常活动范围：0°~125°。

（4）注意事项：检查者一只手放在骨盆上，另一只手扶持屈曲的膝关节做被动的屈曲，不得向下压。应避免出现腰椎屈曲的代偿运动。

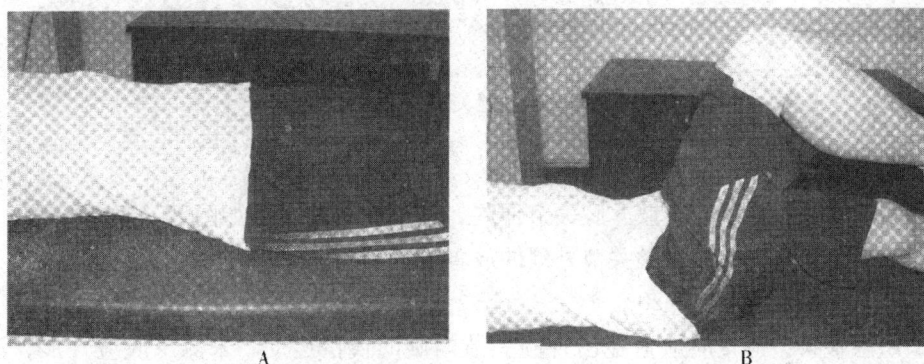

图 15 - 18　髋关节屈曲

2. 髋关节伸展

（1）测量姿位：俯卧位，躯干无侧弯，髋关节无内收、外展、内旋、外旋。双足放在诊查床缘外，如图 15 - 19。

（2）量角器放置方法：①轴心：位于股骨大转子侧面；②固定臂：通过大转子，与躯干腋中线平行；③移动臂：与股骨长轴平行，测量过程中膝关节伸直。

（3）正常活动范围：0°~15°。

（4）注意事项：检查时应固定骨盆，防止出现前倾和旋转。应避免出现腰椎伸展的代偿运动。

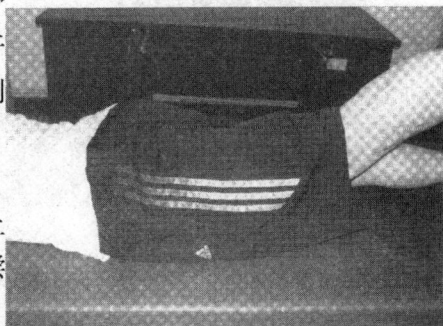

图 15 - 19　髋关节伸展

3. 髋关节外展

（1）测量姿位：仰卧位，髋关节无屈曲、伸展、旋转，膝关节伸展位，如图 15 - 20。

（2）量角器放置方法：①轴心：位于髂前上棘；②固定臂：位于两髂前上棘的连线上；③移动臂：与股骨长轴平行。

（3）正常活动范围：0°~45°。

（4）注意事项：检查时应避免出现髋关节外旋的代偿运动。测量起始位时，固定臂与移动臂的夹角为90°，故测量后需再减去90°以获得正确的关节活动范围。

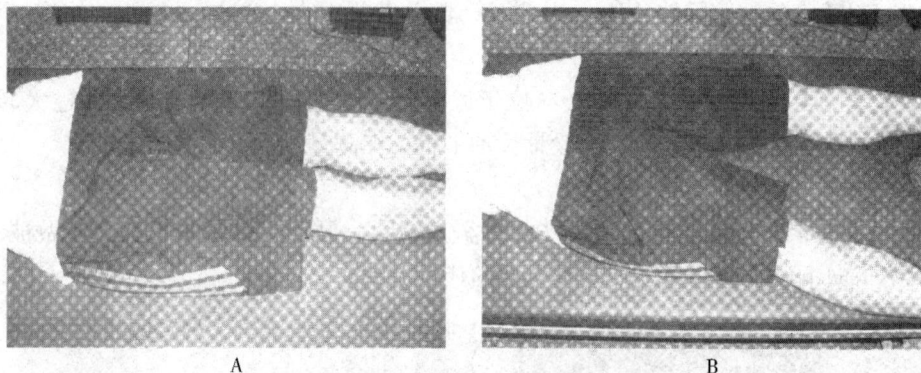

图15-20 髋关节外展

4. 髋关节内收

（1）测量姿位：仰卧位，髋、膝关节伸展，处于0°中立位，如图15-21。

（2）量角器放置方法：与髋关节外展的放置方法相同。

（3）正常活动范围：0°~20°。

（4）注意事项：检查时应避免出现髋关节内旋的代偿运动。未测下肢应外展，测量起始位时，固定臂与移动臂的夹角为90°，故测量后需再减去90°以获得正确的关节活动范围。

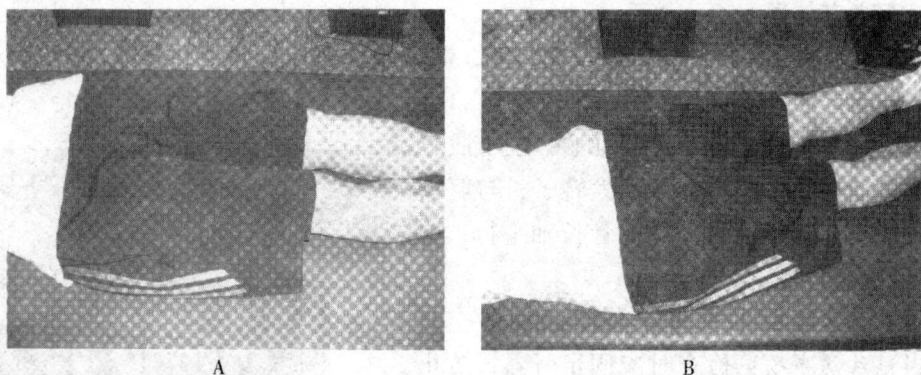

图15-21 髋关节内收

5. 髋关节内旋

（1）测量姿位：坐位和仰卧位，髋、膝屈曲90°，如图15-22。

（2）量角器放置方法：①轴心：置于胫骨平台的中点；②固定臂：与地面垂直；

③移动臂：与胫骨长轴平行。

（3）正常活动范围：0°~45°。

（4）注意事项：检查时应避免出现髋关节内收的代偿运动。

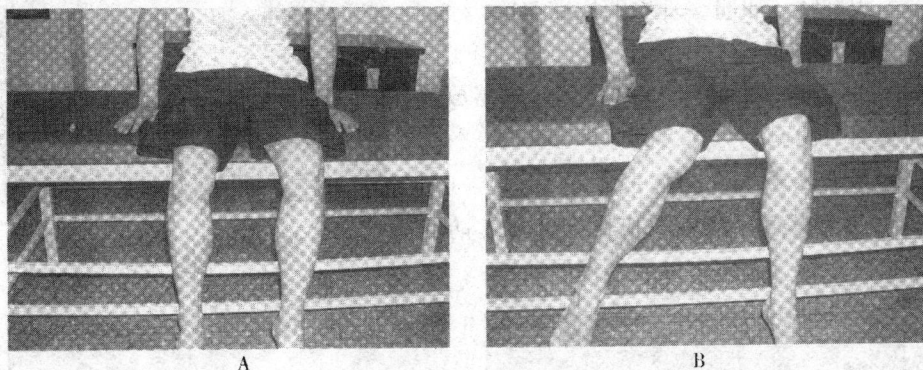

图 15-22 髋关节内旋

6. 髋关节外旋

（1）测量姿位：坐位和仰卧位，髋、膝屈曲 90°，如图 15-23。

（2）量角器放置方法：与髋关节内旋的放置方法相同。

（3）正常活动范围：0°~45°。

（4）注意事项：检查时应避免出现髋关节外展的代偿运动。未测量下肢应屈膝使下肢靠在台下或屈髋屈膝使脚置于台上休息，同时，躯干保持直立位。另外，测量角度应减去 90°。

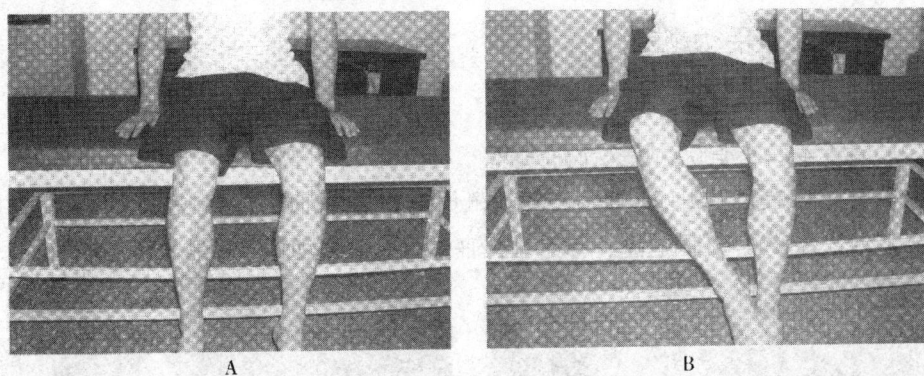

图 15-23 髋关节外旋

（二）膝关节活动范围

1. 膝关节伸展

（1）测量姿位：俯卧，髋关节无内收、外展、屈曲、伸展及旋转，如图 15-24。

（2）量角器放置方法：①轴心：位于膝关节的腓骨小头；②固定臂：与股骨长轴

平行；③移动臂：与腓骨长轴平行。

（3）正常活动范围：0°。

（4）注意事项：检查时应固定大腿，防止髋关节出现旋转、屈曲、外展的代偿动作。

2. 膝关节屈曲

（1）测量姿位：如图15 – 25，量角器放置方法同膝关节伸展。

（2）正常活动范围：0°~135°。

（3）注意事项：检查时应固定大腿，防止髋关节出现旋转、屈曲、外展的代偿动作。

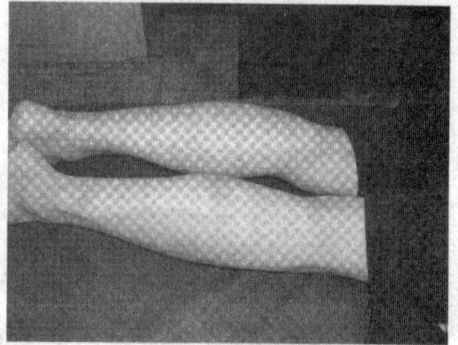

图15 – 24　膝关节伸展

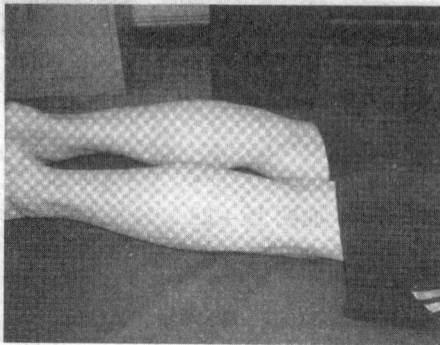
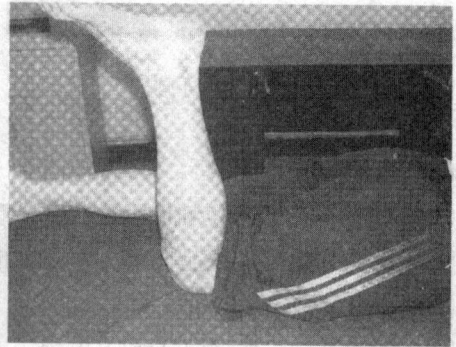

A

B

图15 – 25　膝关节屈曲

（三）踝关节活动范围

1. 踝关节背屈

（1）测量姿位：坐位，膝关节屈曲90°，踝关节处于中立位，如图15 – 26。

（2）量角器放置方法：①轴心：第五跖骨与小腿纵轴延长线在足底的交点（位于踝中点下约2.5cm）；②固定臂：与腓骨长轴平行；③移动臂：与第五跖骨平行。

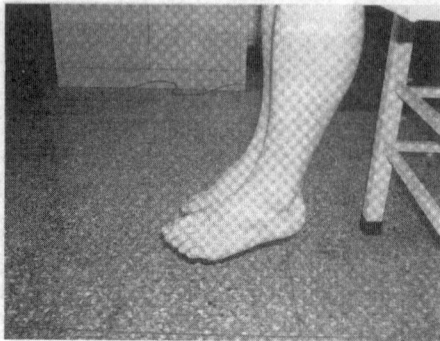
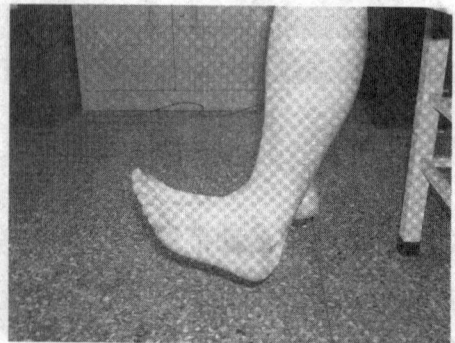

A

B

图15 – 26　踝关节背屈

（3）正常活动范围：0°~20°。

（4）注意事项：避免踝外翻、膝关节和髋关节屈曲等代偿动作。此外测量起始位时，固定臂与移动臂的夹角为90°，故测量后需再减去90°以获得正确的关节活动范围。

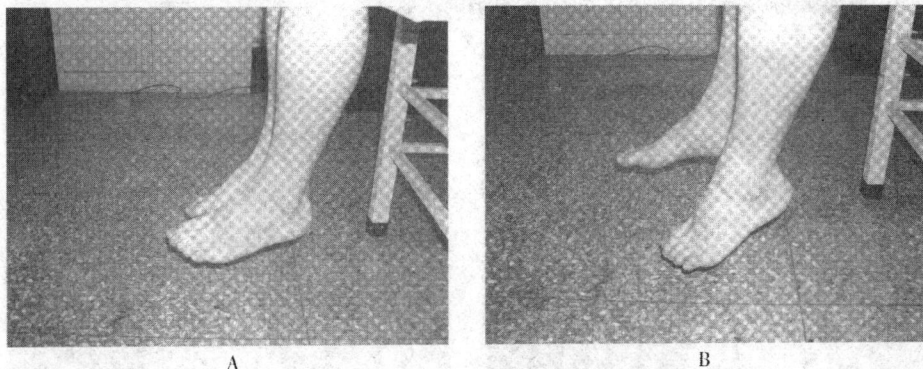

图 15 - 27　踝关节跖屈

2. 踝关节跖屈

（1）测量姿位：如图15-27，量角器放置方法与踝背屈的检查方法相同。

（2）正常活动范围：0°~45°。

（3）注意事项：避免代偿运动踝内翻的发生。

三、脊柱

（一）颈椎关节活动范围

1. 颈前屈

（1）测量姿位：端坐或直立位，如图15-28。

（2）量角器放置方法：①轴心：两臂交点；②固定臂：与地面垂直；③移动臂：外耳道与鼻尖的连线；

（3）正常活动范围：0°~45°。

（4）注意事项：防止代偿运动胸腰椎屈曲。

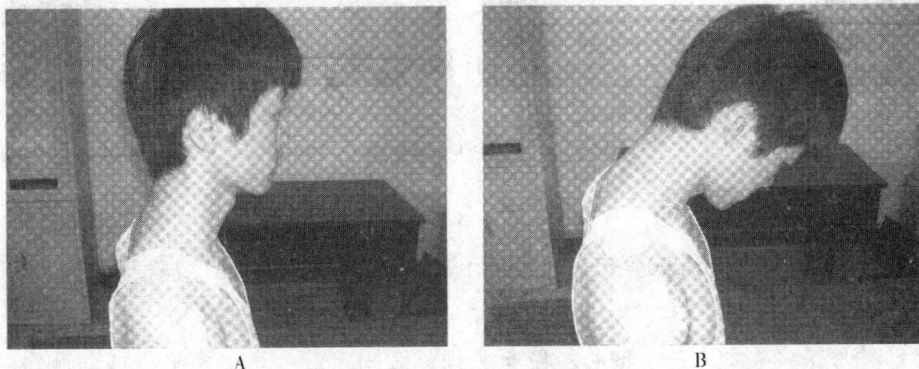

图 15 - 28　颈前屈

2. 颈后伸

（1）测量姿位：如图 15 - 29，量角器放置方法同颈前屈。

（2）正常活动范围：0°~45°。

（3）注意事项：防止代偿运动胸腰椎伸展。

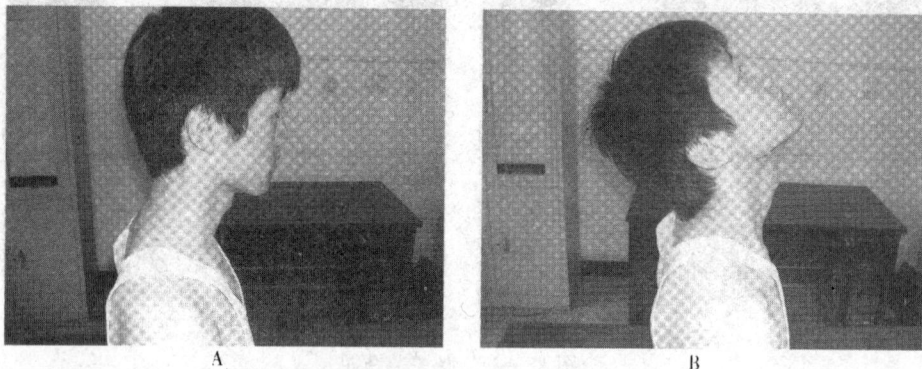

图 15 - 29　颈后伸

3. 颈侧屈

（1）测量姿位：端坐或直立位，如图 15 - 30。

（2）量角器放置方法：①轴心：位于第 7 颈椎的棘突；②固定臂：放在患者肩上与地面平行（起始位：90°），或垂下与患者胸椎平行（起始位：0°）；③移动臂：对准患者的枕后隆突。

（3）正常活动范围：0°~45°。

（4）注意事项：防止代偿运动颈椎旋转。

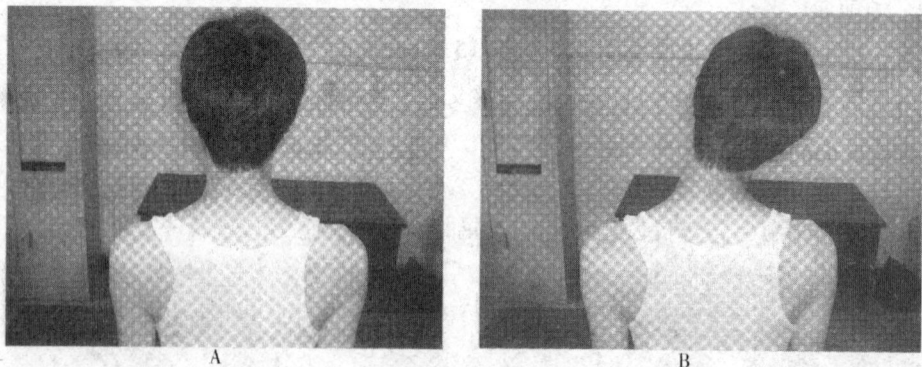

图 15 - 30　颈侧屈

4. 颈旋转

（1）测量姿位：仰卧或坐位，胸腰椎相对固定，颈椎无屈曲、伸展及侧屈，如图 15 - 31。

（2）量角器放置方法：①轴心：位于头顶；②固定臂：与地面平行或与测量一侧的肩峰平行；③移动臂：对准鼻尖。

（3）正常活动范围：0°～70°。

（4）注意事项：要求患者头部位于中立位然后从右往左进行旋转。如果使用量角器，它的起始位位于90°。防止代偿运动腰椎旋转。

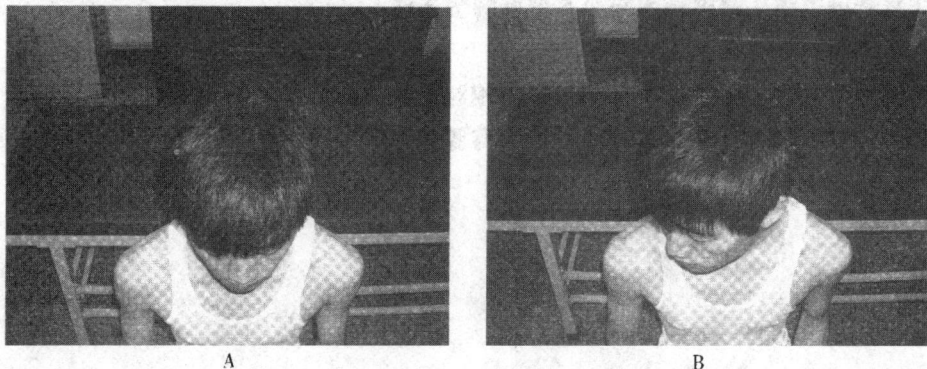

图 15 – 31　颈旋转

（二）胸、腰椎关节活动范围

1. 脊柱前屈

（1）测量姿位：直立位，如图15－32。

（2）量角器放置方法：①轴心：第5腰椎棘突；②固定臂：通过第5腰椎棘突的垂直线；③移动臂：第7腰椎棘突与第5腰椎棘突连线的平行线。

（3）正常活动范围：0°～80°。

其他测量方法：①评估患者向前弯腰指尖所能触碰到的腿的位置；②测量患者弯腰后指尖与地面的距离；③测量患者直立和弯腰后第7颈椎至第1骶椎的脊柱长度。方法③可能是最精确的测量方法。一个正常成年人脊柱前屈后所增加的平均长度为1.6cm，但是如果患者直背弯腰的话，在长度方面将不会有任何变化。

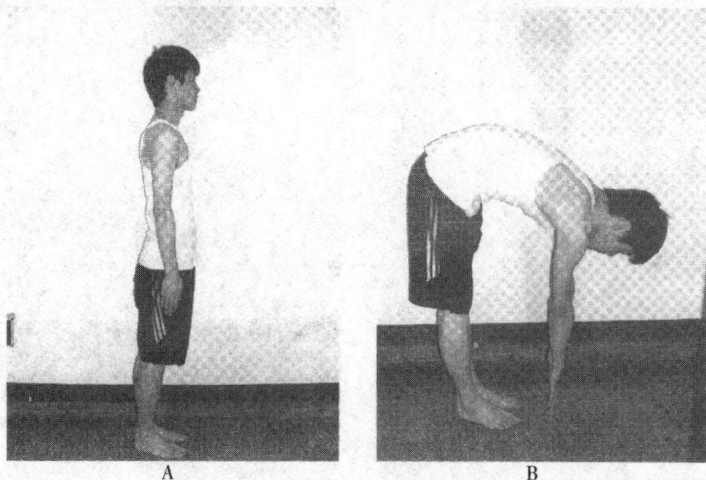

图 15 – 32　脊柱前屈

2. 脊柱侧屈

（1）测量姿位：直立位，如图 15 - 33。

（2）量角器放置方法：①轴心：第 5 腰椎棘突；②固定臂：髂嵴连线中点的垂直线；③移动臂：第 7 腰椎棘突与第 5 腰椎棘突连线。

（3）正常活动范围：0°~40°。

其他测量方法：①用卷尺来测量躯干相对垂直位时所倾斜的程度；②评定第 7 颈椎棘突相对骨盆的位置；③测量侧屈时指尖与膝关节的距离。

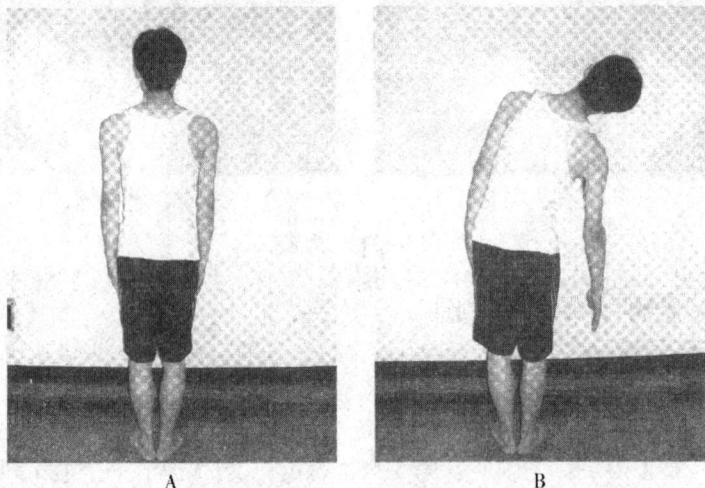

图 15 - 33　脊柱侧屈

3. 脊柱后伸

（1）测量姿位：如图 15 - 34，量角器放置方法与屈曲测量方法相同。

（2）正常活动范围：0°~30°。

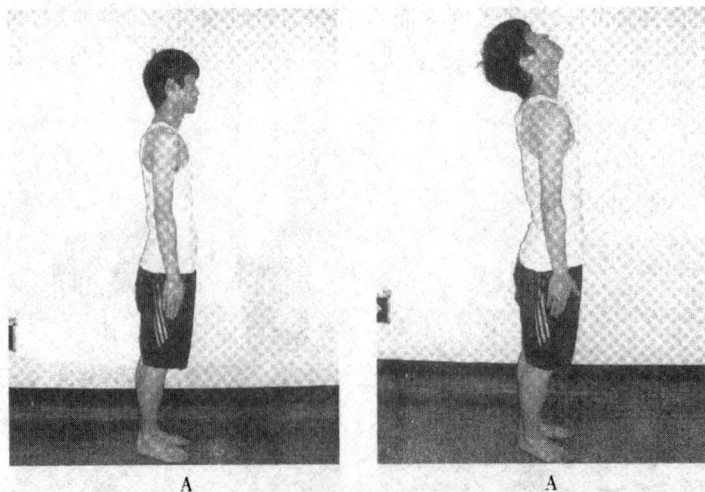

图 15 - 34　脊柱后伸

4. 脊柱旋转

（1）测量姿位：仰卧或直立位，如图 15 – 35。

（2）量角器放置方法：①轴心：头顶部中点；②固定臂：双侧髂嵴上缘连线的平行线；③移动臂：双侧肩峰连线的平行线。

（3）正常活动范围：0°~45°。

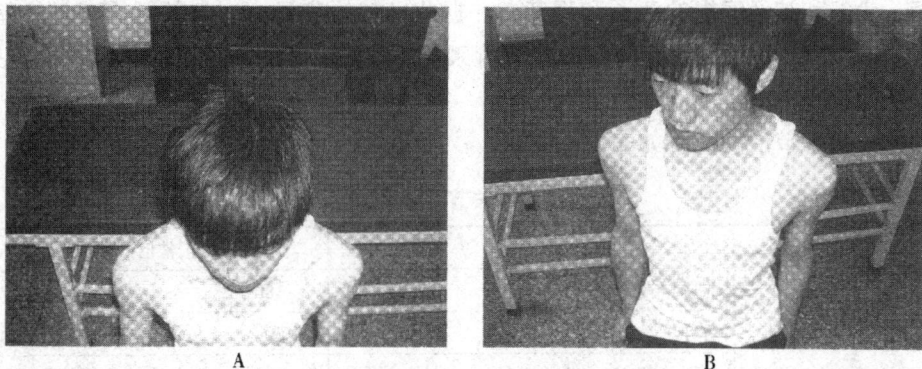

图 15 – 35　脊柱旋转

【背景知识】

一、相关人体解剖学知识

（一）人体基本运动平面、运动轴

1. 人体基本运动的平面：矢状面、额状面、水平面。3 个平面互相垂直。

2. 人体的基本轴：矢状轴、额状轴、垂直轴。以上 3 个轴互相垂直。

3. 解剖位：身体直立，两眼向前平视，两脚跟靠拢，足尖向前，两上肢垂于躯干两侧，手掌向前。

4. 中立位：手掌向身体，其余同上。

（二）关节的生理运动及其影响

1. 关节运动方向：屈和伸（关节沿冠状轴运动）、内收和外展（关节沿矢状轴运动）、旋转（关节沿垂直轴运动）。

2. 关节运动的类型：主动运动、被动运动、主动助力运动。

3. 关节的稳定性与灵活性：关节面积大小、关节囊、关节韧带、肌肉、其他因素（如年龄、性别和训练水平）。

（三）引起关节异常活动的原因

关节活动过度或活动减少的原因：①关节周围软组织疼痛；②肌肉痉挛；③软组织挛缩；④肌肉无力；⑤关节内异常；⑥关节僵硬。

（四）关节活动范围

ROM（Range of Motion）是指关节活动时可达到的最大弧度或转动的角度。关节活动范围检查又称关节活动度检查或柔韧度检查。

通过关节活动范围的检查，可以确定关节活动有无障碍，发现障碍的原因和程度，如肌肉、骨骼和神经病损的范围和程度，并据此确定治疗目标，判断可能康复的程度，选择适当的治疗、训练方法，并进一步评价康复的效果。因此，关节活动范围检查是肢体运动功能检查中最常用的项目之一。

人体主要关节活动范围如表 15 - 1。

表 15 - 1　　　　　　　　　　人体主要关节活动范围

部位	运动方向	正常值（度）
肩关节	前屈（前方上举）	0 ~ 180
	后伸（后方上举）	0 ~ 50
	外展（侧方上举）	0 ~ 180
	内收、内旋	0 ~ 60
	内旋、外旋	0 ~ 90
	水平屈曲	0 ~ 135
	水平外展	0 ~ 30
	水平内收	0 ~ 130
肘关节	屈曲	0 ~ 145
	伸展	0 ~ 5
腕关节	背伸	0 ~ 70
	掌屈	0 ~ 90
	桡偏	0 ~ 25
	尺偏	0 ~ 55
颈部	前屈	0 ~ 45
	后伸	0 ~ 45
	旋转（左、右）	0 ~ 70
	侧屈（左、右）	0 ~ 45
髋关节	前屈	0 ~ 90
		0 ~ 125（屈膝）
	后伸	0 ~ 15
	外展	0 ~ 45
	内收	0 ~ 20
	内旋、外旋	0 ~ 45

续表

部位	运动方向	正常值（度）
膝关节	屈曲	0 ~ 135
	伸展	0
踝关节	背屈	0 ~ 20
	跖屈	0 ~ 45

二、测量工具

（一）通用量角器检查法

通用量角器由一把半圆规或全圆规加一条固定臂及一条移动臂构成。使用时首先使身体处于检查要求的适宜姿位，使待测关节按待测方向运动到最大幅度，将量角器圆规的中心点准确地放置到代表关节旋转中心的骨性标志点上，并加以固定；把固定臂按要求对向一端肢体上的骨性标志，或沿一端肢体的纵轴放置，或处于垂直或水平的标准位置，再把移动臂对向另一端肢体上的骨性标志，或与此端肢体纵轴平行放置，然后读出该关节所处角度。

（二）方盘量角器检查法

方盘量角器的中心有一可旋转的指针，受重力影响，其指针永远指向正上方。应用时，使待测关节的任一端肢体处于水平位或垂直位，另一端肢体在垂直于地面的平面上做待测方向的运动至最大幅度，以方盘量角器的一边紧贴运动端肢体，同时使"0"对向规定方向，在肢体运动到最大幅度时，即可在刻度盘上读出关节所处角度。

三、基本姿势

全身所有的关节凡按解剖的姿位放置者则为0°。前臂的运动手掌面在呈矢状面上状态为0°，轴、面的概念与解剖学一致。

四、测量方法

1. 舒适体位。
2. 暴露测量的关节。
3. 确定测量关节的骨性标志。
4. 专人测量。
5. 主动关节活动测量、被动关节活动测量。
6. 正确找准运动轴、固定臂、移动臂。

五、测量结果的记录

内容：关节名称、左右、主动 ROM、被动 ROM、关节强直（纤维性、骨性）、挛缩、痉挛等。

【实训要点】

操作注意事项如下：

（1）检查者应熟悉各关节解剖和正常活动范围，熟练测定技术。严格操作，专人负责，提高准确性。

（2）不宜在疲劳、饱餐、按摩或关节活动锻炼后检查。

（3）检查前对患者讲明目的和方法，取得合作。

（4）根据部位选择适当的量角器。检查时患者应充分暴露受检部位，保持舒适体位，测定时不得移动，避免代偿活动影响检查结果。

（5）存在一定正常差异，要左右对比检查。

（6）记录结果应写明关节活动的起止度数，运动范围要先主动，再被动，需同时检查和记录主动和被动关节活动度。

（7）不同器械、不同方法测得的关节活动度值有差异，不宜互相比较。

【实训小结】

本章重点介绍了关节活动范围测定的操作和评价，分上肢、下肢和脊柱三部分，并介绍了正常人体关节活动范围、关节活动范围测量工具、关节活动范围测定中的注意事项、关节异常活动的原因等。

【思考与练习】

1. 方盘量角器与通用量角器相比，所具有的优点是什么？
2. 方盘量角器适宜测定哪些关节？

（廖艳　严泽）

第十六章　营养配餐与食谱编制

【实训内容】

正确运用肥胖病病人的膳食原则，编制肥胖病病人一日三餐食谱。

【实训要求】

1. 熟悉肥胖病病人的膳食原则。

2. 按照《中国居民膳食指南及平衡膳食宝塔》、《中国居民膳食营养素参考摄入量》和《食物成分表》，掌握膳食编制的基本原则和方法。

3. 通过案例分析，掌握以食物交换份计算法编制肥胖病病人食谱的方法和基本步骤。

【重点与难点】

1. 营养配餐的理论依据。

2. 食谱编制的原则。

3. 以食物交换份计算法编制食谱的方法和基本步骤。

【学习方法】

1. 利用病案分析法学习以食物交换份计算法编制食谱的方法和基本步骤。

2. 利用多媒体演示计算机软件编制食谱的方法。

3. 安排学生自行练习以食物交换份计算法编制食谱，课后交实习报告。

【实训操作】

一、操作方法

（一）计算总热能

能量是维持生命活动正常进行的基本保证，能量不足，人体中血糖下降，就会感觉疲乏无力，进而影响工作、学习的效率；另一方面能量若摄入过多则会在体内贮存，使人体发胖，也会引起多种疾病。因此，编制食谱首先应该考虑的是保证能从食物中摄入适宜的能量。

1. 计算方法

用膳者一日三餐的能量供给量可参照膳食营养素参考摄入量（DRIs）中能量的推荐摄入量（RNI），根据用餐对象的活动水平、胖瘦情况、年龄、性别等确定。表16－1提供了成年人能量供给量标准，表16－2提供了中国成人活动水平分级。

表16－1　　　　　　　　　　　　成年人能量供给量标准

劳动强度	消瘦 千卡/千克/天	正常 千卡/千克/天	肥胖 千卡/千克/天
卧床休息	20～25	15～20	15
轻体力劳动	35	25～30	20～25
中体力劳动	40	35	30
重体力劳动	40～45	40	35

表16－2　　　　　　　　　　　　中国成人活动水平分级

活动分级	职业工作时间分配	工作内容举例
轻	75%时间坐或站立 25%时间站着活动	办公室工作，组装或修理收音机、钟表、店员售货，化学实验操作，教员讲课等
中	25%时间坐或站立 75%时间站着活动	学生的日常活动，机动车驾驶、电工安装、金工切削等
重	40%时间坐或站立 60%时间特色职业活动	非机械化的农业劳动、炼钢、舞蹈、体育运动、装卸、伐木、采矿、砸石等

2. 胖瘦情况的判定标准

（1）标准体重法：①计算公式：标准体重（kg）＝身高（cm）－105。②现在体重与标准体重比，可对胖瘦程度进行粗略估计。判断标准：体重允许范围为标准体重的±10%范围；体重超过标准体重10%为超重，超过20%以上即认为是肥胖；体重低于标准体重10%为体重减轻，低于20%以上即认为是消瘦。

（2）体质指数（BMI）法：体重指数是目前应用较普遍的指标。①计算公式：BMI＝体重（kg）／［身高（m）]^2。②中国成人判断超重和肥胖的界限值为：BMI＜18.5为营养不良；BMI在18.5～23.9之间为正常；BMI≥24为超重；BMI＞28为肥胖。

（二）分配总热能

能量的主要来源为蛋白质、脂肪和碳水化合物，为了维持人体健康，这三种能量营养素占总能量比例应当适宜，具体还可根据胖瘦情况、疾病情况，调整上述三类能量营养素占总能量的比例，由此可求得三种能量营养素的一日能量供给量。

（三）计算供能营养素的每日需要量

知道了三种产能营养素的能量供给量，还需将其折算为需要量，即具体的质量，这是确定食物品种和数量的重要依据。食物中产能营养素产生能量的多少按如下关系换算：即1g碳水化合物产生能量为4.0kcal，1g脂肪产生能量为9.0kcal，1g蛋白质产生能量为4.0kcal。根据三大产能营养素的能量供给量及其能量折算系数，可求出全日蛋白质、脂肪、碳水化合物的需要量。

（四）计算食品交换份数

可通过查表法或计算法得到。查表法是一种比较粗略的方法，实际运用中，多采取食物交换计算份法，首先通过计算确定食物的需要量，然后用食物交换份确定食物种类及数量。

1. 查表法

通过查表获得不同热能所需的各组食品交换份数，见表16-3。

表16-3　　　　　　　　　不同热能所需的各组食品交换份数

热能（kcal）	总交换份	谷薯类	蔬菜类	水果类	奶类	肉蛋类	油脂类
1000	12	6	1	-	2	2	1
1200	14.5	7	1	-	2	3	1.5
1400	16.5	9	1	-	2	3	1.5
1600	18.5	9	1	1	2	4	1.5
1800	21	11	1	1	2	4	2
2000	23.5	13	1	1	2	4.5	2
2200	25.5	15	1	1	2	4.5	2
2400	28	17	1	1	2	5	2

2. 计算法

知道了三种能量营养素全日需要量，还知道每类食品交换份的食品所含的蛋白质、脂肪、碳水化合物含量（表16-8），就可以通过差值计算法计算出每类食品交换份的份数。

（1）首先确定习惯常用食物摄入量（可适当调整）：包括脱脂奶粉50g（2个交换份）、鸡蛋50g（1个交换份）、蔬菜500g（1个交换份）、水果200g（1个交换份）。

（2）营养素的食物分配：①碳水化合物：谷类＋蔬菜＋水果＋牛奶；②蛋白质：谷类＋蔬菜＋水果＋牛奶＋瘦肉类＋鸡蛋；③脂肪：牛奶＋瘦肉＋鸡蛋＋油脂。

（3）通过差值计算法计算出必需的六类食品的份数。

（五）餐次分配

知道了六类食品的份数后，就可以根据三餐的能量分配比例编制出早中晚三餐每餐各类食品的份数。一般三餐能量的适宜分配比例为：早餐占30%，午餐占40%，晚餐占30%。

（六）制定食谱

根据个人口味和季节、地域和食品供应等特点，制定具体食谱。

（七）食谱的评价与调整

根据以上步骤设计出营养食谱后，还应该对食谱进行评价，确定编制的食谱是否科学合理。应参照食物成分表初步核算该食谱提供的能量和各种营养素的含量，与DRIs进行比较，相差在10%上下，可认为合乎要求，否则要增减或更换食品的种类或数量。值得注意的是，制定食谱时，不必严格要求每份营养餐食谱的能量和各类营养素均与DRIs保持一致。一般情况下，按照营养平衡理论，每天的能量、蛋白质、脂肪和碳水化合物的量出入不应该很大，其他营养素以一周为单位进行计算、评价即可。营养平衡理论要求：

1. 膳食中三种宏量营养素需要保持一定的比例平衡

膳食中蛋白质、脂肪和碳水化合物除了各具特殊的生理功能外，其共同特点是提供人体所必需的能量。所以在讨论能量时也把它们称为"产能营养素"。

在膳食中，这三种产能营养素必须保持一定的比例，才能保证膳食平衡。若按其各自提供的能量占总能量的百分比值，则蛋白质占10%~15%，脂肪占20%~30%，碳水化合物占55%~65%。打破这种适宜的比例，将不利于健康。

2. 膳食中优质蛋白质与一般蛋白质保持一定的比例

食物蛋白质中所含的氨基酸有20多种，其中有8种是人体需要，但是不能在体内合成，必须由食物供给的必需氨基酸，人体对这8种必需氨基酸的摄入量需要保持一定的比例。

动物性蛋白质和大豆蛋白质所含的必需氨基酸种类齐全，比例恰当，人体利用率高，称为优质蛋白质。

在膳食构成中要注意将动物性蛋白质、一般植物性蛋白质和大豆蛋白进行适当搭配，并保证优质蛋白质占蛋白质总供给量的1/3以上。

3. 饱和脂肪酸、单不饱和脂肪酸和多不饱和脂肪酸之间的平衡

不同食物来源的脂肪，脂肪酸组成不同，有饱和脂肪酸、单不饱和脂肪酸及多不饱和脂肪酸。饱和脂肪酸可使血胆固醇升高，不饱和脂肪酸则具有多种有益的生理功能。因此必须保证食物中多不饱和脂肪酸的比例。

一般认为，在脂肪提供的能量占总能量的30%范围内，3种脂肪酸的比例1∶1∶1为宜。动物脂肪相对含饱和脂肪酸和单不饱和脂肪酸多，植物油主要含不饱和脂肪酸。为了保证每日膳食摄入足够的不饱和脂肪酸，必须保证油脂中植物油的摄入。

根据食谱的制定原则，食谱的评价应该包括以下几个方面：

（1）食谱中所含五大类食物是否齐全，是否做到了食物种类多样化？

（2）各类食物的量是否充足？

（3）全天能量和营养素摄入是否适宜？

（4）三餐能量摄入分配是否合理？

（5）优质蛋白质占总蛋白质的比例是否恰当？

（6）3种产能营养素（蛋白质、脂肪、碳水化合物）的供能比例是否适宜？

（八）食谱的总结、归档管理等

编制好食谱后，应该将食谱进行归档保存，并及时收集用餐者及厨师的反馈意见，总结食谱编制的经验，以便以后不断改进。

（九）计算机软件编制食谱

随着计算机技术的发展，营养食谱的确定和评价也可以通过计算机实现。目前出现了许多膳食营养管理系统软件，使用者只要掌握基本的电脑技能，就可以方便快捷地确定营养食谱，并且得出营养素的营养成分。膳食营养管理系统软件有很多种，一般膳食营养管理系统软件都具有如下功能：

1. 提供自动挑选食物种类界面，用挑选出的食物自动编制出代量食谱，计算出各类食物的用量并自动将其合理地分配到一日三餐或三餐一点中。

2. 进行食谱营养成分的分析计算，并根据计算结果进行调整。

3. 分析膳食的食物结构和计算分析各种营养素的摄入量、能量和蛋白质的食物来源等。许多软件采取开放的计算机管理方式，可随时扩充食物品种及营养成分。有的软件还可对个体和群体的膳食营养状况做出综合评价，针对儿童青少年还可实现生长发育状况的评价。另外，特殊营养配餐应用软件还有减肥配餐的设计功能及常见病病人膳食的设计功能。

二、案例分析

刘某，男，大学老师，35岁，身高168cm，体重80 kg，试针对其进行食谱编制。

1. 计算总热能

（1）理想体重 = 168 – 105 = 63kg。

（2）判断体型：方法一：$63 \times 120\% = 75.6 < 80$，属于肥胖。方法二：BMI = 80/$1.68^2 > 28$，也属于肥胖。

（3）教师工作属轻体力劳动，计算总热能 = 63kg × （20 ~ 25） kcal/kg = 1260 ~ 1575 kcal（取1400kcal计算）。

2. 分配总热能

根据肥胖病病人的膳食疗法要点，脂肪占总能量15% ~ 20%、蛋白质20% ~ 25%、碳水化合物55% ~ 60%，取蛋白质占总能量的20%、脂肪占20%、碳水化合物占60%进行计算。

3. 计算供能营养素的每日需要量

蛋白质 = （1400 ×20%）/ 4 = 70g

脂肪 = （1400 ×20%）/9 ≈ 31g

碳水化合物 = （1400 ×60%）/4 ≈ 210g

4. 计算食品交换份数

有下列两种方法选择。

（1）查表法：通过查表 16 – 3 得到，如下表 16 – 4：

表 16 – 4　　　　　　　　　　刘某食品交换份表（查表法）

热能（kcal）	总交换份	谷薯类	蔬菜类	水果类	奶类	肉蛋类	油脂类
1400	16.5	9	1	–	2	3	1.5

（2）计算法：首先确定刘某习惯常用食物摄入量，因其肥胖，故选择脱脂牛奶。具体为：脱脂奶粉 50g（2 个交换份）、鸡蛋 50g（1 个交换份）、蔬菜 500g（1 个交换份）、水果 200g（1 个交换份），再根据差值计算法得到刘某一天中必需的六类食品的食品交换份份数。

表 16 – 5　　　　　　　　　　刘某食品交换份表（计算法）

食品	交换份	量（g）	蛋白质（g）	脂肪（g）	碳水化合物（g）	kcal
谷薯类	160/20 = 8 份	8 × 25 = 200g	8 × 2.0 = 16g	–	①210 – 38 – 12 = 160	720
蔬果类	2 份	菜 500g 果 200g	1 × 5.0 + 1 × 1.0 = 6g		1 × 17 + 1 × 21 = 38g	180
肉类	29/9 ≈ 3 份	3 × 50 = 150g	②70 – 16 – 6 – 9 – 10 = 29	3 × 6.0 = 18g	–	270
蛋类	1 份	50g	1 × 9.0 = 9g	1 × 6.0 = 6g		90
牛奶	2 份	脱脂奶粉 50g	2 × 5.0 = 10g	–	2 × 6.0 = 12g	180
油脂类	6/10 ≈ 0.5 份	5g	–	③30 – 6 – 18 = 6	≈	45
合计	16.5 份	1155g	72g	30g	210g	1485

5. 餐次分配

根据三餐能量的适宜分配比例进行餐次分配，就上述食品交换份表（计算法）的结果为例进行餐次分配，见表 16 – 6。

表 16 – 6　　　　　　　　　　刘某的餐次分配表

食谱内容	早餐		午餐		晚餐	
	份	量（g）	份	量（g）	份	量（g）
谷薯类	2	50	4	100	2	50
蔬菜类	–	–	0.5	250	0.5	250
水果类	0.5	100	0.5	100	–	–
肉类	–	–	2	100	1	50
蛋类	1	50	–	–	–	–
牛奶	1	25	–	–	1	25
油脂类	–	–	0.5	5	–	–
合计	4.5	225	7.5	555	4.5	375

食谱中三餐能量的实际分配比例为：早餐占 4.5/16.5 = 27%，午餐占 7.5/16.5 = 45%，晚餐占 4.5/16.5 = 27%。

6. 制定食谱

根据刘某个人口味和季节、地域及食品供应等特点，制定一日三餐具体食谱。

早餐：面包 50g，苹果 100g，鸡蛋 50g（一个），脱脂奶粉 25g。

午餐：米饭 100g，炖白菜猪肉 150g（瘦猪肉 100g，白菜 100g），炝芹菜 150g，烹调油 5g。

加餐：橙子 100g。

晚餐：胡萝卜莴笋鸡肉丝面条 350g（胡萝卜 150g，芦笋 100g，鸡肉丝 50g，面条 50g）。

加餐：脱脂奶粉 25g。

一日食谱确定以后，可以以一日食谱为模本，通过食物的同类互换，改变其中的食物种类，设计出一周、一月食谱。

7. 食谱的评价与调整（略）

【背景知识】

一、营养配餐

（一）营养配餐的概念

合理营养、平衡膳食是健康饮食的核心。完善而合理的营养可以保证人体正常的生理功能，促进健康和生长发育，提高机体的抵抗力和免疫力，有利于某些疾病的预防和治疗。

营养配餐，就是按人们身体的需要，根据食物中各种营养物质的含量，设计一天、一周或一个月的食谱，使人体摄入的蛋白质、脂肪、碳水化合物、维生素和矿物质等几大营养素比例合理，即达到平衡膳食。营养配餐是实现平衡膳食的一种措施。平衡膳食的原则通过食谱才得以表达出来，充分体现其实际意义。

（二）营养配餐的理论依据

营养配餐是一项实践性很强的工作，与人们的日常饮食直接相关，科学合理的营养配餐，需要以一系列营养理论为指导。

1. 中国居民膳食营养素参考摄入量（DRIs）

DRIs 是每日平均膳食营养素摄入量的一组参考值，包括平均需要量（EAR）、推荐摄入量（RNI）、适宜摄入量（AI）和可耐受最高摄入量（UL）。DRIs 中的 RNI 是个体适宜营养素摄入水平的参考值，是健康个体膳食摄入营养素的目标。

编制营养食谱时，首先需要以各营养素的推荐摄入量（RNI）为依据确定需要量，一般以能量需要量为基础。制定出食谱后，还需要以各营养素的 RNI 为参考评价食谱的制定是否合理，如果与 RNI 相差不超过 10%，说明编制的食谱合理可用，否则需要加以调整。

2. 中国居民膳食指南和平衡膳食宝塔

膳食指南本身就是合理膳食的基本规范，为了便于宣传普及，它将营养理论转化为一个通俗易懂、简明扼要的可操作性指南，其目的就是合理营养、平衡膳食、促进健康。平衡膳食宝塔则是膳食指南量化和形象化的表达，是人们在日常生活中贯彻膳食指南的工具。

3. 食物成分表

食物成分表是营养配餐工作必不可少的工具。通过食物成分表，我们在编制食谱时才能将营养素的需要量转换为食物的需要量，从而确定食物的品种和数量。在评价食谱所含营养素摄入量是否满足需要时，同样需要参考食物成分表中各种食物的营养成分数据。

中国疾病预防控制中心营养与食品安全所于 2002 年出版了新的食物成分表，所列食物仍以原料为主，各项食物都列出了产地和食部，包括 1506 条食物的 31 项营养成分。

"食部"是指按照当地的烹调和饮食习惯，把从市场上购买的样品去掉不可食的部分之后，所剩余的可食部分所占的比例。

二、食谱编制

食谱编制又称营养食谱编制，是根据合理膳食的原则，把一天或一周各餐中主、副食的品种、数量、烹调方式、进餐时间作详细的计划并编排成表格形式展示给就餐者及食物加工人员。

三、肥胖病病人膳食疗法

膳食疗法是肥胖治疗的最基本的方法之一，无论采取其他哪种治疗方法，都必须辅助以膳食疗法；同样，在实施膳食治疗的同时也必须辅助运动疗法、行为疗法等其他治疗方法。一般轻、中度肥胖者的膳食疗法需注意以下几点。

1. 重点控制能量和脂肪

每天摄入的能量控制在 1000～1800kcal，其中脂肪占总能量的 15%～20%、蛋白质 20%～25%、碳水化合物 55%～60%。

2. 保证维生素和无机盐的供给

因为受摄入的能量限制，所以在膳食疗法减肥时，常常会出现维生素和无机盐摄入不足的问题。新鲜蔬菜、水果、豆类、牛奶等是维生素和无机盐的主要来源。

3. 增加膳食纤维的供给

肥胖患者常有便秘的问题，适当增加膳食纤维的摄入不仅有助于缓解便秘，还可以减少脂肪和糖的吸收。所以提倡食用富含膳食纤维的食物，最好能保证每天的膳食纤维摄入量为 30g 左右，相当于 500～750g 绿叶蔬菜和 100g 粗杂粮中含的膳食纤维。

4. 戒酒

在进行膳食治疗时，最好不要饮酒，酒类主要含有酒精，而不含其他营养素，1ml 酒精可提供能量 7kcal，因此饮酒常常导致摄入的能量过高而使减肥失败。

5. 膳食习惯和行为的改变

纠正不良的膳食习惯是减肥成功的关键之一。肥胖者常见的不良膳食习惯有不吃早餐，而午餐和晚餐特别是晚餐进食过量；爱吃零食、甜食；进餐速度过快等。肥胖者应针对自己的这些不良习惯，提出相应的纠正方法，对于减肥具有事半功倍的作用。

四、食物交换份法

（一）食品交换份法简介

食物交换份法简单易行，易于被非专业人员掌握。该法是先将常用食物按其所含营养素量的特点归类，计算出每类食物每份所含的营养素值和食物质量，然后将每类食物的内容列出表格供交换使用，最后，根据不同人群及个体能量需要，按蛋白质、脂肪和碳水化合物的合理分配比例，计算出各类食物的交换份数和实际重量并制作成模板，并在实际食谱制作过程中按每份食物等值交换表选择食物。

从 19 世纪 50 年代开始，美国将食品交换份法用于糖尿病人的营养治疗。目前该方法已被很多国家广泛采用，但设计内容有所不同，可适用于各类人群。

（二）食品交换份法的基本原则

1. 人们按食物所提供的主要营养素的不同，将常用食品分为 4 个组（即谷薯组、果蔬组、肉蛋组、供热组）共 9 类（见表 16 - 7）。

谷薯组主要提供碳水化合物，蛋白质，膳食纤维，B 族维生素。

果蔬组主要提供膳食纤维，矿物质，维生素 C 和胡萝卜素。

肉蛋组主要提供蛋白质，脂肪，矿物质，维生素 A 和 B 族维生素。

供热组主要提供能量，植物油还可提供维生素 E 和必需脂肪酸。

根据《中国居民膳食指南》，每天至少应摄入谷薯类、蔬菜类、水果类、奶类、肉蛋类和油脂类共 6 类食品（见表 16 - 8）。

2. 食品交换份法的原则是等热能的食品可以进行交换，一般是同类食品进行交换。每类食品交换份的食品所含的热能相似（一般定为 90kcal），每个交换份的同类食品中蛋白质、脂肪、碳水化合物等营养素含量相似（见表 16 - 7 和表 16 - 8）。因此，在制定食谱时同类的各种食品可以相互交换（见表 16 - 7 ~ 表 16 - 15），但若跨组进行交换将影响平衡膳食原则。

（1）谷薯组：每份谷薯大约可提供能量 90kcal，蛋白质 2g，碳水化合物 20g。

（2）果蔬组：每份蔬菜、水果大约可提供能量 90kcal、蛋白质 5g、碳水化合物 17g 或 21g。

（3）肉蛋组：每份肉蛋奶大约可提供能量 90kcal，其中奶类提供蛋白质 5g、脂肪 5g、碳水化合物 6g；肉蛋类提供蛋白质 9g、脂肪 6g。

（4）供热组：每份油脂大约可提供能量90kcal、脂肪10g。

表 16 - 7   **9 类食品交换份的营养价值**

组别	类别	每份重量（g）	热能（kcal）	蛋白质（g）	脂肪（g）	碳水化合物（g）	主要营养素
谷薯组	谷薯类	25	90	2.0	–	20.0	碳水化合物、膳食纤维、蛋白质、无机盐
果蔬组	蔬菜类	500	90	5.0	–	17.0	无机盐、维生素、膳食纤维
	水果类	200	90	1.0	–	21.0	
肉蛋组	大豆类	25	90	9.0	4.0	4.0	蛋白质、无机盐、膳食纤维等
	奶类	160	90	5.0	5.0	6.0	蛋白质、无机盐等
	肉蛋类	50	90	9.0	6.0	–	蛋白质、脂肪、无机盐、维生素
	硬果类	15	90	4.0	7.0	2.0	蛋白质、脂肪、无机盐
供热组	油脂类	10	90	–	10.0	–	脂肪
	纯糖类	20	90	–	–	20.0	热能

表 16 - 8   **6 类食品交换份的营养价值**

组别	类别	每份（g）重量	热能（kcal）	蛋白质（g）	脂肪（g）	碳水化合物（g）	主要营养素
谷薯组	谷薯类	25	90	2.0	–	20.0	碳水化合物、膳食纤维、蛋白质、无机盐
果蔬组	蔬菜类	500	90	5.0	–	17.0	无机盐、维生素、膳食纤维
	水果类	200	90	1.0	–	21.0	
肉蛋组	奶类	160	90	5.0	5.0	6.0	蛋白质、无机盐等
	肉蛋类	50	90	9.0	6.0	–	蛋白质、脂肪、无机盐
供热组	油脂类	10	90	–	10.0	–	脂肪

表 16 - 9   **等值谷薯类食品交换表**

分类	重量（g）	食品（市品）
糕点	20	饼干、蛋糕、江米条、麻花、桃酥等
米	25	大米、小米、糯米、薏米、米粉
面	25	面条、干挂面、龙须面、通心粉、油条、油饼
杂粮	25	高粱、玉米、燕麦、荞麦、莜麦
杂豆	25	绿豆、红豆、干豇豆、干豌豆、干蚕豆、芸豆
面食	35	馒头、面包、花卷、窝头、烧饼、烙饼、切面
鲜品	100	马铃薯、红薯、白薯、鲜玉米
	200	鲜玉米（中个带棒心）
其他熟食	75	燕米饭、煮熟的面条

表 16 – 10　　　　　　　　　　　　等值蔬菜类食品交换表

分类	重量（g）	食品（市品）
叶茎类	500	大（小）白菜、圆白菜、菠菜、韭菜、茼蒿、芹菜、生菜、莴笋（叶）、苋菜、豆瓣菜、冬寒菜
薹、花类	500	油菜薹、花菜（白、绿色）、绿豆芽
瓜、茄类	500	西葫芦、西红柿、冬瓜、苦瓜、黄瓜、丝瓜、青椒、南瓜、茄子
菌藻类	500	鲜蘑菇、湿海带、水发木耳
根茎类	500	白萝卜、茭白、竹笋、子姜（300）
鲜豆类	300	豇豆、豆角、四季豆、豌豆苗
	75	毛豆、豌豆、蚕豆（均为食部）
其他	200	胡萝卜
	150	藕
	100	芋头、慈菇

表 16 – 11　　　　　　　　　　　　等值水果类食品交换表

重量（g）	食品（市品）
500	西瓜、芒果、梨
250	橙、柑、橘、柚、李子、苹果、枇杷、葡萄、猕猴桃、草莓、菠萝、杏、柿子
150	香蕉、山楂、荔枝
100	鲜枣

表 16 – 12　　　　　　　　　　　　等值大豆类食品交换表

重量（g）	食品（市品）
20	腐竹
25	大豆粉
50	豆腐干、豆腐丝、油豆腐
100	北豆腐
150	南豆腐
250	豆浆（黄豆：水 = 1：8）

表 16 – 13　　　　　　　　　　　　等值奶类食品交换表

重量（g）	食品（市品）
20	全脂奶粉、低脂奶粉
25	脱脂奶粉、奶酪
160	牛奶、羊奶、酸奶（125）

表 16 – 14   **等值肉类食品交换表**

分类	重量（g）	食品（市品）
畜肉	20	香肠、熟火腿、熟腊肉、卤猪杂
	25	肥瘦猪肉
	35	火腿肠、小红肠、叉烧肉、午餐肉、熟酱牛肉、大肉肠
	50	瘦猪肉、瘦牛肉、瘦羊肉、带肉排骨
	100	兔肉
	100	鸡肉
禽类	50	鹅肉、鸭肉
蛋类	60	鸡蛋、鸭蛋、松花蛋、鹌鹑蛋（6 个）
鱼虾类	150	草鱼、带鱼、鲫鱼、鲢鱼、基围虾、鳝鱼、泥鳅、大黄鱼、对虾、河虾、蟹、水浸鱿鱼、鲜贝
	350	水浸海参

表 16 – 15   **等值热能食品交换表**

重量（g）	食品（市品）
10	各种植物油和动物油
15	核桃仁、花生仁（干、炒，30 粒）、南瓜子、葵花子、西瓜子、松子、杏仁、黑芝麻、芝麻酱
20	白糖、红糖

【实训要点】

食谱的编制遵循以下原则：

1. 保证营养平衡

（1）满足每日膳食营养素及能量的供给量。按照《中国居民膳食指南》的要求，膳食应满足人体需要的能量、蛋白质、脂肪以及各种矿物质和维生素。不仅品种要多样，而且数量要充足，膳食既要能满足就餐者需要又要防止过量。

（2）各营养素之间的比例要适宜。膳食中能量来源及其在各餐中的分配比例要合理。要保证膳食蛋白质中优质蛋白质占适宜的比例。要以植物油作为油脂的主要来源，同时还要保证碳水化合物的摄入。

（3）食物搭配要合理。注意主食与副食、杂粮与精粮、荤与素等食物的平衡搭配。

（4）根据某特定人群的生理特点、疾病特点和营养需要，根据就餐者的年龄、性别、职业、劳动强度、生理特点、疾病特点、健康需要等要求，确定合理的营养摄入量，使食物中营养素的供给量既能满足其生理需要，又能防治疾病，有益于健康。

2. 照顾饮食习惯，注意饭菜的口味

在可能的情况下，既使膳食多样化，又照顾就餐者的膳食习惯。注重烹调方法，使食物色香味美。

3. 考虑季节和市场供应情况

主要是熟悉市场可供选择的原料，并了解其营养特点。

4. 兼顾经济条件

既要使食谱符合营养要求，又要使进餐者在经济上有承受能力，才会使食谱有实际意义。

【实训小结】

本章重点介绍了以食物交换份计算法编制食谱的方法和基本步骤。同时介绍了营养配餐的理论依据、食谱编制的原则、食物交换份法和肥胖病病人的膳食原则。

【思考与练习】

1. 简述营养配餐的理论依据。
2. 简述营养食谱编制的原则。
3. 试述以食物交换份计算法编制食谱的方法和步骤。
4. 食谱的评价内容应该包括哪几个方面？

（廖艳）

第十七章   健康危险因素评价

【实训内容】

学习如何进行个体健康危险因素的评价，即健康危险因素的评价方法。

【实训要求】

1. 掌握健康危险因素的分类和特点。

2. 通过案例分析，熟悉健康危险因素评价的资料收集，即如何开展两类资料（个人危险因素资料和标准资料）的收集，了解调查表的拟定。

3. 通过案例分析，掌握健康危险因素评价的资料分析步骤和计算方法。

4. 掌握健康危险因素评价的应用，重点在个体评价。

【重点与难点】

资料分析步骤及评价方法的应用。

【学习方法】

1. 利用病案分析的方法学习健康危险因素评价的具体实施步骤。

2. 利用多媒体演示软件分析方法。

3. 找个别学生单独演示健康危险因素评价的具体分析方法。

4. 安排学生自行练习，学习健康危险因素的资料收集、资料分析和资料评价，课后交实习报告。

【实训操作】

一、操作方法

（一）资料收集

1. 收集个人危险因素资料

一般采用询问调查或自填问卷方式收集评价对象的生活行为方式、环境、医疗卫生服务中的危险因素，通过体格检查、询问病史和实验室检查结果可以获得重要的资料。

通常可将需要收集的健康危险因素划分为下列 5 类：

（1）环境因素：包括自然环境和社会环境。自然环境危险因素有生物性因素如细菌、病毒、寄生虫等，物理化学性因素如噪声、粉尘、电离辐射、农药及汽车尾气等。社会环境危险因素包括经济情况、居住条件、家庭、人际关系、生产环境、紧张程度及心理刺激等。

（2）行为生活方式：主要指不良的个人生活方式或行为所产生的健康危险因素，属"自创性"危险因素，是可以避免的，也易于通过干预加以清除。如吸烟、酗酒、滥用药物、不合理膳食、特殊嗜好、不良性行为和吸毒等。

（3）生物遗传因素：随着分子生物学的发展，已有部分疾病在分子水平上找到了其发病的遗传学的客观依据，这为疾病的预防提供了有效的生物学基础。如种族、年龄、性别、身高、体重、携带易感基因等。

（4）医疗卫生服务：广义上，医疗资源分配不合理、初级卫生保健网络不健全、重治轻防的医疗保健倾向及医疗保健制度不完善等都可能危害人群健康，需加以重视。收集的资料包括是否进行定期体格检查、直肠镜检查、X 线检查、乳房检查及阴道检查等。

（5）疾病史：详细了解个人患病史、生育史、家族疾病史等，如询问评价对象本人的症状、体征、相应检查结果及与疾病、健康有关的各方面情况，以及家族中是否有人患有相应疾病等。

拟定调查表，收集个人危险因素的资料，如健康危险因素评价表（表 17 - 1）。

表 17 - 1　　　　　　　　健康危险因素调查表　　　　　　调查对象编号_____

1. 性别　　（1）男　　（2）女

2. 年龄（实足岁）_____岁

3. 身高（净高）_____cm

4. 体重（净重）_____kg

5. 吸烟　（1）吸烟者　（2）过去吸烟　　（3）不吸烟

　　吸烟者、过去吸烟者填写最近 5 年内每日吸烟数　　　每日吸烟数_____支

　　过去吸烟者填写戒烟前 5 年内每日吸烟数　　　　　每日吸雪茄或烟斗数_____支

　　戒烟者填写已戒烟年数（不满 1 年填 1 年）　　　　　_____年

6. 饮酒　（1）饮酒者　（2）过去饮酒者（已戒酒）　（3）不饮酒或 1 周少于 1 次

　　饮酒者请填写每周饮酒量　　每周饮啤酒杯数_____杯

　　　　　　　　　　　　　　每周饮黄酒杯数_____杯

　　　　　　　　　　　　　　每周饮烈酒杯数_____杯

7. 服用药物（服用安眠药或镇静药）

　　（1）差不多每天服用　　（2）有时服用　　（3）偶然或不服用药物

8. 体育活动

　　（1）一级　很少或没有体育活动

　　（2）二级　偶然有体育活动

续表

（3）三级　经常有体育活动，1 周在 3 次以上

注：在工作中从事体力活动和上下班骑车、走路也应考虑在内

9. 你的双亲是在 60 岁以前死于心脏病的吗？

（1）是，有 1 人　　（2）是，有 2 人　　（3）无　　（4）不详

10. 你的父母兄弟姐妹有糖尿病吗？

（1）有　　（2）无　　（3）不详

11. 你自己有糖尿病吗？

（1）有，未控制　　（2）有，已控制　　（3）无　　（4）不详

12. 肛门　　　　　　　　　息肉　　（1）有　　（2）无　　（3）不详

　　　　　　　　　　　肛门出血　　（1）有　　（2）无　　（3）不详

　　　　　　　　　每年作肛门检查　　（1）有　　（2）无　　（3）不详

13. 你的医生曾说过你有肺气肿和慢性支气管炎吗？

（1）有　　（2）无　　（3）不详

14. 血压　　　　收缩压：＿＿＿＿ mmHg（1mmHg＝133.3Pa）

　　　　　　　舒张压：＿＿＿＿ mmHg

15. 胆固醇数（如不详可不填）＿＿＿＿＿ g/L

16. 在过去的一年中是否遭受不幸，如离婚、亲人死亡、夫妻分居、与邻居吵架、未能晋级或加工资、刑事审讯等。

（1）4 次以上　　（2）2~3 次　　（3）1 次以下　　（4）不详

17. 是否患有血吸虫病

（1）有　　（2）已治疗　　（3）无

18. 直系亲属中有无自杀家族史

（1）有　　（2）无　　（3）不详

2. 收集当地人群性别、年龄和疾病别的死亡率资料

这部分资料在评价时作为比较的标准，称为标准资料，收集标准资料后即可知道同性别、同年龄和疾病别死亡率的平均水平。收集的疾病病种（疾病别）一般是影响当地目标人群最重要的且具有明确危险因素的 10~15 种疾病，它们为评价病种。对于目前还不能明确危险因素的一些疾病，不宜作为评价病种。这类资料可以从常规死因报告登记系统、疾病监测系统、居民健康档案中获得，也可以通过回顾性的居民健康询问抽样调查获得。为提高评价的稳定性，应使用各疾病别死因的 10 年死亡概率来计算。在收集了两类资料，即个人危险因素资料和标准资料后，就需要进行资料分析和资料评价，具体见表 17-2。如表 17-2 第（2）项是疾病别每 10 万人口的平均死亡概率，如冠心病为 1877，车祸为 285 等。

表 17 - 2　　健康危险因素评价表

死亡原因 (1)	死亡概率 (1/10万) (2)	危险因素 (3)	测量值 (4)	危险分数 (5)	组合危险分数 (6)	存在死亡危险 (7)	根据医生建议改变危险因素 (8)	新危险分数 (9)	新组合危险分数 (10)	新存在死亡危险 (11)	危险程度降低量 (12)	危险程度降低百分比（%）(13)
1. 冠心病	1877	血压（mmHg）	120/82	0.4	1.91	3585.07	-	0.4	0.11	206.47	3378.6	47
		胆固醇（mg/dl）	192	0.6			-	0.6				
		糖尿病史	无	1.0			-	1.0				
		体力活动	坐着工作	2.5			定期锻炼	1.0				
		家族史	无	0.9			-	0.9				
		吸烟	不吸	0.5			-	0.5				
		体重	超重30%	1.3			降到正常	1.0				
2. 车祸	285	饮酒	不饮	0.5			-	0.5				
		驾车里程	25000公里/年	2.5			-	2.5				
		安全带使用	90%	0.8			100%	0.8				
3. 自杀	264	抑郁	经常	2.5			治疗抑郁	1.5				
		家族史	无	1			-	1.0				
4. 肝硬化	222	饮酒	不饮	0.1			-	0.1				
5. 脑血管病	222	血压（mmHg）	120/82	0.4			-	0.4				
		胆固醇（mg/dl）	192	0.6			-	0.6				
		糖尿病史	无	1.0			-	1.0				
		吸烟	不吸	0.8			-	0.8				
6. 脑瘤	202	吸烟	不吸	0.2			-	0.2				

续表

死亡原因 (1)	死亡概率 (1/10万) (2)	危险因素 (3)	测量值 (4)	危险分数 (5)	组合危险分数 (6)	存在死亡危险 (7)	根据医生建议改变危险因素 (8)	新危险分数 (9)	新组合危险分数 (10)	新存在死亡危险 (11)	危险程度降低量 (12)	危险程度降低百分比(%) (13)
7. 慢性风湿性心脏病	167	心脏杂音	无	1.0			—	1.0				
		风湿热	无	1.0			—	1.0				
		症状体征	无	0.1			—	0.1				
8. 肺炎	111	饮酒	不饮	1.0			—	1.0				
		肺气肿	无	1.0			—	1.0				
		吸烟	不吸	1.0			—	1.0				
9. 肠癌	111	肠息肉	无	1.0			—	1.0				
		肛门出血	无	1.0			—	1.0				
		肠炎	无	1.0			—	1.0				
		直肠镜检查	无	1.0			每年检查一次	0.3				
10. 高血压性心脏病	56	血压（mmHg）	120/82	0.4			—	0.4				
		体重	超重30%	1.3			降到平均体重	1.0				
11. 肺结核	56	X线检查	阴性	0.2			—	0.2				
		结核活动	无	1.0			—	1.0				
12. 其他	1987	经济和社会地位	中等	1.0			—	1.0				
合计	5560	—	—	—	—	7167.45	—	—	—	3430.35		

（二）资料分析

1. 将危险因素转换成危险分数

危险因素与死亡率直接的数量关系是通过将危险因素转换成危险分数这个关键环节来实现的。如查询 40~44 岁男子危险分数，可通过查表 17-3 来实现。个体所具有的危险因素相当于人群平均水平时，危险分数为 1.0，即个体发生某病死亡的概率大致与当地平均死亡水平相等。危险分数小于 1.0，即个体发生某病死亡的概率小于当地平均死亡水平。危险分数大于 1.0，即个体发生某病死亡的概率大于当地平均死亡水平。危险分数越大，则死亡概率越大，反之则越小。如按表 17-3 中 40~44 岁男性危险因素计算：冠心病中危险因素收缩压为 140mmHg，其危险分数为 0.8，以下类推。

表 17-3　　　　　　　　　　　　**40~44 岁男子危险分数转换表**

	危险因素	测量值	危险分数
1. 冠心病	收缩压 (mmHg)	200	3.2
		180	2.2
		160	1.4
		140	0.8
		120	0.4
	舒张压 (mmHg)	106	3.7
		100	2.0
		94	1.3
		88	0.8
		82	0.4
	胆固醇 (g/L)	2.80	1.5
		2.20	1.0
		1.80	0.5
	糖尿病	有	3.0
		已控制	2.5
		无	1.0
	体育活动	静坐作业	2.5
		有些活动	1.0
		中度锻炼	0.6
		较强度锻炼	0.5
	家族史	父母 60 岁前均死于冠心病	1.4
		父母 1 人 60 岁前死于冠心病	1.2
		父母健在 (<60 岁)	1.0
		父母健在 (≥60 岁)	0.9

续表

	危险因素	测量值	危险分数
1. 冠心病	吸烟（每日）	10 支以上	1.5
		1~9 支	1.1
		吸雪茄或烟斗	1.0
		戒烟（不足 10 年）	0.7
		不吸或戒 10 年以上	0.5
	体重	超过正常 75%	2.5
		超过正常 50%	1.5
		超过正常 15%	1.0
		超过正常 10% 以下	0.8
		降到平均体重	1.0
2. 车祸	饮酒	1 周 12 杯	5.0
		1 周 6 杯	2.0
		少量	1.0
		不饮	0.5
	使用安全带	<10% 的时间	1.1
		10%~24%	1.0
		25%~74%	0.9
		75%~100%	0.8
	行车里程	每年行车里程÷10000＝危险分数	
3. 自杀	压抑	常有	2.5
		无	1.0
4. 肝硬化	饮酒	1 周 12 杯	5.0
		1 周 6 杯	2.0
		少量	1.0
		不饮	0.1
5. 脑血管病	收缩压（mmHg）	200	3.2
		180	2.2
		160	1.4
		140	0.8
		120	0.4
	舒张压（mmHg）	106	3.7
		100	2.0
		94	1.3
		88	0.8
		82	0.4

	危险因素	测量值	危险分数
		2.80	1.5
	胆固醇（g/L）	2.20	1.0
		1.80	0.5
5. 脑血管病	糖尿病	有	3.0
		已控制	2.5
		无	1.0
	吸烟	吸香烟	1.2
		戒烟	1.0
		不吸	0.8
6. 肺癌	吸烟（每日）	40 支	2.0
		20～39 支	1.5
		10～19 支	1.1
		1～9 支	0.8
		无	0.2
7. 慢性风湿性心脏病	心脏杂音	有	10.0
		已用药	1.0
		无	1.0
	风湿热	有	10.0
		已用药	1.0
		无	1.0
	症状或体征	无	1.0
8. 肺炎	饮酒	频繁	3.0
		适度或不饮酒	1.0
	肺气肿	有	2.0
		无	1.0
	吸烟	≥10 支（每日）	1.2
		不吸	1.0
9. 肠癌	肠息肉	有	2.5
		无	1.0
	肛门出血	有	3.0
		无	1.0
	溃疡性结肠炎	≥10 年	4.0
		<10 年	2.0
		无	1.0
	每年直肠镜检	无	1.0
		有	0.3

续表

	危险因素	测量值	危险分数
10. 高血压性心脏病	收缩压（mmHg）	200	3.2
		180	2.2
		160	1.4
		140	0.8
		120	0.4
	舒张压（mmHg）	106	3.7
		100	2.0
		94	1.3
		88	0.8
		82	0.4
	体重	超过正常75%	2.5
		超过正常50%	1.5
		超过正常15%	1.0
		超过正常10%以下	0.8
		降到平均体重	1.0
11. 肺结核	X线检查	未做	1.0
		阴性	0.2
	结核活动	有	5.0
		无	1.0

2. 计算组合危险分数

同一疾病常常同时受多种危险因素的协同作用影响。因此计算危险分数时，要考虑多种危险因素的联合和协同作用，计算组合危险分数。其分2种情况：

（1）与死亡危险因素有关的危险因素只有一项时，组合危险分数与该死因危险分数相等。

（2）与死亡危险因素有关的危险因素是多项时，组合危险分数的计算：①将危险分数大于1.0的个项分别减去1.0后，剩下的数值作为相加项分别相加，1.0作为相乘项；②小于或等于1.0的各项危险分数值作为相乘项分别相乘；③相加项和相乘项的结果相加即可得到该死亡原因的组合危险分数。

3. 计算存在死亡危险

该指标是指在某一种组合危险分数条件下，因某种疾病死亡的可能性。

$$存在死亡危险 = 平均死亡概率 \times 组合危险分数$$

4. 计算评价年龄

评价年龄是依据年龄与死亡率之间的函数关系，从死亡率水平推算得出的年龄。具体的计算方法是首先将各种死因的存在死亡危险相加，得到总的存在死亡危险，然后查健康评价年龄表（表17-4），即可得到相应的评价年龄。表17-4为健康评价年龄表，该表左边一列和右边一列分别是男性和女性合计的死亡危险值；中间部分的上面两行 0~9 数值是个体实际年龄的个位数，上面两行 0~9 数值所对应的列是评价年龄值。

表 17-4　　　　　　　　　　　　健康评价年龄表

男性存在死亡危险	实际年龄最末一位数					女性存在死亡危险	男性存在死亡危险	实际年龄最末一位数					女性存在死亡危险
	0	1	2	3	4			0	1	2	3	4	
	5	6	7	8	9			5	6	7	8	9	
530	5	6	7	8	9	350	4510	38	39	40	41	42	2550
570	6	7	8	9	10	350	5010	39	40	41	42	43	2780
630	7	8	9	10	11	350	5560	40	41	42	43	44	3020
710	8	9	10	11	12	360	6160	41	42	43	44	45	3280
790	9	10	11	12	13	380	6830	42	43	44	45	46	3560
880	10	11	12	13	14	410	7570	43	44	45	46	47	3870
990	11	12	13	14	15	430	8380	44	45	46	47	48	4220
1110	12	13	14	15	16	460	9260	45	46	47	48	49	4600
1230	13	14	15	16	17	490	10190	46	47	48	49	50	5000
1350	14	15	16	17	18	520	11160	47	48	49	50	51	5420
1440	15	16	17	18	19	550	12170	48	49	50	51	52	5860
1500	16	17	18	19	20	570	13230	49	50	51	52	53	6330
1540	17	18	19	20	21	600	14340	50	51	52	53	54	6850
1560	18	19	20	21	22	620	15530	51	52	53	54	55	7440
1570	19	20	21	22	23	640	16830	52	53	54	55	56	8110
1580	20	21	22	23	24	660	18260	53	54	55	56	57	8870
1590	21	22	23	24	25	690	19820	54	55	56	57	58	9730
1590	22	23	24	25	26	720	21490	55	56	57	58	59	10680
1590	23	24	25	26	27	750	23260	56	57	58	59	60	11720
1600	24	25	26	27	28	790	25140	57	58	59	60	61	12860
1620	25	26	27	28	29	840	27120	58	59	60	61	62	14100
1660	26	27	28	29	30	900	29210	59	60	61	62	63	15450
1730	27	28	29	30	31	970	31420	60	61	62	63	64	16930
1830	28	29	30	31	32	1040	33760	61	62	63	64	65	18560
1960	29	30	31	32	33	1130	36220	62	63	64	65	66	20360
2120	30	31	32	33	34	1220	38810	63	64	65	66	67	22340
2310	31	32	33	34	35	1330	41540	64	65	66	67	68	24520
2520	32	33	34	35	36	1460	44410	65	66	67	68	69	26920
2760	33	34	35	36	37	1600	47440	66	67	68	69	70	29560
3030	34	35	36	37	38	1760	50650	67	68	69	70	71	32470
3330	35	36	37	38	39	1930	54070	68	69	70	71	72	35690
3670	36	37	38	39	40	2120	57720	69	70	71	72	73	39250
4060	37	38	39	40	41	2330	61640	70	71	72	73	74	43200

5. 计算增长年龄

指通过努力降低危险因素后可能达到的新的评价年龄。对于危险分数 >1 且危险因素属于行为生活方式的评价对象，建议其改变危险因素，根据新的测量值查危险分数转换表，重新计算组合危险分数，计算出新存在的死亡危险，所得出的年龄为增长年龄。

6. 计算危险因素降低程度

其表示的是评价对象根据医生建议改变现有的危险因素，危险能降低的程度，用危险降低量和危险降低程度来表示。

$$危险降低量 = 存在的死亡危险 - 新存在的死亡危险$$

$$危险降低程度 = （危险降低量 \div 总存在死亡危险）\times 100\%$$

健康危险因素评价方法在用于个体评价和群体评价时，除了分析危险因素降低程度外，还可以对三种年龄之间的关系作进一步分析。

7. 个体评价类型

个体评价结果可以被用来对个体的健康进行预测并为健康教育和咨询提供科学依据，劝导个体改变不良的行为生活方式，努力控制并降低危险因素的危害，从而减少疾病和死亡的发生。通过群体健康危险因素评价，可以了解危险因素在人群中的分布及其严重程度，为确定疾病防治工作重点，制定干预策略和措施提供依据。根据评价年龄、实际年龄与增长年龄三者之间的关系将评价结果归为不同的类型，用于指导健康管理。

评价年龄高于实际年龄，说明被评价者存在的危险因素高于平均水平，即死亡概率可能高于当地同年龄性别组的平均水平。反之则低。增长年龄与评价年龄之差数，说明被评价者接受医生建议后采取降低危险因素的措施，可能延长寿命的年数。根据实际年龄、评价年龄和增长年龄三者之间不同的量值，评价结果可以分为以下四种类型：

（1）健康型：被评价者的评价年龄小于实际年龄者，其个体危险因素低于平均水平，预期健康状况良好。如被评价者实际年龄为51岁，其评价年龄为46岁，说明其个体危险因素低于平均水平，即51岁的个体可能处于46岁年龄者的死亡概率，其预期健康状况良好。

（2）自创性危险因素型：被评价者评价年龄大于实际年龄（说明危险因素较平均水平高），并且评价年龄与增长年龄之差值大。如被评价者的实际年龄为41岁，评价年龄为43.5岁，增长年龄为36岁，评价年龄与增长年龄之差值为7.5岁（较大），说明危险因素属自创性，通过自身的行为改变降低和去除危险因素，有可能较大程度地延长预期寿命。

（3）难以改变的危险因素型：被评价者的评价年龄大于实际年龄，但评价年龄与增长年龄之差较小。如被评价者实际年龄43岁，评价年龄49岁，增长年龄48岁，评价年龄与增长年龄之差值为1岁。其个体的危险因素主要来自生物遗传因素与既往及目前疾病史。通常不易于改变这些因素，因此，降低这类危险因素的可能性小，延长预期寿命的余地不大。

（4）一般性危险型：评价年龄接近实际年龄，其危险因素接近于轻微危害程度，降低危险因素的可能性有限，增长年龄和评价年龄接近。

除此之外，尚可对某一特殊危险因素进行分析。例如仅控制超体重的危险因素，用同样的方法计算增长年龄，从评价年龄与增长年龄的差值大小说明超体重的危险因素对个体预期寿命可能影响的程度。

具体计算方法为：

$\triangle X$ = 评价年龄 – 实际年龄

$\triangle X < -1$，认为该个体低于平均危险水平，归入健康型。

$-1 \leqslant \triangle X \leqslant 1$，认为该个体相当于平均危险水平，归入一般性危险型。

$\triangle X > 1$，认为该个体是危险因素高于平均水平，归入危险因素型。

$\triangle Y$ = 评价年龄 – 增长年龄

$\triangle Y > 1$，认为该个体是因为生活方式等可去除或降低的危险因素所致的危险较多，这些危险因素可通过改变行为、生活方式而降低或消除，归为自创性危险因素型。

$\triangle Y \leqslant 1$，认为该个体的危险因素多为疾病史、家族遗传史，通过自身努力已很难消除，归为难以改变的危险因素型。

二、案例评价

患者李某，男，41 岁，家住甲地，不吸烟、不饮酒，血压 120/82mmHg，胆固醇 192mg/dl，无糖尿病史，无高血压家族史，但超重 30%，缺乏体力活动，经常抑郁，试对其进行健康危险因素评价。

1. 资料收集

（1）收集个人危险因素资料：通过自填问卷、询问病史、体格检查和实验室检查收集李某的健康危险因素资料，见表 17 - 2 第（3）和第（4）栏。

（2）收集当地人群性别、年龄和疾病别的死亡率资料：本案例收集李某所在地甲地 41 岁、男性，前 12 位死因疾病别死亡率资料，见表 17 - 2 第（2）栏。

2. 资料分析

（1）将危险因素转换成危险分数：如冠心病的危险因素糖尿病史无，查表 17 - 3，危险分数为 1.0，余以此类推，见表 17 - 2 第（5）栏。

（2）计算组合危险分数：如：冠心病的危险因素有 7 项，其中危险分数大于 1.0 的有两项，为体力活动 2.5 和体重 1.3，其余各项都小于或等于 1.0。计算方法：2.5 - 1.0 = 1.5；1.3 - 1.0 = 0.3，1.5 和 0.3 就是相加项。危险分数小于或等于 1.0 的其余各项作为相乘项分别相乘，相乘项的结果和相加项的结果相加为该死亡原因的结合危险分数。全过程计算为：

相加项之和：1.5 + 0.3 = 1.8

相乘项之积：0.4 × 0.6 × 1.0 × 0.9 × 0.5 = 0.108

组合危险分数：1.8 + 0.108 = 1.91

见表 17 - 2 第（6）栏。

（3）计算存在死亡危险：如冠心病存在的死亡危险为 1877 × 1.91，即等于 3585.07/10 万。总的存在死亡危险为所有死亡原因引起的存在死亡危险的总和。

李某总的存在死亡危险 = 3585.07 + … + … = 7167.45。见表 17 - 2 第（7）栏。

（4）计算评价年龄：如表 17 - 2 中（7）栏李某总存在死亡率（41 岁男性）为 7167.45/10 万人口，再查评价年龄表（表 17 - 4），左边一列中无此数值，但其介于 6830 和 7570 之间，李某的实际年龄为 41 岁，最末一位数字是 1，据此查出 6830 的评价年龄为 43 岁，7570 的评价年龄为 44 岁，两者平均为 43.5 岁，即为李某的评价年龄。

（5）计算增长年龄：表 17 - 2 中的第（8）～（11）栏都用于计算增长年龄，方法同评价年龄。首先将李某遵医嘱去除可改变的危险因素列于表 17 - 2 第（8）栏，第（9）、（10）栏为去除可改变危险因素后，计算出新的危险分数和新组合危险分数。第（11）栏为新存在死亡危险 = 第（2）×第（10）。这样重新计算出李某新的总死亡危险值为 3430.35/10 万人口，查表得增长年龄约为 36 岁。

（6）计算危险因素降低程度：表 17 - 2 第（12）栏是危险降低的绝对数，由第（7）栏 - 第（11）栏求得。第（13）项是危险降低的数量在总存在死亡危险中所占的百分比，由第（12）项÷总存在死亡危险得到。如：

冠心病的危险降低量 = 3585.07 - 206.47 = 3378.60

冠心病危险降低百分比 = 3378.60÷7167.45×100% = 47%

以此类推，见表 17 - 2 第（12）、（13）栏。

（7）个体评价类型：

△X = 43.5 - 41 > 1，认为李某是危险因素型。

△Y = 43.5 - 36 > 1，认为李某是自创性危险因素型。

说明需要对李某进行有针对性的健康教育和咨询，劝说其改变不良的行为生活方式以降低危险水平，有可能较大程度的延长其预期寿命。

【背景知识】

1. 开展健康危险因素评价的理论基础

第一次卫生革命的胜利，使危害人类健康的传染病得到了有效控制。慢性非传染性疾病成为主要死亡原因。而慢性非传染性疾病是多种致病因素长期综合作用的结果，难以用单一的病因加以解释。而且，随着病因学及流行病学研究的进展，人们逐渐认识到许多慢性非传染性疾病的发生、发展与不良行为生活方式及环境中存在的多种危险因素密切相关。因此要有效防治各种慢性非传染性疾病，必须对与疾病发生、发展有关的各种危险因素进行分析评价，以便阐明疾病发生的病因，预测疾病发生的概率及严重程度，这是提出健康危险因素评价的依据。

另外，从疾病自然史的观点分析，要有效预防慢性非传染性疾病，也必须进行健康危险因素评价。

慢性非传染性疾病按其发病特点及演变过程可大致分为 6 个阶段：①无危险阶段；②出现危险因素；③致病因素出现；④症状出现；⑤体征出现；⑥劳动力丧失。

健康危险因素评价是从疾病自然史的第一阶段开始，即在疾病尚未出现时对危险因素及其对健康的影响进行评价，通过健康促进教育使人们保持健康的生活方式，防止危险因素的作用。在危险因素出现的早期，通过测定危险因素的严重程度，分析这些因素对健康可能造成的危害，预测疾病发生的概率，亦能减少危险因素的危害，减少疾病的发生。可见，进行健康危险因素评价是一项最基本的、行之有效的预防慢性非传染性疾病的重要手段和措施。

2. 慢性病健康危险因素的特点

了解危险因素影响健康的特点，加深对危险因素的认识，是进行健康危险因素评价的前提，是预防非传染性疾病的基础。

①潜伏期长，隐性危害大；②多因素联合作用增强致病危险性；③特异性弱；④广泛性存在。

3. 慢性病健康危险因素的分类

健康危险因素种类很多，分类方法也可以有多种形式，有直接和间接危险因素之分，也有群体和个体危险因素之分等。据生物－心理－社会医学模式加以区分，主要可分为以下几类：①环境因素；②行为生活方式；③生物遗传因素；④医疗卫生服务中的危险因素。

4. 健康危险因素评价

根据进行健康危险因素评价的对象和性质，可将其分为个体评价和群体评价两类。

（1）个体评价：健康危险因素的个体评价，主要通过比较实际年龄、评价年龄和增长年龄三者之间的差别，以便了解危险因素对寿命可能影响的程度及降低危险因素后寿命可能增长的程度。

（2）群体评价：群体评价是在个体评价的基础上进行，可进行以下几方面的评价与分析：① 人群的危险程度；② 危险因素属性分析；③ 分析危险因素对健康的影响。

【实训要点】

健康危险因素的9个评价步骤：①收集个人危险因素资料；②收集当地死亡资料；③将危险因素转换成危险分数；④计算组合危险分数；⑤计算存在死亡危险；⑥计算评价年龄；⑦计算增长年龄；⑧计算危险因素降低程度；⑨个体评价类型。

【实训小结】

本章主要通过案例分析，介绍了健康危险因素评价的资料分析步骤和计算方法。同时介绍了健康危险因素的分类和特点、健康危险因素评价的资料收集、健康危险因素评价的应用，即个体评价和群体评价。

【思考与练习】

1. 简述健康危险因素评价的基本思想。
2. 试述健康危险因素评价的基本步骤。
3. 评价年龄和增长年龄的含义与区别是什么？
4. 健康危险因素评价的主要缺陷是什么？

（廖艳）

第十八章　医患沟通的常用方法与技巧

现行教育体制使大学生长期处于相对"封闭"状态，从小到大几乎是从校门到校门，较少真正接触社会。大学生们多不善于与人沟通和相处，不知道应如何去关心别人。临床见习和实习中，医学生往往不会与患者及其家属沟通，有的学生甚至不知道怎么开口跟病人讲第一句话，不知道如何询问病史，不知道如何安慰病人及其家属，更不知道如何才能与病人建立良好的伙伴关系。既往的教学多注重专业知识与临床技能的培训，而忽视了医患沟通技能的培养，学生们上门诊、进病房后往往难以适应医疗工作，容易出现非生物学因素的医患纠纷。因此，有必要在临床前技能培训部分补上这一课。

本章分临床接诊技巧、问诊技巧和以病人为中心的沟通技巧三部分展开讨论。

Ⅰ. 临床接诊技巧

【实训内容】

学习医患沟通的语言技巧与非语言技巧。

【实训要求】

1. 了解医患沟通过程中常用的语言技巧。
2. 了解医患沟通过程中常用的非语言技巧。

【重点与难点】

结合实际灵活应用医患沟通过程中的语言技巧与非语言技巧。

【学习方法】

角色扮演、案例教学和课堂讨论。

【实训操作】

1. 角色扮演（非语言沟通）

（1）不同情绪的面部表情：感兴趣、愉快、惊奇、悲痛、恐惧、轻蔑、厌恶、愤怒、冷漠或漠不关心。

（2）坐位时不同的体态表情：谦恭有礼、若无其事、厌恶回避、毫无办法、同意、不同意。

（3）通过空间距离表示人际关系：亲密、私人、礼貌、一般。

2. 案例分析

（1）案例介绍：医生只和我说了一句话。

王女士，48 岁，职员。因自觉心脏不适到某市某大医院挂了专家门诊。因患者太多，她怕耽误医生时间，事先将自己的病情归纳好，把准备向医生咨询的问题也事先列出来。终于轮到她了，她用最简洁的语言对医生讲述了病情。医生默不作声，用听诊器听了听她的心脏，然后就低头开处方。王女士问："要不要做个心电图？"医生不答话，仍旧写处方。王女士又问："我心脏到底怎么了？"医生抬起头，把处方递给王女士说："是更年期综合征。"王女士很紧张："不知是心脏不好影响了更年期，还是更年期加重了心脏病？"可医生再无二话，已经拿起了下一位患者的病历本。王女士只得站起来，急匆匆地又问了一句："我有子宫肌瘤，您开的药里有没有影响？"医生只是摇了摇头，就开始看下一个患者。王女士非常生气：我花了 14 元钱挂专家号，就是为了检查得仔细、全面点儿，弄明白病情，可医生总共给我看了不到 5 分钟，只和我说了一句话！

（2）案例讨论：这位医生在接诊过程中，非语言沟通和语言沟通方面存在哪些问题？如何改善？

【背景知识】

1. 医患沟通的非语言沟通

（1）非语言沟通的作用：非语言沟通是指通过面部表情、身体动作、目光、声音、触觉和空间距离进行人际沟通，常常与言语沟通同步。说话内容可以由说话人有意识控制，而非言语表达则多为说话人的自然流露信号。当言语与非言语两种信号出现矛盾时，人们更倾向于相信非言语信号。研究表明，一个人说出来的话只占他沟通信息的 7% 左右，通过说话态度表达出来的占到 35%，面部表情和身体动作则占了沟通信息的 55%。换言之，日常沟通信号的 93% 是通过非言语手段传递成功的。

非言语沟通从心理学角度讲可分为 4 个方面，一是视觉 - 动觉，如面部表情、手势、身体活动；二是额外语词，如音质、音调、语速、咳嗽、哭笑等；三是时空维度，如准时、迟到、朝向和距离等；四是视觉交流如目光接触。

（2）非语言沟通的应用：正确地运用和解读非语言信息，是医患沟通能力的重要组成部分。一方面，可以运用非语言回应患者的交流，如目光接触、点头等，让患者感受到医生的聆听；另一方面，还可以表达医生的情绪和情感，如眼神中的理解、共情和关爱。还有轻柔的动作、前倾的身体、温和的表情、查体时手的温度和对暴露的身体的保护，或者轻抚孩子的头，这些举止同样可以传递慈爱、关怀、理解、细心和责任等信息。急诊抢救时认真沉稳的态度、敏捷迅速的动作，也会使患者和家属产生信任感，起到安慰和稳定病家情绪的作用。

（3）不恰当的非语言沟通方式：如埋头写病历不看患者一眼、频繁移动身体重心、反复看手表或手机、不时接听手机等行为，这会使患者感到不受尊重，增加焦虑感。此外，医生还需要注意患者的非言语信号，从患者表情、目光和体态等非言语信息中了解患者身心感受、情绪和疾病变化的真实内涵。医生需要有意识抑制不恰当的非语言信号，避免其对沟通产生负面效果。

2. 医患沟通的语言交流

（1）语言交流的作用：语言是人类交流的工具，是建立人际关系的重要载体之一，善于运用语言艺术可以使人际关系更和谐，沟通更有效。医师诊疗言语分技术性言语与非技术性言语，无论何种言语都是交流的主要形式，既是最初、也是最容易树立好感或引起不满的中间环节。

（2）得体的称呼语：称呼语是人际交往最初的言语接触，体现了对人的尊重，是建立和谐关系的重要环节。得体的称呼语会给人留下良好的第一印象，为以后的交往建立起互相尊重和信任的基础。

医护人员称呼病人的原则是：①根据病人身份、职业、年龄等具体情况因人而异，力求恰当，有时难以确定时也可征求一下对方的意见。②不可用床号和挂号号码取代称谓。避免直呼其名，尤其是初次见面呼名唤姓更不礼貌。其次要避免庸俗化称呼，如"老板"、"小姐"等；最后也不要使用歧视性绰号如"胖子"、"罗锅"等。③注意上下、亲疏有别。在医患交流过程中，一般应运用正式场合称呼语，多使用尊称、泛尊称，如"张处长"、"李科长"、"孙先生"、"刘女士"等。等医患之间熟悉后，可适当使用非正式场合称呼语，如"老张"、"小李"等。在医患的职业交流中，一般不提倡用辈分称呼，因为那样会对医生的权威性起到消极影响。④与病人谈及其配偶等家属时，适当运用尊称，以示尊重。这种主动对病人示好的方式，常常会非常容易得到病人的好感，令其感受到医生的涵养从而获得尊重。⑤注意地域与文化背景。如"老"在我国是尊称，对于年长的人冠以"魏老"、"张老"的称谓，显得非常有礼貌。但一些外国人却忌说"老"字，自己不服老，更不愿意别人说自己老了。

（3）言语的正确表达：言语的正确表达包括如何选择适当的词语、适当的语速、语调和声调，以及清晰简洁的言语和完整性的语义等。医生过于专业化的语言常常使患者难于理解，如做尿检时的"中段尿"，术后肠道"排气"，问诊中的"放射痛"等，就需要用通俗的语言进一步解释，患者方能了解。再如肿瘤科医生对病人家属说："你父亲得的是未分化黏液腺癌，和一般的肿瘤预后不一样。"患者家属可能根本不知道医生在说什么！调查表明，病人不遵医嘱的情况中，三到六成是对医嘱的内容理解不清和对医生的解释不满意。医患交流时，如必须使用专业术语时，应反复解释，直到病人听懂、弄明白为止。

（4）善用赞美性言语：在一切美好的言语中，赞美是最基本和最有效的人际沟通方式。当他人身在疾病、痛苦、悲伤和挫折中时，善于运用安慰、劝说、鼓励和积极暗示性的言语，可以起到安定情绪、抚慰心灵、增加信心、激励意志等心理支持作用。例如，对恐惧的孩子鼓励说："你真勇敢！"对哭泣的小姑娘赞扬："好可爱的小姑娘，笑一笑就更漂亮了！"对新入院者安慰说："别担心，我们会帮助你，你会好的！"对住院病人鼓励说："你的气色越来越好，说明疗效很好，不久就会康复的。"对出院病人道别："回家好好休息，定期来随访"，"谢谢合作，慢走"。都显得非常得体和令人心情舒畅。

生活中我们经常要赞美别人，真诚的赞美，于人、于己都有重要意义，对病人尤其如此。能否熟练应用赞美的艺术，已经是衡量一个医务人员职业素质的标志之一。虽然赞美不是包治百病的灵丹妙药，但却可以对病人产生深刻的影响。

（5）克服伤害性言语：伤害性言语指指责、埋怨、嘲讽和训斥等语言。常有医生一番好意替病人着急，但说出来的话却变成了"钱重要还是命重要？"的指责，"为什么不按时服药？你还想不想活？"的埋怨，"现在着急，早干吗去了？"的嘲讽，"你是医生还是我是医生，听你的还是听我的"的训斥，这些都需要克服。医疗工作中无论是有意或者无心的伤害性言语，不仅影响医患和谐，甚至可能加重患者病情和引发医疗纠纷。

【实训要点】

医务人员与病人及其家属沟通时，应用非语言技巧是为了从对方的声音、面部表情和身体姿势等，了解对方的内心世界与情感，从而使沟通更有针对性，同时，用自己的声音、表情和行为等非语言技巧可强化语言交流的作用。应用语言技巧是侧重于创造让病人及其家属能够敞开心扉、谈出自己的问题的氛围和语境，并且借助语言发现病人及其家属的真正问题所在，有针对性地将正确信息传递给对方，使之接受科学的健康知识，转变不良态度和行为。

【实训小结】

本章通过案例分析，分别介绍了医患之间非语言沟通和语言沟通的作用、具体应用要点和注意事项。

【思考与练习】

1. 作为一名医学生，如何应用非语言技巧与患者进行有效沟通？
2. 如何问候患者和做自我介绍？
3. 如何使用礼貌用语询问病人的年龄？

Ⅱ. 临床问诊技巧

【实训内容】

学习问诊时的开放性问题和封闭性问题。

【实训要求】

掌握使用开放式问诊时的提问技巧和倾听技巧。

【重点与难点】

合理把握应诊时间与使用开放式问诊的尺度。

【学习方法】

角色扮演、案例教学和课堂讨论。

【实训操作】

1. 课堂讨论

以头痛/腹痛/腰痛的问诊为例，讨论什么是开放式问诊和封闭式问诊。

2. 案例分析

患者王某，45 岁，男性。自觉胸痛三周就诊。

医生：您有什么不舒服吗？

病人：我胸口疼。

医生：噢，您跟我详细谈谈？

病人：胸口疼是最近几周才变强的。我总是有点儿消化不良，但都没有像这次这么重。我觉得这里（指向胸骨部位）很尖锐地疼，还老打嗝，嘴里有非常讨厌的酸味。如果我喝上一两杯酒的话就更糟糕了，连觉都睡不好。

医生：是吗？还有呢？（鼓励）

病人：我怀疑这是不是因为我吃了治关节炎的药引起的——我有关节炎，药店的人让我买了布洛芬。我必须能够走路，我儿子毛毛住院了，孩子他妈出差了，我白天还得上班哪！

医生：您是觉得如果毛毛病情再严重了，体力上吃不消是吧？（复述内容）

病人：我觉得体力上讲没什么大事，可是，如果他白天黑夜都需要我照顾怎么办哪！我就一个人啊！

医生：也就是说，您担心自己无法照顾毛毛？（复述感觉）

病人：是啊，他下个月就要高考了呀！

……

3. 案例讨论

通过开放式问诊，你认为此患者胸痛的主要原因是什么？

【背景知识】

1. 提问技巧

医患之间主要的谈话方式有封闭式和开放式两种。封闭式问题答案基本固定，回答

"是"或"不是"即可，典型的例子是法庭上质询原被告或证人。开放式问题所指答案具有不确定性，它取决于回答人用什么方式或如何回答，通常采用"什么"、"怎么样"、"为什么"提问。在交流中采用哪种方式取决于医生需要了解患者的程度。临床上，对需要得到明确答复、一般性了解或者因时间等客观因素限制时，可采用封闭式谈话。对患者疾病原因、病情发展状况、社会心理状态等问题，适宜采用开放式提问，必要时辅以封闭式问话予以证明或澄清。

采用封闭式提问时，如果是了解事情真相和疾病的真实情况，不能进行暗示性提问，如询问头痛伴发症状时，不能直接提问："有呕吐吗？"而应先询问："头痛时，您还有什么不舒服？"此外，针对重要的问题和过于简要的答案，需进一步寻求深层次信息，进行探索性追问，如"为什么您这样想呢？""能告诉我您这样做的理由吗？"在讲解完某一问题进行核实对方的理解程度时，说"我说清楚了吗？您能重复一下这个问题吗？"比"我讲了这么多，你听懂了吗？"更让对方易于接受。

2. 倾听技能

说和听是沟通过程的两个基本活动，患者对医生最常见的不满之一，是医生不耐烦听患者讲话。美国学者的研究结果发现：患者平均开始说话 18 秒之后就被医生急不可耐地打断。结果是患者可能没机会完整、准确讲述病情，有可能遗漏重要病史，有可能感觉被医生所忽视和不尊重，甚至有可能认为医生不负责任。

（1）主动倾听，鼓励倾诉：主动倾听是一种把他人放在首位，听取他人诉说并反馈信息鼓励倾诉的方法。医生主动倾听患者的诉说，一方面有助于获得疾病的诊断信息，能够在治疗上与患者达成共识；另一方面，可以全面了解和理解患者身心状况，并让患者感受到尊重，使医患关系更融洽。

（2）完整倾听，准确解读：临床工作中，很多时候我们没有耐心听完别人的话就打断他人，我们用经验和思维惯性去理解别人的话，或者以为听懂而不愿意核实和反馈，或者一边听别人说话一边干自己的事情。如果医生一边听患者诉说，一边头也不抬地记录病史、开处方，如果再问一句"你刚才说什么？"这种情景给患者的感觉不仅仅是尊重问题，甚至怀疑医生及其处方的可信度。又如当患者强调家庭困境时，"弦外之音"可能是希望得到合理诊疗，医生若回答"钱重要还是人重要？要钱不要命啦？"就可能伤害到患者。倾听的不完整可能影响医生诊断的准确性与治疗的针对性。

（3）倾听的具体技巧：① 适当的目光接触。② 关注讲话者的言语和非言语行为。③ 表达共情、尊重与肯定。④ 听清并核实重点内容，如对重要病情进行追问核实。⑤ 容忍且不打断对方。⑥ 积极应答：如用点头及"哦"、"嗯"简单应答表示你在听；用微笑或者"是的"、"我懂了，说下去"、"还有吗"表示理解和鼓励。⑦ 概括与复述：必要时需要概述或重复对方的观点与想法，如："你是说怀疑自己的病情很重"、"你的意见有以下几点……"对于医生，这是非常重要的技巧。⑧ 避免直接争论。⑨ 医生询问病情可以采取边听边记录的方式，但是注意：别让记录影响谈话氛围和主动倾听，应积极反馈，可以记录关键词便于事后整理。⑩ 安静的环境和平静的心态有利于双方集中注意力谈话。

【实训要点】

1. 开放式问诊方式与积极倾听的技能

开放式的问诊既有利于医生全面了解健康问题产生原因与发展过程，也有利于诊断和鉴别诊断。开放式问诊往往没有明确对象和目的，只是提出一个话题，要求病人自己去组织对健康问题的回忆包括感觉、体验等，同时也包括帮助病人表达他自己的意见和看法，避免给病人造成误会，或忽视病人的主观需求。开放式的引导语常常涉及以下几方面：一是问题发生的自然过程。"请您告诉我问题是怎么发生的？"二是问题所涉及的范围。"您认为问题与哪些因素有关？"三是病人的疾病因果观和健康信念模式。"您认为问题是怎么回事？""您觉得严重吗？"四是病人对医生的期望和需要。"您最希望解决的问题是什么？"由此可见，医生采取开放式问诊方法，可给患者一定的宽松度，缓解病人紧张情绪，使之轻松谈出自身感受，有机会陈述并暴露问题。

2. 开放式问诊与封闭式问诊的结果

开放式引导和封闭式问诊所产生的结果完全不同。如果把注意力集中在所假设的疾病上时，就会采取封闭式的问话方式，例如：您的胸痛是钝痛还是刺痛？连带别的地方痛吗？和饮食有关系吗？受凉后痛得更厉害吗？这种问诊往往有明确的对象和目的，病人的回答也只能是选择性的，即"是"与"不是"、"有"或"没有"。封闭式问诊在诊断过程中比较有针对性，但也容易给病人造成误导，使病人把对疾患的回忆仅仅局限在医生感兴趣的问题上，因而可能遗漏一些重要的线索。

【实训小结】

本章首先重点探讨了临床医生开放式问诊对全面获取病情的重要性，其次强调培养认真倾听技能对改善医患关系的作用，最后介绍了主动倾听的具体技巧。

【思考与练习】

医患沟通时医生主动倾听时的障碍有哪些？

Ⅲ. 以病人为中心的沟通技巧

【实训内容】

学习以病人为中心的常用沟通技巧。

【实训要求】

了解以病人为中心的常用沟通技巧。

【重点与难点】

掌握疾病、疾患和患病状态三个概念的区别与联系。

【学习方法】

角色扮演、课堂讨论、案例分析。

【实训操作】

1. 案例介绍

王某，男性，21岁，大学生。因面部痤疮反复发作来门诊就医多次，用过多种内服、外敷药物和祛痘类化妆品，面部痤疮仍不能消退，且留下深色斑痕。患者精神压抑，表现极为自卑，不愿再来治疗，甚至有轻生念头。患者家长对医院的治疗也很有意见，认为痤疮这样的小病，来你们这么大的医院多次，花了那么多钱、用了那么多药，仍旧反反复复，不能治愈。

2．案例讨论

根据痤疮的病因和发病机制，痤疮本身对身体的危害，以及疾病、疾患与患病状态的概念，你认为医生该如何与患者及其家长进行沟通？

【背景知识】

1. 疾病、疾患与患病

（1）疾病（disease）：是医学术语，指判明的人体生物学上的异常，可以通过体格检查、化验单或其他特殊检查加以确定。

（2）疾患（illness）：是个人的自我感觉和自我判断，认为自己有了毛病，虽在一些情况下是确有疾病，但在很多情况下则仅仅是一种心理学上的或社会学上的失调。

（3）患病（sickness）：是一种社会地位和状态，即他人（社会）知道此人现处于不健康的状态。

疾患（illness）是近年来出现在医学社会学和医学心理学中的一个新概念，作为汉语是一个新词，用以指心理上的、社会适应上的不适，可能仅仅是一种主观体验，在客观上并无疾病（disease），但足以妨碍一个人的正常工作和生活，是需要加以医治的；当然也可能是客观上确有疾病，这就是图18-1两圆相交的阴影部分。

汉语新译"疾患"中的"疾"指疾病，"患"则类似"患得患失"中的"患"字，即以为自己有病，以为自己不健康，也确实因此而影响了个人的精神状态、体力、工作和生活等方面，构成了一种需要医治的障碍状态。可见，找医生看病的有两种人，一种是"疾病"（disease）者，一种"疾患"（illness）者（"装病"者也可归为此列，一个人要伪装有病，总是他在社会调适方面有了某种障碍）。这两者之间，有重合的部分，即自己觉得有病并且临床上确诊有病的"临床疾病"者；又各有特定的部分，这就是仅属于"疾病"中的"前临床疾病"和仅属于"疾患"的"功能性疾患"。"前临床疾病"是有了疾病，但尚无临床症状，尚无自我不适的感觉，自以为是正常的，但在进行医学检查（特别是专门用于早期发现某些疾病的敏感的专门检查）时，却可能确诊出特定的疾病来。"功能性疾患"是没有医学分类学上的特定的"疾病"，但有不适感，自以为异常，但在临床检查时却可能查不出任何病理改变（图 18 - 1）。疾病、疾患与患病的关系如图 18 - 2。

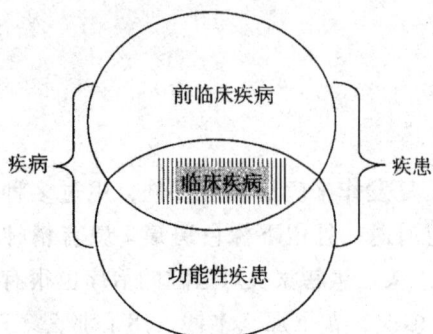

图 18 - 1　疾病与疾患的关系

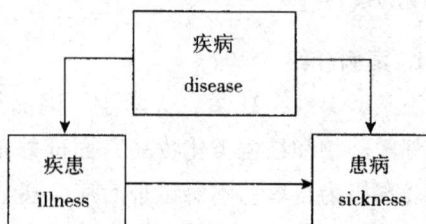

图 18 - 2　疾病、疾患与患病的关系

简言之，疾病主要是一种生物学上失常的医学判断；疾患主要是一种心理学或社会学上失调的自我判断；患病则是对于一个人处于疾病和/或疾患状态的社会判断，即被他人认为处于不健康的状态，包括真正处于疾病和疾患状态的人，或因为某种原因"诈病"需要免除社会责任、需要休息或需要医疗照顾的人，上述三种情况可以单独、同时或交替存在。三者的关系如图 18 - 3 所示。

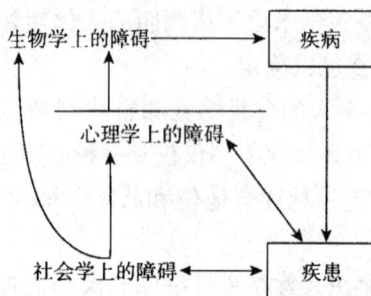

图 18 - 3　疾病与疾患的行为因素和生物因素

2. 病人就诊的主要原因

（1）躯体方面的不适超过了忍受的限度。

（2）心理上的焦虑达到了极限。

（3）出现信号行为，如病人认为发现了一些可能与疾病有关的症状或体征等信息，希望与医生一起讨论或做出诊断。

（4）被动性就医。如就业前体检、病假条、医疗证明、民事纠纷等。

（5）机会性就医。如病人仅仅因陪伴朋友看病而有机会接触医生，顺便提及自己的某些症状，此时常可发现一些早期的疾病。

（6）周期性健康检查或因保健目的而就医。

（7）应医生的预约而就诊。这种情况主要见于一些慢性病人。

可见，促使病人就诊的原因主要是生物学的原因，其次是心理和社会原因。影响求医行为的因素主要源自病人的疾病因果观和健康信念模式，病人的多层次的需求，患病体验、痛苦感受等以及相关的家庭因素和社区因素对患者的影响。

3. 了解病人就诊原因的意义

医学之父希波克拉底说："了解你的病人是什么样的人，比了解他们患了什么病更重要。"掌握病人完整的生活背景，不仅有助于医生理解病人，更好地服务于病人，而且还有助于分析病人的求医原因。

病人就诊的原因不仅取决于疾病的严重性，更涉及病人对症状的理解以及功能障碍对病人的影响和意义。研究发现，出现症状后，30% ~ 40% 的人不理会这些症状，30% ~ 40% 的人会采取自我保健措施，10% ~ 20% 的人会征询亲戚朋友的意见或寻求民俗治疗，仅 5% ~ 20% 的人寻求专业性的医疗服务。从不同层次的医疗保健部门求医人群的分析，人们产生就医行为的类型分为主动求医型和被动求医型。

4. 病人角色

病人角色是指从常态的社会人群中分离出来的处于病患状态中、有求医行为和治疗行为的社会角色。当人患病后，其社会身份与角色就开始发生改变，并被要求表现出与病人角色相符合的行为，从而具有一定的特殊义务和权利。

（1）病人的权利：解除或部分解除病人在健康状态时社会责任的权利；受到相关照顾，得到治疗和休息的权利；减轻病人的生理、心理负担，社会的尊重与理解的权利。这些都体现出病人作为社会人的基本权利。

（2）病人的义务：病人要为社会公共利益着想，及时寻求医疗帮助，解决病态，特别是传染病的病人，控制传染、及时治疗的问题，已经涉及社会公共利益，病人必须求医，并寻求社会承认的正规医疗方式，这是病人的社会责任和应尽义务。遵守医疗保健部门有关规章制度的义务，如遵守医院的就诊、住院、探视等规章制度，以维护医疗保健服务的秩序和质量。

医生要理解病人在病态下的身体与心灵上的痛苦，对于那些病态下的心理变化给予理解、帮助，减轻他们的痛苦体验。

【实训要点】

理解疾病、疾患和患病的错综关系。

例如，病人一个人可能有很明显的"疾患"如睡不好觉，吃不下饭等，却查不出什么"疾病"；一个人可以有严重的"疾病"，如尚未发现但正在进行中的癌症，但并无"疾患"，自己一点也不感到有任何不适；一个人可能有疾病和病患，但却并没有去就医，也没有告诉任何机构和个人，也就是说没有人知道他"患病了"，他还没有被别人认为是"病人"。

【实训小结】

从生物医学的角度来看，疾病都是由一组症状、体征和阳性理化检查结果构成的，因此，针对某一类疾病的治疗也大同小异。而从生物 - 心理 - 社会的整体医学角度来看，每一个病人的问题都是不同的，因为每个病人及其所处的背景不一样，同一种疾病在不同的病人身上就会有不同的反应和意义。因此，可以这样认为：一种疾病的治疗原则可能是非个体化的，但对具体的一个病人的照顾却完全是个性化的。

中医学最突出的特点是强调辨证论治和整体观念。同样是高血压病人，根据其形体胖瘦、性情职业、生活起居、饮食习惯、二便以及苔脉等，可诊断为肝阳上亢、风痰上扰、肝肾阴虚、络脉瘀阻甚至阴阳两虚等多个证型，治疗方法和手段也各有特色，针对个性调养施治才能达到最佳疗效。以个人为中心的服务模式（如图18-4）不仅与传统中医的临床特点不谋而合，而且是在更高层次上的回归。

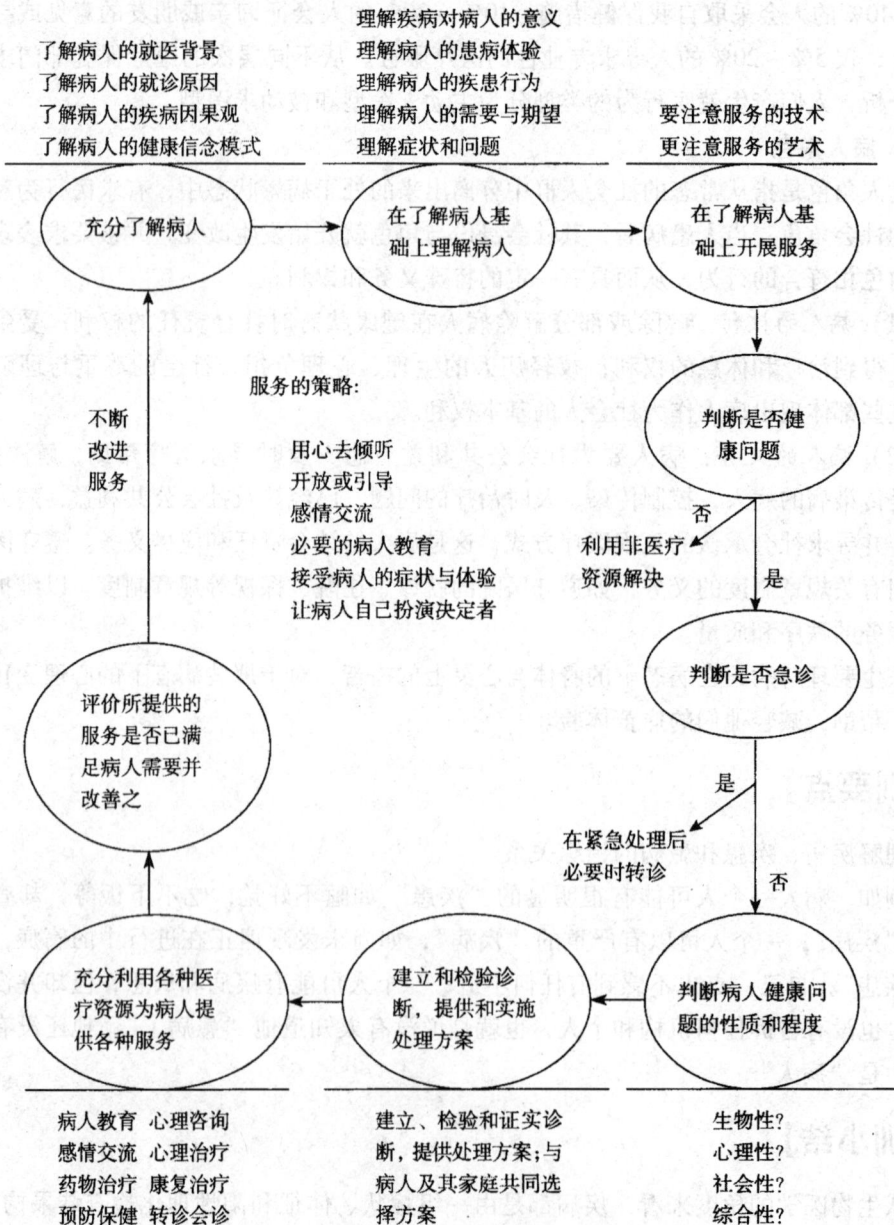

图 18-4　以人为中心的服务模式

美国纽约东北部的撒拉纳克湖畔，镌刻着一位医生特鲁多的铭言："有时去治愈；常常去帮助；总是去安慰"（Sometimes cure；Usually help；Always comfort.）。它告诉人们，医生的职责不仅仅是治疗、治愈，更多的是帮助、安慰。"去治愈"需要丰富的科学知识和实践积累，而且是"有时"而非无限的。医学不可能治愈一切疾病，也很难做到治愈所有的病人，而患者也不要盲目相信医学的"本事"，对医学产生不切实际的幻想。就算治愈了，医生也应该客观地评估其成效。事实上，绝大多数医生都追求精湛的技术水平，试图做一个真正能"治愈"所有病患的人，这也是医学的人文性使然。

给病人以援助，是医学的经常性行为，也是医学的繁重任务，其社会意义大大超过了"治愈"。技术之外，医生常常要用温情去帮助病人。从古至今，一切医学技术都是对身处困境者的帮助。医学的作用只是帮助而已，不必渲染夸大其"神奇"。通过医学的帮助，人们才能够找回健康、保持健康、传承健康。

安慰，是一种人性的传递，是在平等基础上的情感表达；安慰也是医学的一种责任，它饱含着深深的情感，决不能敷衍了事。如何学会安慰病人，坚持经常安慰病人，是医学生们面临的一个大课题！

【思考与练习】

1. 如何区别和理解疾病、疾患和患病这 3 个概念？
2. 导致患者反复求医的原因可能有哪些？

（林殷 严泽）

参考文献

[1] 垂成. 中医现代刮痧教程 [M]. 北京：中国医药科技出版社，2010.

[2] 王富春. 刮痧疗法 [M]. 北京：人民卫生出版社，2008.

[3] 杨金生. 中医刮痧师 [M]. 北京：中国中医药出版社，2009.

[4] 李琳，穆腊梅. 刮痧疗法 [M]. 北京：中国中医药出版社，1994.

[5] 渌汶. 实用中医拔罐学 [M]. 北京：人民卫生出版社，2002.

[6] 孟宪忠. 中华拔罐疗法大全 [M]. 北京：中国医药科技出版社，2010.

[7] 张弘. 中国拔罐治疗学 [M]. 北京：军事医学科学出版社，1996.

[8] 郝美玉，韩敏. 拔罐疗法 [M]. 北京：中国社会出版社，2008.

[9] 黎胜，谭雄，陶燕华. 中医拔罐疗法 [M]. 上海：上海世界图书出版公司，1999.

[10] 石学敏. 针灸学 [M]. 北京：中国中医药出版社，2007.

[11] 森和，矢野忠，郭义，等. 养生针灸对老年医疗的作用和意义 [J]. 世界中西医结合杂志，2012 (2)：5.

[12] 许崇明，张立贵. 现代综合耳郭耳穴图谱 [M]. 青岛：青岛出版社，2005.

[13] 吴绪平，喻国雄，李万瑶. 现代穴位疗法大全 [M]. 北京：中国医药科技出版社，1999.

[14] 查炜. 实用穴位疗法全书 [M]. 南京：江苏科学技术出版社，2004.

[15] 孙翔. 医学美容技术 [M]. 北京：人民卫生出版社，2002.

[16] 黄霏莉，余靖. 中医美容学 [M]. 北京：人民卫生出版社，2003.

[17] 刘宜群. 中医美容学 [M]. 北京：人民卫生出版社，2009.

[18] 范俊鹏. 面膜美容技术 [J]. 中国美容医学，2000，9 (3)：233-234.

[19] 国家体育总局健身气功管理中心. 健身气功——五禽戏 [M]. 北京：人民体育出版社，2008.

[20] 僧海霞. 唐宋时期敦煌药酒文化透视——基于药用酒状况的敦煌文书考察 [J]. 甘肃社会科学，2009 (4)：85.

[21] 周进东，罗兴洪，赵霞. 药酒规范制作和使用探讨 [J]. 成都中医药大学学报，2012，35 (1)：63.

[22] 丁兆平. 养生药酒 [M]. 北京：中国中医药出版社，2011.

[23] 刘强. 茶的保健功能与药用便方 [M]. 北京：金盾出版社，2005.

[24] 谢楠，王璇，蔡少青. 我国药茶的研究使用现状 [J]. 中药材，2000 (1)：41.

[25] 李俭，谢英彪. 中医膏滋方 [M]. 北京：人民军医出版社，2010.

[26] 陈园桃，袁成业，谢英彪. 膏滋方实用宝典 [M]. 北京：人民军医出版社，2010.

[27] 黄丽萍. 穴位敷贴 [M]. 上海：上海中医药大学出版社，2001.

［28］嵇强，徐重明．经穴敷贴疗百病［M］．上海：上海中医药大学出版社，2000．

［29］郭晓江，王建伟，邹文浩．敷贴疗法［M］．南京：江苏科学技术出版社，1999．

［30］管政．图文双解实用小儿推拿学［M］．北京：中国中医药出版社，1998．

［31］金义成，小儿推拿［M］．上海：上海科学技术出版社，1981．

［32］张汉臣．小儿推拿学概要［M］．北京：人民卫生出版社，1962．

［33］张素芳．中国小儿推拿学［M］．上海：上海中医药大学出版社，1992．

［34］臧福科，戴俭国，毕永升．中国推拿术［M］．太原：山西科学技术出版社，1999．

［35］国家体育总局健身气功管理中心．健身气功——八段锦［M］．北京：人民体育出版社，2008．

［36］曾文斌．保健推拿［M］．北京：科学技术文献出版社，2001．

［37］王旭东．中医养生康复学［M］．北京：中国中医药出版社，2004．

［38］陈立典．康复评定学［M］．第2版．北京：科学出版社，2010．

［39］南登崑．康复医学［M］．第4版．北京：人民卫生出版社，2008．

［40］王玉龙．康复医学评定学［M］．北京：人民卫生出版社，2008．

［41］金邦荃．营养学实验与指导［M］．南京：东南大学出版社，2008．

［42］杨月欣．营养配餐和膳食评价实用指导［M］．北京：人民卫生出版社，2008．

［43］吴坤，孙秀发．营养与食品卫生学实习指导［M］．第2版．北京：人民卫生出版社，2006．

［44］卢祖洵．社会医学［M］．第2版．北京：科学出版社，2008．

［45］王泓午．预防医学概论［M］．北京：中国中医药出版社，2008．

［46］陈君石，黄建始．健康管理师［M］．北京：中国协和医科大学出版社，2007．

［47］贺伟．健康教育［M］．第2版．北京：科学出版社，2008．

［48］王锦帆．医患沟通学［M］．第2版．北京：人民卫生出版社，2003：44 - 84，112 - 242．

［49］王明旭．医患关系学［M］．北京：科学出版社，2008：90 - 102，152 - 165．

［50］Jonathan Silverman, Suzanne Kurtz, Juliet Draper. 医患沟通技巧［M］．杨雪松，译．第2版．北京：化学工业出版社，2009：7 - 32，194 - 225．

［51］魏来临，张岩．临床医患沟通与交流技巧［M］．济南：山东科学技术出版社，2005：15 - 55，232 - 361．

［52］姜学林．病房警示录——医患沟通案例评析［M］．北京：人民军医出版社，2005：16 - 46，97 - 140，171 - 201．

［53］李廷玉，李秋．儿科临床教学案例解析——医患沟通篇［M］．北京：人民卫生出版社，2011：120 - 143．

［54］王亚峰，霍修鲁，于春亚．医生的困惑与反思——医患沟通与人性化服务［M］．北京：人民军医出版社，2009：99 - 142．

［55］姜建国．中国全科医学概论［M］．北京：中国中医药出版社，2009：54 - 71．

［56］H. P. 恰范特，蔡勇美，刘宗秀，等．医学社会学［M］．上海：上海人民出版社，1987：12 - 19．

［57］董慧．从医患关系看医学生医患沟通技能培养的必要性及方法［J］．河北中医，2010，32（3）：473 - 474．

［58］陈小奇．医学生医患沟通教育的目标与模式研究［J］．医学教育探索，2008，7（9）：962 - 964．

［59］雷道海．加强医学生语言沟通能力的培养［J］．科学咨询（教育科研），2009，18（9）：37，60．

［60］熊正南，季怀萍．医学生非语言信息沟通能力培养研究［J］．中国高等医学教育，2006，9：4 - 5．

［61］王劲，戴肖黎．美国医学生医患沟通能力的培养及启迪［J］．全科医学临床与教育，2005，3（3）：166 - 167．